U0294773

女性生殖器整形学

Gyneco-Plastic Surgery

原　　著　元　铁

主 编 译　王建六　罗　新

编译委员会（以姓氏汉语拼音为序）
　　　　　金杭美　凌　斌　刘　阳　罗　新
　　　　　苗娅莉　穆　蘭　王建六　夏志军
　　　　　杨　欣

译 校 者（以姓氏汉语拼音为序）
　　　　　曹成铉（韩）　金在勋（韩）　李智宣（韩）
　　　　　梁海燕　　申再容（韩）　沈映勋（韩）
　　　　　徐银河　　杨　欣　　尤　超
　　　　　元泰皓（韩）　朱晓峰

秘　　书　李智宣（韩）

人民卫生出版社

图书在版编目（CIP）数据

女性生殖器整形学/（韩）元铁原著；王建六，
罗新编译. —北京：人民卫生出版社，2016
　　ISBN 978-7-117-22165-8

　　Ⅰ.①女… Ⅱ.①元…②王…③罗… Ⅲ.①女生
殖器-整形外科学 Ⅳ.①R699.7

　　中国版本图书馆 CIP 数据核字（2016）第 033660 号

| 人卫社官网 | www.pmph.com | 出版物查询，在线购书 |
| 人卫医学网 | www.ipmph.com | 医学考试辅导，医学数
据库服务，医学教育资
源，大众健康资讯 |

图字：01-2015-4971

女性生殖器整形学

主　编　译：王建六　罗新
出版发行：人民卫生出版社（中继线 010-59780011）
地　　　址：北京市朝阳区潘家园南里 19 号
邮　　　编：100021
E - mail：pmph @ pmph.com
购书热线：010-59787592　010-59787584　010-65264830
印　　　刷：三河市宏达印刷有限公司
经　　　销：新华书店
开　　　本：889×1194　1/16　　印张：16.5
字　　　数：523 千字
版　　　次：2016 年 5 月第 1 版　2024 年 5 月第 1 版第 11 次印刷
标准书号：ISBN 978-7-117-22165-8/R·22166
定　　　价：150.00 元

打击盗版举报电话：010-59787491　E -mail：WQ @ pmph.com
（凡属印装质量问题请与本社市场营销中心联系退换）

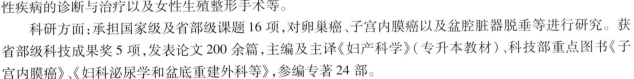

主编译简介

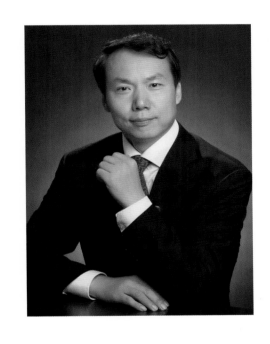

　　王建六,1965 年生,蒙古族。医学博士,妇产科教授,博士生导师。北京大学人民医院副院长、党委委员,妇产科主任,妇产科教研室主任。

　　社会兼职:中华医学会妇科肿瘤分会常委,中华医学会妇产科学分会委员兼秘书,全国女性盆底疾病学组副组长,卫生部妇科内镜项目专家组副组长,中国医师协会妇产科分会委员,中国抗癌协会妇瘤专业委员会常委,中国整形美容协会女性生殖整复分会会长,北京市医学会妇科分会主任委员,北京医师协会妇产科专科医师分会会长。

　　《中国妇产科临床杂志》副主编,《实用妇产科杂志》、《现代妇产科进展》常务编委,《中华妇产科杂志》、《中国实用妇科与产科杂志》、《中国微创外科杂志》等杂志编委。

　　专业特长:重点研究妇科恶性肿瘤、盆底功能障碍性疾病的诊断与治疗以及女性生殖整形手术等。

　　科研方面:承担国家级及省部级课题 16 项,对卵巢癌、子宫内膜癌以及盆腔脏器脱垂等进行研究。获省部级科技成果奖 5 项,发表论文 200 余篇,主编及主译《妇产科学》(专升本教材)、科技部重点图书《子宫内膜癌》、《妇科泌尿学和盆底重建外科等》,参编专著 24 部。

　　近年来,在女性生殖整形方面,启动了激光技术在妇科应用的全国巡讲,开展了女性生殖整形手术技术规范培训,举办了"关注女性大健康"的大型学术活动,有力地推动了该领域的学术发展。

主编译简介

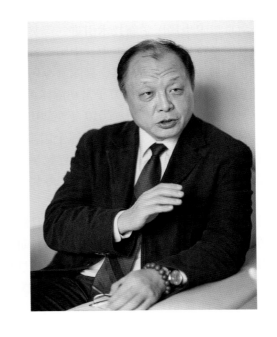

罗新，1957年生于武汉市。妇产科学硕士，外科学（盆底重建外科与妇科泌尿学）博士。暨南大学附属第一医院/第一临床医学院主任医师，教授。妇产科学硕士和博士研究生导师。暨南大学生命科学院博士后流动站指导教师。

国际、国家级和省级专业学会任职及组织任职：

国际妇科泌尿学会（International Urogenencological Associasion，IUGA）会员，国际尿控学会（International Continence Society，ICS）会员，国际盆底疾病协会（International Society of Pelvic Floor Disorders）理事会常务理事，世界中医药学会联合会盆底学专业委员会副会长。

中华医学会妇产科学分会盆底学组全国委员、子宫内膜异位症协作组成员和女性生殖道感染防治协作组成员。中华预防医学会妇女保健分会更年期保健学组全国委员、微生态分会妇产科专业委员会全国委员和中国妇女盆底功能障碍防治项目国家级专家。中国性学会性医学专业委员会副主任委员。中国整形美容协会女性生殖整复分会常务理事。卫生部妇社司"全国基层生殖道感染防治培训项目"国家级讲师。国家卫计委内镜与微创医师考核专家委员会妇科内镜微创技术推广专家委员。妇幼健康研究会生殖道感染与防治专业委员会常务委员。

第五届湖北省医学会妇产科学会副主任委员，第一届武汉医学会腔镜外科学副主任委员；广东省泌尿生殖协会常务委员盆底学分会主任委员；广东省医师协会妇产科医师分会副主任委员；广东省医学会妇产科学分会女性盆底学组副组长；广东省优生优育协会生殖调节专业委员会副主任委员；广东省中西医结合学会常务委员，妇科肿瘤学分会副主任委员；广东省抗癌协会妇科肿瘤专业委员会委员；广东省妇幼安康工程妇幼泌尿系统疾病防治项目专家委员会副主任委员。广东省及国家自然科学基金和科技计划项目评审委员会（生命科学）评审专家；广东省计划生育科学技术研究所客座研究员；山西医科大学第二临床医学院客座教授。韩国贝乐居医疗集团（中国）产后康复管理与盆底松弛美容整复首席专家。

国家级学术期刊兼职：

《中国计划生育和妇产科》杂志副总编（1）；《中国实用妇科与产科杂志》、《实用妇产科杂志》、《中国妇产科临床杂志》、《中国骨质疏松杂志》常务编委（4）；《中华妇产科杂志》、《武汉大学学报（医学版）》审稿专家(2);《现代妇产科进展》杂志、《中华妇幼临床医学杂志》(电子版)、《国际妇科肿瘤杂志(中国版)》、《中国妇幼保健》杂志、《国际妇产科学杂志》、《中华腔镜外科杂志》(电子版)、《中国性科学》杂志编委(7)。

主编(译)参编(译)专著、教材及专业论文:

主编、副主编、参编及参译专著教材等共 38 部(篇章节)。发表论文、综述、专题、论坛等共 262 篇,第一作者或通讯作者论著、短篇论著、新技术报道及病例报告等 129 篇,其中 SCI 收录英文论文 12 篇,ISTP(index to scientific and technical proceeding)收录英文大会论文 8 篇。培养在读及毕业博士生已达 13 名,硕士生共 47 名。

科技奖项、教学奖励及发明专利:

2002 年至 2016 年获湖北省政府科技进步三等奖 1 项,湖北省卫生厅科技进步三等奖 1 项。江苏省卫生厅及南京市卫生局医学新技术引进二等奖各 1 项。中国人民解放军医疗科技成果二等奖和三等奖各 1 项。华夏医学科技奖二等奖 1 项。中国美容整形协会科学技术奖创新奖 1 项。2005 年至 2008 年先后获经阴道非脱垂大子宫及子宫肌瘤剔除术专用辅助器械——阴式子宫手术牵拉器和剥离器实用新型专利各 1 项;腹腔镜下单操作孔超声刀子宫切除术的专用辅助器械——阴道穹窿定位撑开器(又称罗氏穹窿杯)实用新型和发明专利各 1 项。2010 年至 2012 年获广东省高校现代教育技术“151 工程”女性压力性尿失禁专题网站教改项目,教育部“第十届全国多媒体课件大赛”荣获高校医科组优秀奖。2011 年至 2013 年获暨南大学第一临床医学院本科生课程教学竞赛优秀奖;暨南大学第一临床医学院科研成果奖;暨南大学第一临床医学院梁仲景临床医学科研二等奖;暨南大学第七届教学成果二等奖。

主持参与国家级、省级科研项目及各类横向基金课题:

获横向基金 12 项,获纵向基金项目主要研究者 7 项。其中主持完成国家自然基金面上项目“人脐带间充质干细胞参与女性盆底结构与功能重塑过程及机制研究”1 项、广东省科技计划项目“妊娠对盆底 I、II 类肌纤维的损伤及修复策略”1 项、卫生部医药卫生科技研发中心科研基金项目“荧光原位杂交技术检测子宫颈上皮细胞 hTERC 基因扩增的临床应用研究”和“超声聚焦治疗子宫肌瘤多中心临床研究专项课题”2 项。国家“十二五”重点支撑子项目牵头“盆底功能障碍性疾病诊疗规范化”1 项、浙江省重大合作项目牵头“干细胞治疗宫腔粘连新技术研发”1 项。并列主持广东省科技厅产学研项目“新型生物仿生无张力尿道悬吊带的开发”1 项。

写于《女性生殖器整形学》中文编译本出版之际

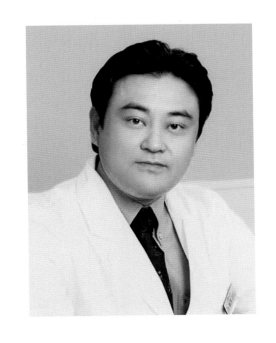

我致力于研究女性生殖器整形不知不觉已有十余载了,从 2004 年开始运营"贝乐居女性医院"会阴整形专科医院之后,在 2005 年成立了"韩国女性会阴整形研究会",并担当了会长一职,在我肩负着会长使命的同时为发展和推广学会工作做出了不懈的努力。

2007 年,我在该专业领域内首次出版了专业书籍《女性生殖器整形学》,作为我本人的研究成果,这本书甚至成为了韩国医生们的教科书,并产生了深远的影响。

我很早就开始与中国医师们交流,通过多次学术会议的演讲交流结识了北京大学人民医院的王建六教授,并成为非常要好的朋友。我对王教授的医学知识和研究成果非常敬佩,在王教授创立中国整形美容协会女性生殖整复分会时,提出要将我的《女性生殖器整形学》编译成中文版在中国出版,我感到非常高兴和荣幸。

谨以此文,望能让中国的医生们对这一领域易懂易学,为中国女性生殖整复学会的发展尽我的绵薄之力。在此,我衷心的感谢为编译这本书付出辛勤努力的各位医生们。

元铁

韩国妇产科医生

韩国会阴整形研究会名誉会长

中国整形美容协会女性生殖整复分会顾问

贝乐居医疗集团(女性医院/产后调理院)董事长

2015 年 6 月 30 日

编译者前言

马克思说"人是按照美的规律来建造的。"所有人都有追求"美"的愿望,尤其女性对美的追求永无止境,从女性美中可以看到一个生命的诞生、生长和绽放。生活中,我们时时刻刻可以感受到美的存在,也时时刻刻感受到女性对"美"的追求。女性的美不仅体现在形体和外貌,也体现在生殖美。生殖器官是女性最隐秘的器官,具有重要的生理功能。随着社会经济的发展和医疗技术的进步,以及人类寿命的延长,人们对生活质量要求也在不断提高。由于各种妇科疾病的年轻化,手术治疗要求妇科医生保留患者生殖功能和内分泌功能。此外,越来越多的女性不仅仅关注生殖器官疾病的治疗,也更加关注生殖器官的功能及美观,注重生殖器官功能的同时,展现生殖器官美学的理念逐渐受到妇产科医生和广大女性朋友的重视。女性生殖器整形学(female genital cosmetic surgery,FGCS)应运而生,已成为一门新兴的边缘学科。

女性生殖器整形手术可以定义为是一系列改变女性外生殖器外观的手术或为改善性生活质量的阴式手术,属于整形外科学和妇科学。狭义手术范畴包括:小阴唇整形、大阴唇整形、大阴唇丰满、阴蒂包皮切除、会阴体成形、处女膜修复和阴蒂提升等术式。若按手术目的的归类,则包括基于女性生殖道畸形所致结构功能重建的女性生殖整复、基于非生殖道畸形功能障碍的女性生殖整复,以及基于改变外生殖器形态及功能以美学要求和性需求为目的的女性生殖整复。女性生殖道整复学广义的学科定义是一门近些年发展起来的临床医学亚学科,主要包括先天及后天原因所导致女性生殖结构及功能障碍性疾病,属于女性生殖道形态矫正、功能康复的范畴,是一门涉及妇产科、泌尿外科、肛肠外科、整形外科、康复运动医学、心理及社会学等专业的多学科交叉体系。

目前,我国女性生殖整复及其相关手术的临床应用还处于初始阶段,尚未形成系统的学科体系,且国内外鲜见以美容和改善性功能为专题的女性生殖器整形学的专著。我们有幸结识了韩国女性私密整形研究会名誉会长元铁医生,他编著的《女性生殖器整形学》在韩国广受临床医生的欢迎。该书主要对目前临床常见的女性生殖器官整形手术的分类、适应证、手术方式和术后并发症等进行全面系统的介绍。内容丰富,手术种类涵盖全面,全书百余张手术实操图及示意图详细展示了手术相关解剖和手术步骤,是一本实用性较强的学术专著。因此,此书有望对国内外妇产科医生全面了解女性生殖整形有所帮助和指导。

由于该书是一本专业性极强的韩语专著,书中外来语应用较多,混合在韩语的字里行间,非专业学者翻译起来难度大。译者既要有熟练的韩语和英语功底,又要有较好的汉语理解和表达能力。加上女性生殖器整形学是一个新兴领域,很多专业术语、手术名称在妇产科学中尚未达成共识,翻译时不易准确的把握其原意、含义及引申意。为使译文"信、达、雅",我们采取以原著为主线,兼顾研读同类专著中的相关章节进行编译。组织多名韩国医学留学生共同完成翻译工作,之后请中国专家对学术内容初审把关,再就原著中译文的疑问请韩国专家就翻译内容一一解释,最后再由主编译组织统稿整体审阅修订,多轮斟酌审校后才最后定稿。在此要特别感谢金杭美教授对书稿进行认真、科学、严谨的审阅修改,并提出了建设性意见和建议。感谢元铁医生慷慨授权编译此书,并给予了大力的支持和帮助。感谢编译团队力求原著译文"信、达、雅"的文字工作。感谢所有为编译此书做出努力的各位同仁。特别要感谢在中国留学工作的韩籍医师李智宣积极联系韩国方面的出版社和协助处理相关事宜,促成了编译协议的签订,并对编译稿件的内容从韩语到汉语进行解释核对,付出了艰辛的劳动。还要感谢对本书清样进行全面校对的黄晨玲子、周宏、尹娜娜、黄恩杰、王燕珠和苏秀梅。最后感谢人民卫生出版社为本书的出版所做的工作。

特别提出在此书翻译完稿而尚未出版却不幸离世的韩国留学生申再容同学,就以本书的面世作为对他的怀念。

由于该译著的专业性强,编译者水平有限,中文翻译尽可能忠实于原文,用词达意但"雅"字难为。虽望博采众家之长,但难免疏忽出错,盼此书付梓面世之时,妇产科专家和广大读者,能就书中挂一漏万之处不吝赐教,以便再版时修正。

王建六　罗新

2016 年 5 月 1 日

原著前言

在女性的性健康治疗中,与手术治疗相比,我一直更关注心理咨询及认知行为治疗。因此面对那些希望参观手术来访我院的医生们,我会经常强调,娴熟的手术技巧固然重要,但与此同样重要的是对性知识的全面了解。因为众所周知,会阴成形并非单纯的美容整形手术。

我熟知自己所钻研的领域——会阴成形手术,仍然存在有许多争议,甚至有一些无根据的贬低言论。我并不反对提倡心理治疗或提肛运动的医生,也尊重提倡药物治疗医生的意见,因为他们的言论都有一定的理论基础,在实际治疗过程中也有一定的疗效,包括我自己也会在手术前后配合使用上述治疗方法。然而,在没有充分了解最新手术方法及技巧的情况下,仅通过一些过去曾失败的疗法及失败的病例就主张手术就一定无效且弊大于利的言论,未免过于片面。虽然性治疗尤其是女性性功能障碍的治疗,心理上的理解是所有治疗的基础,但临床上确实有许多患者同时接受手术治疗后获得非常好的疗效。因此,将手术理解为非必要的、商业化的,甚至不符合性伦理的治疗手段是一种误区。会阴成形手术将成为性健康治疗中不可或缺的一部分,未来将有更多合理、科学的术式适用于不同患者,怀着这些理念,笔者以至今的经验与资料为基础,整理出版了这本书。

因为国内外尚无关于此领域的书籍或相关的资料,在参考了大量的性医学、妇科学、整形外科手术学等相关书籍的前提下,笔者整理了自己的一些经验及知识。希望这本书能为临床尤其是手术医生们提供一些实质性的帮助,同时也希望学习性医学的同仁们准确理解会阴成形手术,并理解手术是性健康治疗不可或缺的一部分。

当然,手术医生最重要的是做好手术。明确的手术指征、娴熟的手术技巧及细心的术后管理是会阴成形治疗的关键,缺一不可。但有些医生因轻视上述某一问题,导致治疗不理想。如果反复出现这种情况,不仅手术医生自己会产生挫败感,还会形成外界对会阴成形术的不良影响。其实我自己也在最初阶段经历过一些失败,但通过数年对手术学书籍研究、解剖实习、国外医院参观学习等努力,同时在这期间中参加各种学术会议与国内外众多专家的经验交流后,方才获得满意的手术结果,并总结了一些经验教训。出版这本书,是为了帮助同样在这条道路上的同仁们,尽量少走弯路,节约时间和费用,减少不良结果。书中介绍的所谓手术方法也许非常简单,却经过笔者数年的努力及摸索,希望同仁们通过这本书快速地掌握这些技巧。相信将来会有很多同仁发表更加先进的术式及更加丰富的内容。

有许多不足需在后续的改版中弥补。由于尚无会阴成形方面的专著供参考,对本书中引用了许多其他学者的研究结果及内容希望得到同道们的理解。在此,我衷心地感谢为出版本书付出努力的各位老师及同事们。

元　铁

（李智宣　译）

目　录

总　论

各　　论

总 论

第一章　女性生殖器整形手术的基本概念

1. 女性生殖器整形的定义

女性生殖器整形学并不是一个新的医学领域,而是基于妇科手术的基础上发展起来的领域。多年前,女性生殖器整形手术是以治疗疾病为目的而施行的,而本书除了介绍有手术适应证的女性生殖器整形手术以外,还包括了虽然无明确的适应证,但患者希望得到外阴部的美学矫正以及性生活质量改善需求而行的整形术。因此,大阴唇或小阴唇的整形术及为提高性兴奋而施行的手术均属于妇科手术范畴。阴道缩紧术曾经仅为要求治疗盆底脏器脱垂的患者施行,而现在此手术则可以让患者得到会阴部位的美观以及提高性生活质量。总之,女性生殖器整形手术是以美容与提高性生活质量为目的而进行的手术治疗。这种变化趋势在别的学科也非常普遍,比如乳腺癌患者乳腺切除术后的乳房重建手术,耳鼻喉科医师为功能和美容改善而施行的鼻部重建术等。

2. 女性生殖器官激光整形术及韩国女性生殖器整形现况

随着社会发展,女性在许多方面需求明显增加,其中包括女性外生殖器的外观及满意的性生活,女性生殖器整形美容手术随之悄然兴起。故以此为目的的生殖器整形学也越来越受到妇科医生的关注。

随着女性对生殖器整形的需求增加,一些医学前辈们传授下来的治疗方法越来越多地被采用,但仍欠规范。此类手术可能部分存在有虚假的广告宣传成分,另外一些手术失败的病例也影响着医患关系。此外,由于各种原因这种手术在大学附属医院等大型医院难以开展,故其在医学界并未受到重视。

女性生殖器官激光整形术是在美国贝佛利山的激光阴道再生研究所的 Matlock 医生首先应用,目前美国、欧洲、日本、东南亚、中国等 20 余个国家均有应用发展。

在韩国,很多医生也在国外学习后回到国内开展此类手术,但作者认为通过短期(3 天)的学习时间来掌握符合患者需求的手术是不太可能的,尤其是针对亚洲人的女性生殖器整形手术仍需要几年的临床经验、学术活动以及研究。其实作者本人也通过数次在美国医院参观学习,最初在经历了一些失败之后才对女性生殖器整形术有了进一步的了解。虽然目前还没有此领域的书籍或相关整理资料,只有通过不断地改善手术方法,参加各种学术会议与国内外众多专家的经验交流,从而改进提高,才能获得满意的手术结果,但仍有许多不足的地方,需进一步研究。元铁医生希望关注此手术的同仁们不仅仅是模仿其他医生的手术技巧,还需要通过不断地努力,避免给患者带来不满意的治疗效果,同时也避免给自己产生挫败感。

2

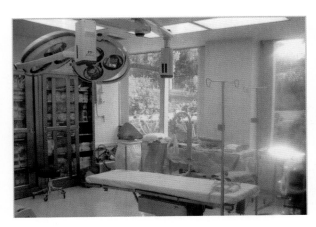

▲ 图 1-1　美国 LVRIA 手术室

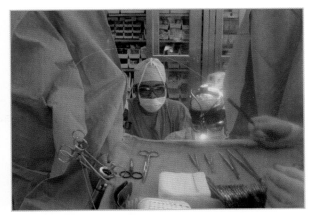

▲ 图 1-2　元铁医生在美国 LVRIA 进修期间

3. 女性生殖器整形的必要性

随着社会进步、各种影像媒体的发展以及信息的获取,很多女性对外生殖器的外观及满意的性生活的关注也有所增加。因此,为了符合女性的这些需求,得到外阴部的美学矫正,以及提高性生活质量,配偶或性伴侣的关心和关爱,治疗女性的性功能障碍,女性生殖器整形手术将成为性健康治疗中不可缺少的一部分。

4. 女性生殖器整形术的适应证

手术适应证如下:

①产伤及衰老退化导致的阴道松弛症
②肥胖导致的大阴唇肥大
③小阴唇肥大或不对称导致的外观异常或不良外阴防御或洁净的状态
④阴蒂过小,阴蒂包皮过长需要阴蒂整形
⑤尿失禁,阴道膀胱瘘、阴道直肠瘘等盆底功能障碍性疾病
⑥会阴部脂肪移植术
⑦处女膜修补术
⑧增强性满足感手术
⑨阴毛美容整形术:阴毛移植、除阴毛手术
⑩先天性异常矫正手术
⑪变性手术

（1）阴道松弛

因分娩或年龄增大导致阴道肌肉收缩力下降的女性,即使自己在性生活时无任何不适,性伴侣会因此不能有性生活上的满足感。经产妇虽然产后能恢复阴道收缩力,但很难达到分娩前的状态。盆腔器官脱垂患者常伴严重的阴道松弛症,影响性生活。为了性生活质量的改善,可以通过恢复阴道收缩力,来改善阴道弹性及增加摩擦力,提高性生活质量及预防盆腔器官脱垂。

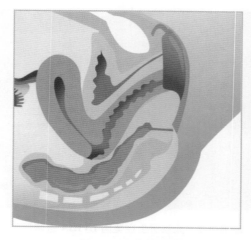

▲ 图 1-3　正常阴道结构

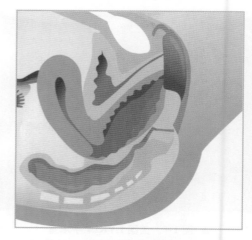

▲ 图 1-4　阴道松弛症患者的阴道结构

（2）大阴唇异常

大阴唇为两股内侧一对纵长隆起的皮肤皱襞,皮下由脂肪组织组成,形态饱满,覆盖于耻骨降支表面,具有保护骨盆以及性生活中缓冲和减少摩擦的作用。大阴唇在性兴奋时或截石位时向两侧分开,而平时两侧大阴唇自然合拢,覆盖并保护尿道口及阴道口。过度减肥或体重过低等引起大阴唇脂肪垫减少而变薄,降低性生活中缓冲作用,给性伴侣带来不适感。另外,产伤也可以导致性生活时男女双方不同程度的不适感。

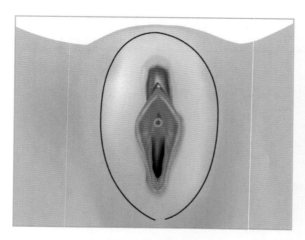

▲ 图 1-5　大阴唇脂肪过多

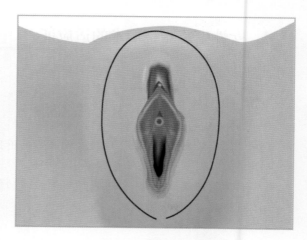

▲ 图 1-6　大阴唇脂肪过少

（3）小阴唇异常

小阴唇位于两侧大阴唇内侧的一对纵行皮肤皱襞,青春期该部位的皮肤色素沉着。小阴唇有皮脂腺分布能产生白色分泌物,使其表面保持湿润。在性兴奋期,小阴唇因充血出现颜色变化,由于小阴唇含有勃起性组织,故感觉敏锐,充分勃起后其体积会变大。

因小阴唇异常就诊的患者主诉小阴唇过度肥大或下垂,或双侧阴唇大小不对称,小阴唇肥大常影响尿流方向,骑自行车和步行时局部不适,局部色素沉着也会造成患者精神痛苦等。

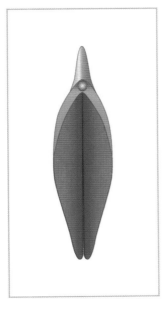

▲ 图1-7 理想的小阴唇外形

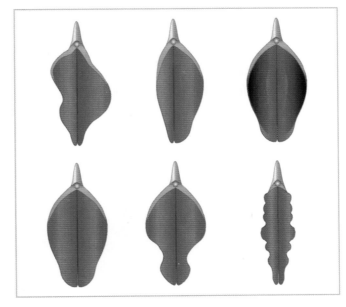

▲ 图1-8 小阴唇外形的多样性

（4）处女膜异常

自古以来，处女膜的完整被认为是女性"纯洁"的世俗标志。为解除处女膜破损造成的精神痛苦或准备新婚性生活而行处女膜修复手术，在美国或欧洲等性观念比较开放的国家也盛行至今。

处女膜是位于外生殖器和内生殖器分界即阴道口的一块中空的薄膜，其形态和厚度因人而异。处女膜未破损时，一般阴道只能容纳一个手指，第一次性生活时被性伴侣坚挺的外生殖器突破而出血，女性因而产生疼痛。此外，运动或性自慰等也可以破损处女膜，少数女性的处女膜组织特别厚、柔韧具有弹性而经多次性生活仍不破损。

新婚性生活时见红是处女膜破损以及阴道黏膜擦伤导致，约30%的女性在第一次性生活时可以无阴道出血，故新婚性生活时未见红并不代表她曾有过性生活。此外，患有无孔处女膜或隔膜型处女膜等处女膜畸形的女性，从青春期起可表现为严重的痛经及性交痛，故此种情况也属于处女膜修复术的适应证。因此，需要医生严密检查外生殖器。

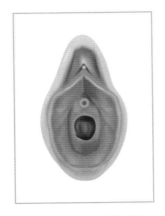

▲ 图1-9 处女膜形态

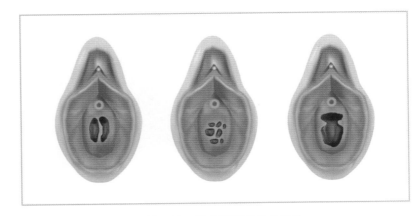

▲ 图1-10 处女膜形态的多样性

（5）提高性生活质量的疗法（G点增强）

G点是位于阴道前壁深部的蚕豆或黄豆粒大小的结构，最初由德国妇产科医生Grafenberg发现，并以其姓名的首写字母命名为G点。

性兴奋时 G 点体积变大,刺激 G 点使女性可以达到性高潮,甚至有时不刺激阴蒂而仅刺激 G 点也可以达到性高潮。女性利用自己的手指伸入阴道前壁 2～3cm 处能够发现 G 点,若要通过性交发现其部位,一般需要试着采取多个性交体位才能感知或发现此部位的存在。

性兴奋障碍或性高潮障碍等性功能障碍的女性可以通过很多方法增大 G 点体积来增强其感知功能,但至今仍缺少疗效评价及远期随访资料,因此,需通过严密的评估和充分的沟通后方可进行手术。

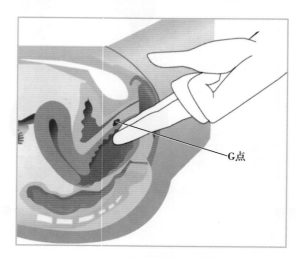

▲ 图 1-11　箭头所示 G 点位置

（6）阴蒂整形术

阴蒂类似于男性的阴茎,其大小因人而异,其由阴蒂头与阴蒂体构成。阴蒂体是一种勃起性组织,为海绵体结构,性兴奋时此部位充血而勃起。阴蒂是女性最敏感的部位,但有些女性此部位的神经分布较少,只有经强刺激阴蒂才使女性能达到性高潮。

根据刺激阴蒂的技术、阴蒂头的暴露程度及阴蒂包皮遮盖程度,女性得到的性快感程度有所差异。阴蒂整形术的重点就是构成阴蒂体与阴蒂包皮的比例,从而使女性更易达到性高潮。

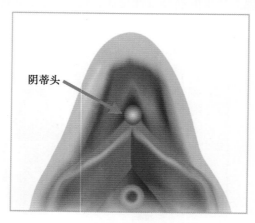

▲ 图 1-12　阴蒂

（7）阴毛美容整形(阴毛移植及除毛)

阴毛是成年女性的第二性征之一,有保护外生殖器的作用。此外,阴毛能够吸收这些部位分泌出来的汗液,丰富的阴毛可以使性伴侣的性欲提高,在性生活过程中还能产生一些摩擦,刺激快感。大多数女性 12～14 岁时,阴毛开始增多并延展生长,呈现出第二性征。如果不长阴毛或阴毛稀疏称为无毛症或贫毛症,这主要与遗传因素或体内雄激素分泌过多等有关。过去,注射或口服激素类药物来治疗此疾病,但治疗时间较长,效果也不明显,因此,阴毛移植是目前治疗该疾病的最佳治疗方案。此外,阴毛过多的女性不敢穿泳衣或紧身裤,带来身体上或精神上不适时,可以考虑采取激光去除阴毛。

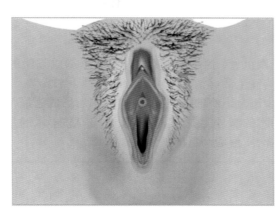

▲ 图1-13　阴毛分布

5. 女性外生殖器整形手术分类

女性外生殖器整形手术分类(韩国女性生殖器整形研究会2005年制定)

（1）女性生殖器官美容整形术
1）阴道激光整形术(designer laser vaginoplasty,DLV)/会阴激光整形术(designer laser perineoplasty,DLP)
　小阴唇激光缩小术(laser reduction labioplasty,LRL)
　小阴唇激光增大术(laser augmentation labioplasty,LAL)
　会阴激光整形术(laser perineoplasty,LP)
2）阴蒂激光整形术(laser clitorial-plasty,LCP)
3）会阴脂肪抽吸术(perineal lipoplasty,PL)
　大/小阴唇脂肪填充术(augmentation of labia majora/minora)、阴阜脂肪填充术(mons pubis)、会阴部脂肪填充术(perineal dody)
　大阴唇吸脂术、阴阜吸脂术(reduction lipoplasty of labia majora/mons)
　阴道缩复脂肪填充术(vaginal rejuvenation lipoplasty)
4）医学会阴皮肤护理(medical perineal skin care,MPSC)
　激光T形外阴祛毛术(laser t-line,LTC)、激光V形外阴祛毛术(laser-line clean up,LVC)
　阴毛种植术(pubic hair transplantation)
　阴部纹身术(micropigmentation)
　人工阴毛移植术(artificial pubic hair)
（2）阴道整形术
1）阴道激光缩复术/阴道激光整形术(laser vaginal rejuvenation/laser vaginoplasty,LVR)
　阴道后壁激光修复术(laser posterior colporraphy,LPC)
　阴道前壁激光修复术(laser anterior colporraphy,LAC)
2）处女膜激光整形术(laser hymenoplasty,LH)
3）G点增强及阴道整形术(G-spot augmentation vaginoplasty,GSAV)

会阴部美容整形术

本章节将概括地介绍女性生殖器整形手术,具体内容在各论介绍。

(1) 阴道激光整形术/会阴激光整形术

1) 小阴唇激光缩小术

双侧小阴唇不对称,局部色素沉着,小阴唇过度肥大或下垂造成频繁的阴道炎或膀胱炎等卫生问题,性生活时摩擦引起疼痛甚至影响性生活等情况下可以考虑这种手术。

手术过程中要注意尽量减少正常组织的神经损伤,避免术后形成瘢痕,尽量缩短术后恢复日常生活及性生活所需的时间,使患者对手术的满意度提高。基于阴道美容整形术的基础,再考虑改善性功能进行手术时,可以实现美容与提高性生活质量两个目的。

手 术 要 点

1. 画线设计切缘
2. 决定小阴唇切除方式:直线切除术、楔形切除术、中央表皮缝合术等
3. 按设计画线切除小阴唇组织
4. 内部组织边缘的楔形切除
5. 皮下缝合

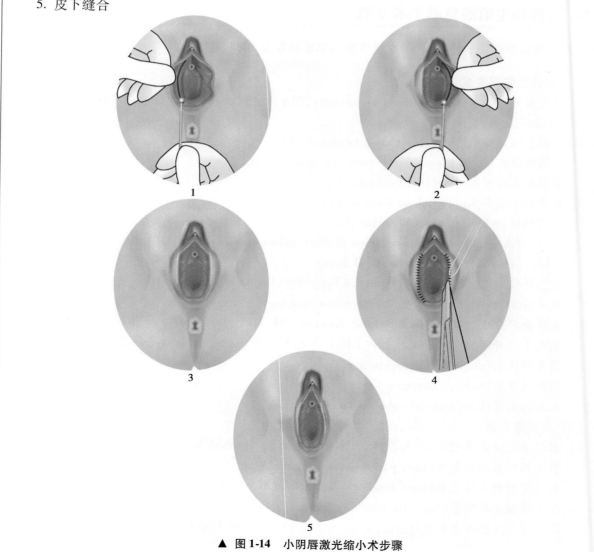

▲ 图 1-14　小阴唇激光缩小术步骤

手术注意事项

- 双侧小阴唇的对称性：是手术效果的最重要部分
- 保留皮瓣蒂部的宽度约 7mm 以上，以防止神经损伤
- 切除术后双侧小阴唇保持对称性，可以保持前庭的正常形态
- 通过内部结缔组织的切除，保持创面适当厚度
- 手术过程中彻底止血，防止血肿或感染等并发症
- 纠正小阴唇切除前的皮肤弹性，同时注意减少小阴唇牵拉
- 选择缝合方法（皮下组织缝合优于皮内缝合）及缝合线（5-0 可吸收薇乔等细线）的重要性
- 术后会阴护理：注意保持外阴清洁、干燥，术后早期避免性生活
- 术后保持阴唇后系带的外观美容及功能
- 改善小阴唇肥大合并的疾病：阴蒂周围皱褶过多、牵引、色素沉着等
- 注意小阴唇与其周围结构的关系，避免对小阴唇较薄的患者切除过多的小阴唇

2）会阴激光整形术

会阴体是阴道口与肛门之间的软组织，为骨盆底的一部分。如果此部位有外伤，尤其是分娩时损伤，或先天性会阴体短导致的阴道口与肛门很近，性生活后容易发生阴道炎、膀胱炎等炎症，或性生活时因会阴结构异常影响性生活质量时，可以考虑进行此手术。对拒绝手术治疗的患者，也可采取自体脂肪移植术或胶原蛋白注入术，但其手术维持效果时间明显比会阴激光整形术短，因此，如果让患者维持长时间的手术效果，还是建议行激光阴道缩复术或会阴激光整形术。

（2）阴蒂激光整形术

阴蒂激光整形术有阴蒂包皮环切术（ring excision of clitoris，REC）、阴蒂提升固定术和阴蒂增大术等。

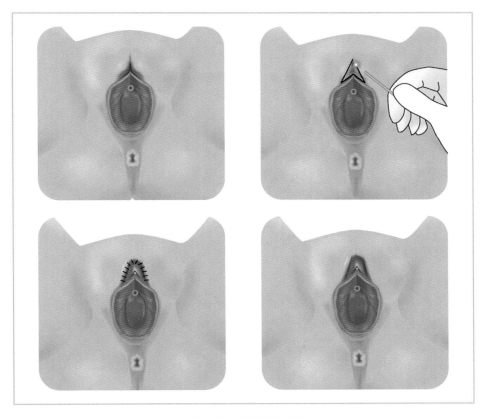

▲ 图 1-15　阴蒂提升固定术

9

根据女性的阴蒂形态及结构为其制定手术方案,以便性生活时充分地暴露阴蒂从而提高性兴奋。如果合并性兴奋障碍或性高潮障碍可以考虑此手术。但实际上,此手术常因小阴唇肥大并下垂时,与小阴唇整形术同时进行,以使小阴唇整形术效果更佳为主要目的。

(3) 会阴(大阴唇/阴阜)脂肪整形术

1) 大阴唇、阴阜、会阴体脂肪填充术

体重过轻、过度减肥、先天性大阴唇或耻骨部位皮肤及皮下脂肪薄弱、分娩时损伤导致大阴唇形态变化、性交痛、或性伴侣不同程度的不适感时,可以考虑会阴脂肪填充术。手术方法为抽取自身的臀部和股外侧等部位的脂肪后,再注入外生殖器皮下,使患者提高性生活质量并恢复自信心。

2) 大阴唇、阴阜脂肪抽吸术

耻骨过度突出、大阴唇脂肪过厚或男性生殖器萎缩等导致男方生殖器无法充分插入阴道内,给男女双方带来性生活困难或失败时,可以考虑此手术。此手术方法非常简单,常在腹部脂肪抽吸术时同时进行,以使抽吸部位达到减肥塑形的效果。

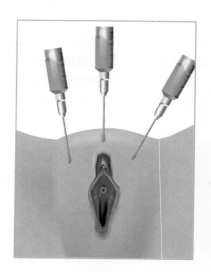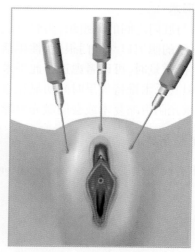

▲ 图 1-16　大阴唇、阴阜的脂肪填充、移植术

手术注意事项

- 精确地估计术后减肥塑形的效果,充分进行术前沟通
- 使患者在了解脂肪填充术原理的基础上再行手术
- 考虑预期手术效果为二次手术储存脂肪
- 需要给患者提供关于吸脂术的资料

---

(4) 会阴皮肤美容整形护理

1) 激光 T 形和 V 形外阴剃毛术

激光外阴剃毛术是一种美化外阴阴毛外形的手术,用 IPG 等激光器,形成新的外阴阴毛形状,此手术适合于不敢穿泳衣的多毛症女性。

2) 阴毛种植术

此手术适于无阴毛症或少阴毛症,手术原理为提取出患者自己的毛发,然后种植到阴部皮下。此手术可以改善女性的外阴外观。

3) 阴部纹身术

此手术适于贫毛症或无毛症且阴毛分布不匀的女性,刺破皮肤而在创口敷用天然颜料使女性阴部上带有半永久性花纹,美化阴部外形,使女性有被欣赏感并提高性满足感。

阴道整形术

（1）阴道激光缩复术/阴道激光整形术

1）阴道后壁激光修补术

此手术是在传统阴道缩紧术的基础上采用激光器改良的阴道缩复术,术后恢复快,疼痛轻,不留瘢痕等,使患者得到比传统手术更好的美容及功能满足。此手术纠正由于分娩或多次性交损伤的骨盆底肌肉,采用激光能尽量保留正常组织,使患者的阴道恢复到性生活前的状态,通过术后康复再次增强术后的阴道壁肌肉,因此,为提高性生活质量可行此类手术,可使男女双方的性生活质量同时提高。一般和会阴体整形术同时进行。

手 术 要 点

①设计切口
②切除阴道后系带的皮肤和黏膜
③激光切开阴道黏膜并分离直肠筋膜
④分离直肠阴道筋膜和肛提肌
⑤缝合直肠阴道筋膜和肛提肌
⑥缝合阴道黏膜
⑦缝合球海绵体肌
⑧会阴整形术

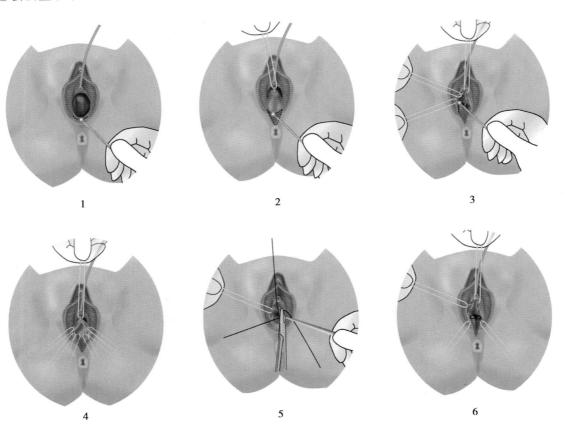

1　　　　2　　　　3

4　　　　5　　　　6

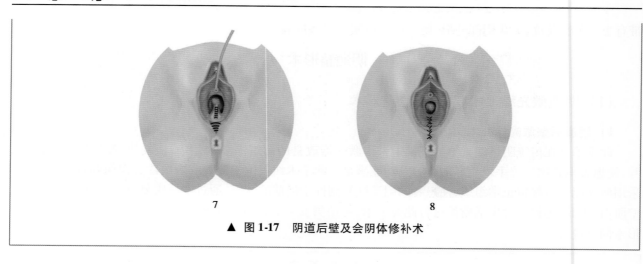

7　　　　　　　　　　8

▲ 图 1-17　阴道后壁及会阴体修补术

2）阴道前壁修补术

　　此手术适于分娩后、绝经后雌激素水平下降等导致的膀胱脱垂、盆腔脏器脱垂等患者,通过手术缩紧阴道从而提高性生活质量并治疗脱垂等妇科疾病。

手 术 要 点

①确定手术部位,麻醉
②激光切开并切除阴道前壁
③阴道黏膜从膀胱/膀胱周围筋膜/尿道周围筋膜分离
④尽可能缝合中央缺损的筋膜
⑤适当修剪、切除多余的阴道黏膜
⑥缝合阴道黏膜

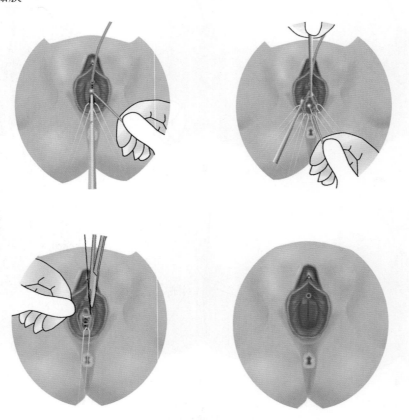

▲ 图 1-18　阴道前壁修补术

手术注意事项

- 术前考虑修补并重建会阴体,再设计切口;确认中心腱的位置
- 防止处女膜外部即阴道口直径的过度缩小
- 保持肛提肌板精确的解剖位置;增强 G 点及阴道前壁下段 1/3 的摩擦力,恢复正常阴道轴
- 避免前庭大腺的损伤,从而防止术后阴道干燥症
- 缝合球海绵体肌时,避免过大的张力导致的阴道口缩窄
- 术前考虑患者将来闭经后的阴道萎缩;避免阴道上段 1/3 的过度切除
- 切除阴道黏膜时,主要在阴道前壁黏膜
- 适宜张力地缝合肛提肌和筋膜
- 缝合阴道黏膜时,尽量切口整齐,防止术后性交困难
- 遵守"不能变窄,但紧致"的原则

(2) 处女膜激光整形术

虽然处女膜的意义随着时代变迁而变化,目前考虑行处女膜整形术者已不多了,但有些女性仍为解除处女膜损伤导致的心理上压力或婚前准备,或为再婚,愿意进行此手术,如果伴有阴道松弛症可以同时进行阴道激光整形手术。

手 术 要 点

①设计切口及确定修补术式
②处理多余的黏膜组织
③选择缝合材料;快速可吸收性合成缝线
④分成两层缝合
⑤减张缝合

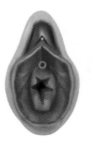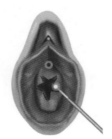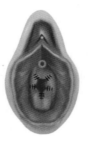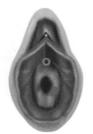

▲ 图 1-19　处女膜激光整形术

　　手术注意事项

- 术前考虑患者是否有手术适应证,避免进行无适应证的手术
- 评估患者要求施术的心理状态及必要时行心理治疗
- 通过切除多余的黏膜组织,保留适宜的黏膜组织
- 为了避免术后产生过大的张力,术中用减张缝合
- 手术时间的重要性,宜在婚前 1 个月或数天施术
- 通过精确的缝合,达到组织对合整齐
- 术后充分的时间保护手术部位
- 通过手术改善患者伴有的阴道松弛症

（3）G 点增强及阴道整形术

　　性反应周期中尤其是性高潮期发生异常,由于分娩或妇科手术并发症所致,或因解剖结构上对 G 点很难持续给予刺激,从而导致持续或反复的高潮延迟或缺失,对于此种情况可以进行 G 点增强及阴道整形术。术中填充剂有人工充填剂、自体脂肪、天然合成胶原蛋白制剂等,术中注意填充剂注入的部位和用量。

手 术 要 点

①确定 G 点"最重要",手术需要充分的时间和耐心
②准备(水化)好手术中使用的胶原蛋白制剂或脂肪细胞液
③分层注入胶原蛋白等填充剂,不宜皮内注射

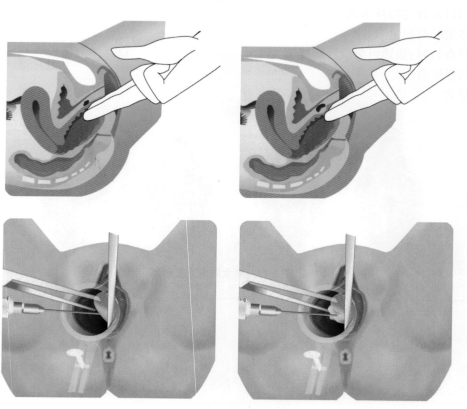

▲ 图 1-20　"G"点整形术

┌─ **手术注意事项** ──────────────────────────────────┐

- 严密筛选手术适应证,患者及医生双方确认 G 点的确切的位置,再施行手术
- 确认 G 点的位置;术前使患者及其性伴侣充分地认识关于 G 点的知识,并确认其位置
- 术者再次确认 G 点的位置
- 手术同时治疗患者患有的其他性功能障碍疾病
- 在确切的部位(G 点)操作
- 在精确的解剖层次操作

└──┘

6. 女性生殖整复的范畴及施术新观点

女性生殖整复手术指的是外阴阴道等下生殖道及下尿路范围内所有形式的整复手术。其手术范畴的术语是用会阴整形术、生殖器整形术,还是用私密整形术,一直存在争议。元铁医生用女性会阴整形手术这个词的原因是多年前此手术是仅以治疗疾病为目的,而忽略了患者会阴部位的外观及性生活质量,他希望医师们在进行此类手术之前能够考虑到这些方面的因素,应用会阴整形学这个概念。至今妇科医生们为治疗疾病的努力创造了各种手术,因此,有很多妇女可以经过治疗后好转。虽然很多手术最终都是很成功,但是如果没有充分地考虑到患者的美容学和性医学方面的需求就不能算是完美的手术。

随着社会发展和生活质量的提高,妇科手术时也要考虑到患者对于美容学和性医学方面的期望。以前所说的妇科手术有简单的手术如外阴部的活检、会阴侧切术、外阴肿物切除术,甚至是复杂的肿瘤手术等,均为以治疗疾病为目的,但作为现代妇科医生还要重视术后变形的生殖器外观所带来的痛苦。这种变化趋势在乳腺外科凸显出来,乳腺癌患者行乳腺切除术时,该科专家要综合考虑女性的心理学、美容学和性医学等多方面的因素而加行乳腺成形术。

元铁医生认为进行女性生殖器整形学的专家也需要思考,即进行此种手术时应该同时考虑女性生殖器特有的美容和性医学要求再进行,但治疗疾病仍然放在第一位。如果医师们术前综合考虑到会阴手术部位的美学矫正及性功能提高的话,就可以让患者得到更好的手术疗效。

通过这本书介绍妇科整形手术的新观点,希望在妇科手术领域也能充分地接受并应用这一新观点。

┌──┐

元铁医生认为以下手术类别应以新的观念考虑施术,希望更多的医生接受并用于临床。

① 阴道手术
- 瘘修补术
- 尿道下憩室切除术
- 脂肪垫移植术
- 尿道重建术
- 阴道尿道松解术
- 阴道壁良性病变(活检,囊肿,溃疡、实性肿物)切除术

② 外阴手术
- 巴氏腺囊肿和脓肿切除术
- 外阴前庭炎综合征手术
- 伴或不伴皮肤移植的广泛切除术
- 激光切除术
- 外阴切除术
- 外阴血肿清除术
- 腹股沟和 Nuck 管的良性病变的手术

└──┘

- 其他外阴良性疾病手术(包涵囊肿,汗腺瘤,阴唇粘连,外阴病灶切除,外阴血管瘤和静脉曲张,淋巴管瘤,尖锐湿疣)
- 治疗性注射(乙醇/地塞米松/美塑疗法)
- 会阴侧切术
③会阴手术
- 会阴裂伤修补术
- 肛门及肛周手术
- 直肠阴道瘘修补术

(李智宣 译,王建六 校)

第二章 女性会阴解剖

1. 女性会阴部发生学及概念

（1） 与男性生殖器官的主要区别

1）阴道穿过尿生殖隔
2）尿道位于阴道前壁前方
3）阴蒂内无尿道
4）胚胎性阴唇阴囊褶和泌尿生殖褶未融合，而是分别形成大阴唇和小阴唇

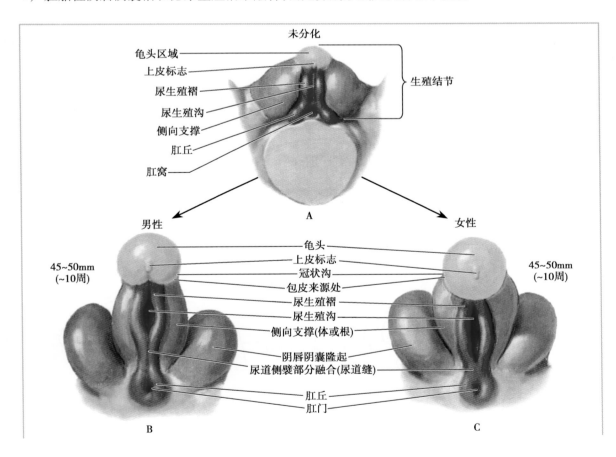

17

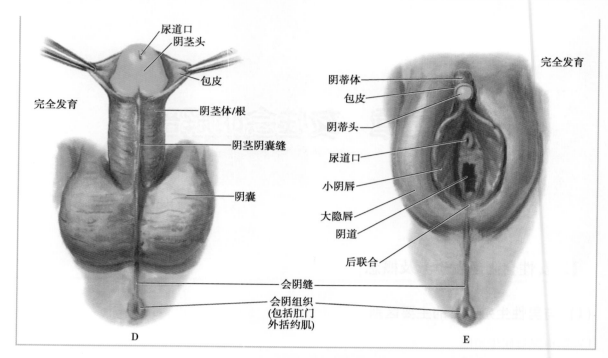

▲ 图 2-1　会阴部形态发生

（2）女性会阴部结构的概念

1）会阴浅筋膜/会阴浅间隙

为会阴浅筋膜与会阴膜之间的间隙,其内容物有阴蒂脚,会阴浅层肌肉(会阴浅横肌、坐骨海绵体肌、球海绵体肌)、前庭球、前庭大腺、阴部内动脉、阴部神经。

2）会阴深筋膜/会阴深间隙

由泌尿生殖隔筋膜形成的间隙,其上为筋膜,部分组织空隙,其下为会阴膜。内有部分尿道,尿道括约肌和会阴深层肌肉。

3）盆膈

由肛提肌、尾骨肌及其筋膜构成,为盆腔与会阴的界限。

4）坐骨直肠窝

由肛门与直肠周围筋膜形成的楔形的空间。

为肛周皮肤与盆膈之间的间隙。

5）阴部管/肛门

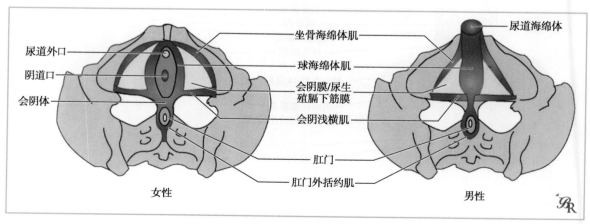

▲ 图 2-2　会阴浅间隙

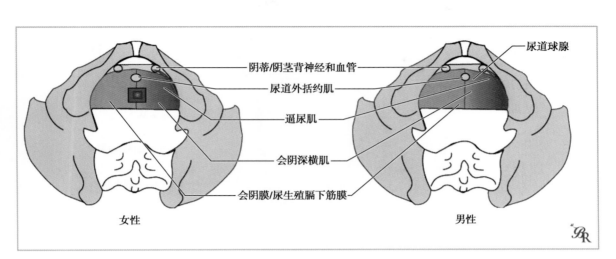

▲ 图 2-3　会阴深筋膜

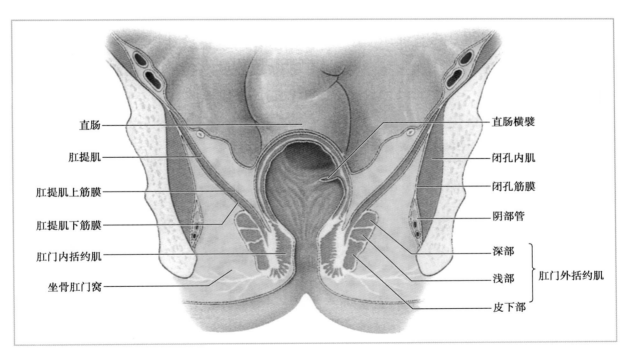

▲ 图 2-4　坐骨直肠窝

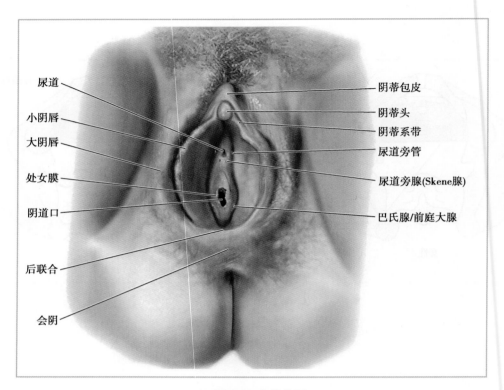

▲ 图2-5　女性外阴

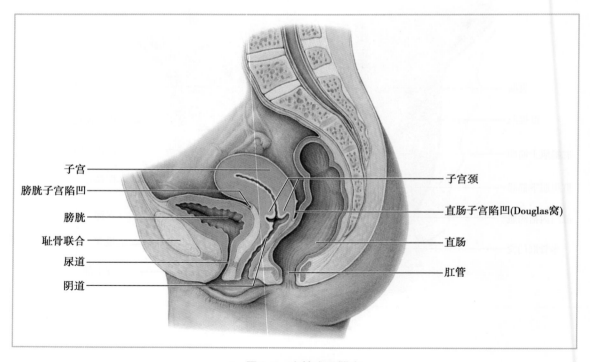

▲ 图2-6　女性生殖器官

2. 女性外生殖器：外阴

- 定义：指女性生殖器官的外露部分。
- 构成：阴阜，阴蒂，大/小阴唇，会阴体，阴道前庭/阴道口

（1）（耻骨）阴阜（维纳斯丘）

- 扇形纤维脂肪层
- 泌尿生殖裂的前上界限
- 耻骨联合上方的丘形脂肪隆起
- 位于耻骨联合前方
- 主要成分是脂肪：前腹壁皮下脂肪层的特化部分
- 青春期增大，停经后缩小

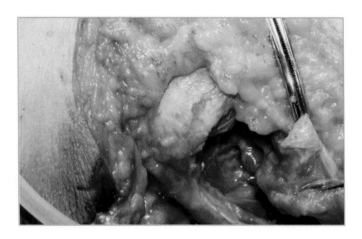

▲ 图 2-7　阴阜皮下结构（95％的真皮下成分是脂肪）

- 阴蒂悬韧带：与大阴唇续连；附着有阴蒂球和阴蒂脚；为阴蒂和阴唇提供稳定支持
- 覆盖有阴毛；跨连两侧耻骨区的上横边界
- 阴毛
  - 女性：青春期起生长呈倒三角形分布
    阴毛的作用：除表现性征外，亦可在性行为时保护耻骨联合

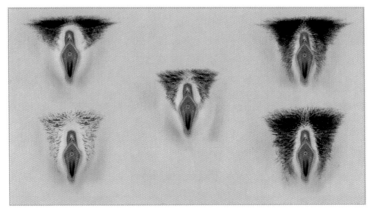

▲ 图 2-8　女性阴毛分布多样性

- 男性:阴毛分布广泛,上缘分布达阴阜甚至肚脐,下缘可分布到大腿内侧。
- 无毛症:占全体人口的4%,少毛症20%(1984年韩国整形学杂志)
- 神经分布丰富;摩擦/压迫后引起性快感作用,出现类似刺激阴蒂的作用

(2) 大阴唇

- 为两股内侧一对纵长隆起的皮肤皱襞,覆盖小阴唇上段的2/3。从阴阜到距肛门2.5cm的位置
- 分别位于阴裂的两侧
- 大小约7cm×3cm
- 泌尿生殖裂两侧突出的外侧边界
- 前后有阴唇连合,是和男性的阴囊类似的器官
- 颜色:一般为深棕色,也可表现为从肤色至浅棕色等不同颜色,多数与自己的乳晕颜色相似。大阴唇为女性的第二性征之一,通常在青春期时发育

1) 两个对称的皮肤皱襞

- 平时:保护尿道和阴道口,略有皱褶
- 性兴奋时:大阴唇充血、膨胀而暴露内生殖器

2) 内外侧面

外侧:色素沉着,附着卷曲毛发。

内侧:光滑,粉红色,有大的皮脂腺囊肿。

- 其间存在脂肪和疏松结缔组织
- 交织有类似阴囊膜样的平滑肌组织,以及血管、神经和腺体

3) 主要为皮下脂肪

- 性交时起缓冲垫的作用
- 厚的脂肪层+薄的平滑肌+汗腺,皮脂腺(较大的皮脂腺囊),神经末梢皮肤附属器官,毛发;是多种皮肤病常出现的部位
- 血运丰富,主要来源于阴部外血管

4) 子宫圆韧带

子宫圆韧带通过腹股沟管止于大阴唇。

阴唇的前部为皮肤和脂肪组织。

(3) 小阴唇

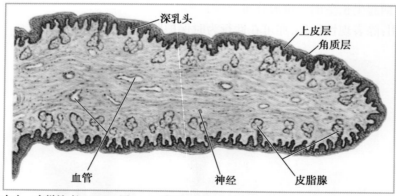

大小:多样性,长65mm×厚4mm×宽18~39mm

▲ 图2-9　小阴唇

1）想做小阴唇整形术的女性自认为异常小阴唇形态是什么？

女性站立状态下在镜子里观察外阴时，镜子上应看不到自己的小阴唇。

2）主观上来说对小阴唇的正常/异常的区别

女性小阴唇的大小和颜色因人而异，对小阴唇外观的评价无客观性，医学上尚无区分正常和异常小阴唇的金标准。

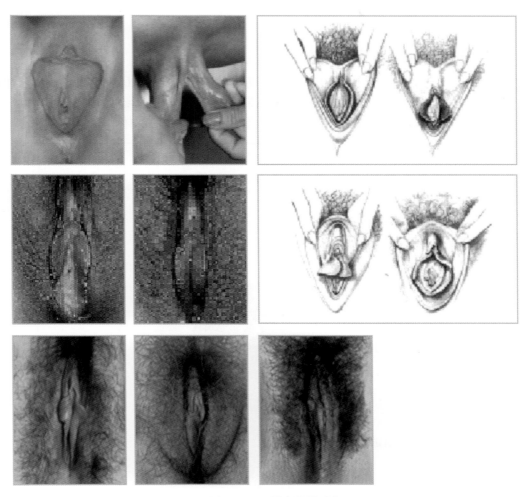

▲ 图2-10 不同小阴唇形态

有些民族的妇女以小阴唇的长度为骄傲，其实医学上很难定义小阴唇的审美标准。每个女性外貌和体型都不同，小阴唇的大小和形态也是不同的。因此医生行小阴唇整形术时必须要考虑到这些因素。

3）颜色

小阴唇上阴毛生长后小阴唇的色素开始沉着，常常呈褐色，性刺激时其因充血变为红色，特别是达到性高潮时。性生活多的女性小阴唇多表现为肥厚且过长。

青春期前小阴唇较细薄且闭合，之后逐渐变大，35岁时以后其体积达到最大，以后逐渐变小。其颜色随分娩次数增多而加深，其内侧面由粉红色变为紫红色，外侧面由粉红色变为棕黑色。

4）结构/内容物

小阴唇是两片薄的、无脂肪、无毛发的皮肤皱褶，呈翅形、瓣膜形包含有丰富小血管、感觉神经末梢的海绵状组织。

- 为一种压力感受器的性敏感带
- 性刺激时充血而肥大，阴茎在阴道内抽动时牵动小阴唇使阴蒂受到刺激，从而易达到性高潮
- 皮脂腺、汗腺开口

- 年轻时被大阴唇遮掩,经产妇可突出于阴裂

会阴整形(小阴唇手术)时三点外阴皮肤标志

阴蒂包皮

阴蒂系带

阴唇系带(小阴唇在后方连接处小的皮肤皱襞)

---

(4) 阴道前庭

- 为左右小阴唇两侧面的间隙,用手指将小阴唇朝左右分开时,可见 Hart 线(即黏膜皮肤样行带)
- 在 Hart 线与处女膜之间的部位,其前为阴蒂系带,后为阴唇系带,形态如舟状,称舟状窝
- 舟状窝内包含尿道、阴道、前庭腺开口,结构相当于男性的尿道海绵体

胚　胎　学

泌尿生殖窦→阴道前庭、膀胱、阴道、尿道旁腺、前庭分泌腺

窦结节→处女膜

交接器原基→阴蒂

泌尿生殖裂→小阴唇

阴唇阴囊索→大阴唇

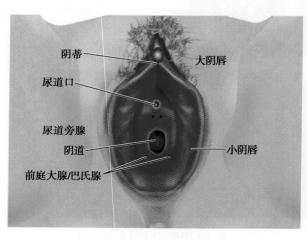

▲ 图 2-11　阴道前庭解剖结构

---

(5) 尿道

4cm×6mm,前下走向,贴近阴道前壁。

- 尿道外口:阴蒂后方 2~3cm,靠近阴道口

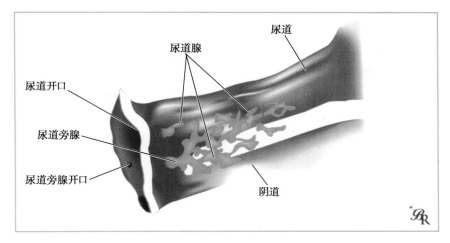

▲ 图 2-12　尿道组织结构图

（6）尿道旁腺（Skene 腺）

- 位于尿道开口两侧,5 点、7 点位置
- 类似青春期前的男性前列腺
  因为缺乏雄激素刺激,终生不发育。
  被可收缩的非腺体组织环绕:平滑肌细胞+肌纤维组织。
- 超微结构
  长的柱状分泌性细胞。
  短而粗的微绒毛,突出于顶端胞质。
  泡状结构形成,成熟的分泌性基底细胞。
  胚胎遗迹。

女性尿道旁腺的分型

1948 年,妇产科医生 J. W. Huffman;尿道旁腺分型

1. 斜坡状或管状型:占 70%,最厚的部分在尿道入口周围	2. 后部型:占 15%,最厚的部分在尿道后方即膀胱周围

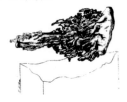 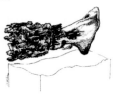

3. 中间型:占 7%,分泌腺及管道围尿道分布	4. 退化型:占 8%,无分泌腺及管

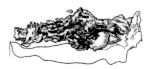

　　女性尿道旁腺,已有学者称其为前列腺,其大多分布在阴道周围的原因是,女性达到性高潮时,尿道周围肌肉收缩或因男性生殖器的摩擦和压力使女性的前列腺管的内容物机械性排出。少数女性在性兴奋、运动或排泄过程中尿道旁腺排液时呈放射状。

（7） G 点

1950 年 Grafenberg 在 IJS 发表文章认为发现此结构，1981 年 Beverly 和 John D perry 以 Grafenberg 命名此点为 G 点。约 30%～40% 女性的阴道内有此结构，如果对 G 点加以一定的刺激，会产生反应。性高潮时才可以发现此部位，当受到刺激时，能够引起高度兴奋及强烈的性高潮。G 点是位于阴道前壁深部（尤其是尿道外括约肌周围）的蚕豆或黄豆大小的一种结构，具有男性前列腺相似的组织学结构，尿道周围有很多小孔，对 G 点有一定的刺激时，该组织充血而膨胀，从而将其内的液体经过小孔移送至尿道，此过程叫做"女性射液"。

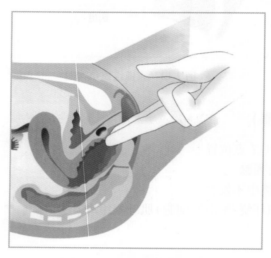

▲ 图 2-13　女性阴道"G"点

（8） 前庭大腺

- 直径：0.5cm
- 形状：圆形或椭圆形
- 位置：分别位于前庭的侧边，阴道口的后外侧，小阴唇和处女膜之间，阴道口后外侧 4 点和 8 点的位置，或会阴浅间隙前庭球的后方。纤细的导管通过前庭球的深处，开口于前庭
- 为管泡状分泌腺，邻近于球海绵体肌，性兴奋时分泌少许润滑性黏液性液体
- 与男性的尿道球腺功能相同

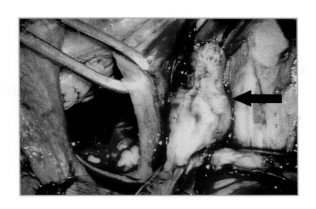

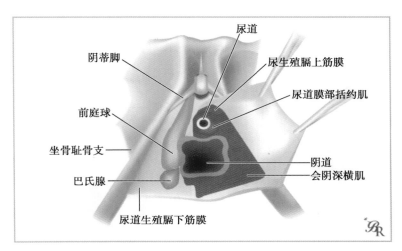

▲ 图 2-14　前庭大腺组织解剖图

（9）前庭小腺

分泌黏液使小阴唇及阴道前庭更加湿润。

（10）前庭球

与男性的尿道球类似,比男性的尿道球更肥大。
- 位置
  - 前庭的下方
  - 在尿道外侧,阴蒂脚的浅面
  - 填充在阴蒂体和阴蒂脚之间的位置
  - 位于相应尿道和阴道远端外侧
  - 球海绵体肌的下方
  - 与前庭的距离不恒定
  - 与阴蒂体阴蒂脚和阴蒂头的位置关系恒定
  - 在阴蒂体的后下方
  - 后端邻近前庭大腺
- 为两条较大的长形的 3cm 长的可勃起组织,呈新月形或三角形
- 为静脉集丛,充血时勃起
- 临床上,分娩胎儿时易破裂,有时是外阴血肿或出血的原因

（11）阴蒂

"clitoris"阴蒂,其在希腊语中是"隐藏"的意思,性交时,性兴奋之前阴蒂头隐藏在阴蒂包皮中,不管采取任何体位或给予强烈的刺激都很难刺激其兴奋。

阴蒂为女性的勃起组织,女性最敏感的性感带,是能让女性达到性高潮的最重要的部位。

- 解剖变异较大
- 与男性的阴茎相对应
- 平时:0.5~1.5cm;勃起时:2~3cm
- 位于阴唇前联合后面
- 可勃起的复合组织
- 围绕尿道并嵌插到阴道前壁

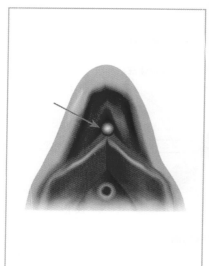 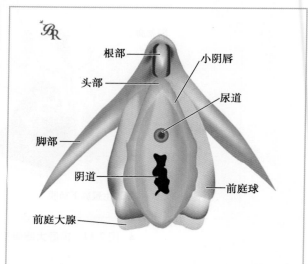

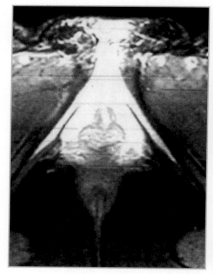 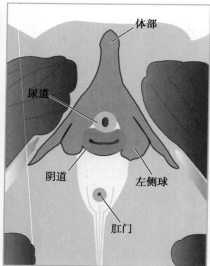

▲ 图2-15　阴蒂解剖结构

1）构成

- 根部
- 体部

两个脚部:阴蒂体向深处分开

- 位于耻骨弓下
- 5~9cm 长, 较体部细窄
- 附着在两侧坐骨耻骨支连接处深面
- 被坐骨海绵体肌覆盖
- 勃起性组织
- 毗邻背侧阴蒂血管神经束

两个海绵体部
- 大小: 标本尺寸 0.5~1.0cm×1~2cm×2~4cm
- 矢状面上形状像是回旋飞镖
- 其弯曲形态由悬韧带的深部纤维维持
- 被厚实的白膜包裹
- 体部之间有隔膜

阴蒂头: 敏感的、圆形的结节
- 0.5cm, 但没有海绵体

- 悬韧带

2) 阴蒂头周围包皮

- 阴蒂包皮
- 系带

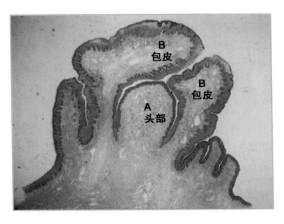

▲ 图 2-16 阴蒂头组织结构

3) 阴蒂背神经

- 阴蒂背静脉
- 会阴血管神经束
- 海绵体血管神经束

阴蒂作为性器官的作用

　　阴蒂是体积小的性器官, 受到性刺激后勃起, 但勃起状态下其大小一般不超过 2cm。主要是对触摸、捏压、温度等刺激产生反应。阴蒂体积比男性相同功能器官即阴茎的体积明显小, 但具有一样数量的神经末梢分布, 因此极其敏感。如果给予直接而强的刺激, 反而会感到疼痛。在性交过程中, 阴茎在阴道内抽动而牵动小阴唇, 从而刺激阴蒂头, 会引起性激发和性快感。

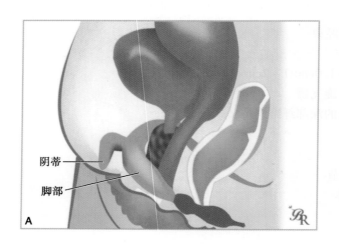

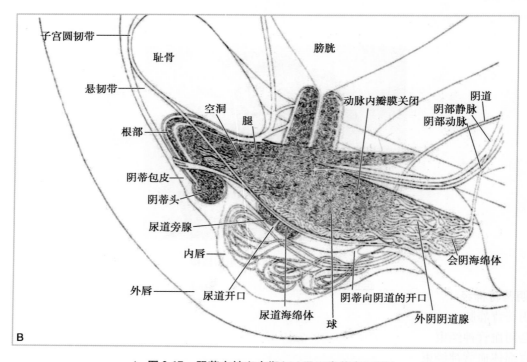

▲ 图2-17　阴蒂在性兴奋期（A）及正常状态下（B）
A. 当接受性刺激后, 血流入到阴蒂脚, 使阴蒂脚及阴蒂头勃起。B. 正常状态
（非性兴奋）下, 阴蒂（勃起组织）的断截面

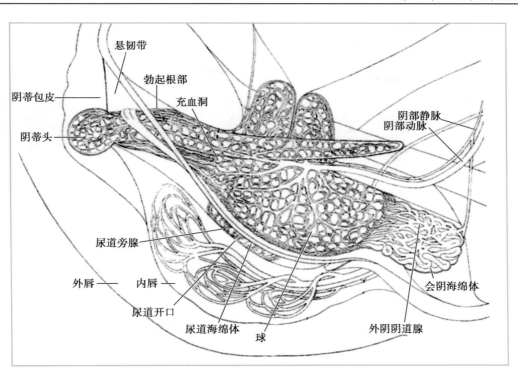

▲ 图 2-18　性兴奋状态下, 阴蒂的断截面

医学美容的考虑

　　大多数生殖道整形医生将最理想的阴蒂外观比喻成是小孩戴帽子, 阴蒂头的 1/2 暴露在外。小阴唇整形术时需考虑阴蒂头暴露多少, 来决定有没有必要同时行此部位的手术。

（12）阴道口

在尿道外口的后下方。

（13）处女膜

- 环绕阴道口的薄的黏膜皱褶
- 以新月形或环形的结节存在, 形成各类肉阜
- 畸形: 处女膜闭锁/阴道积血

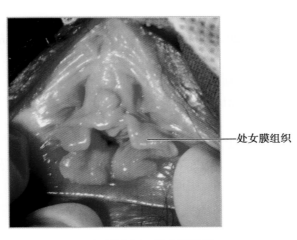

▲ 图 2-19　处女膜组织

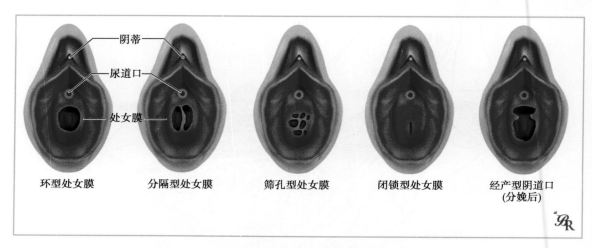

▲ 图 2-20　处女膜形态的多样性

（14）阴道

- 形成斜坡的管道状的黏膜性、肌性器官
- 女性交配器官,产道
- 自前庭到子宫

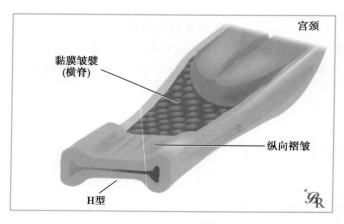

▲ 图 2-21　"H"形阴道示意图

- 长度:前壁 7.5cm,后壁 9cm
- 阴道直径:无性生活史的女性 20～25mm;有性生活史的女性 40～45mm;经产妇 45～55mm
- 阴道伸缩性

阴道黏膜有很多皱襞,其形态因人而异。

阴道壁肌肉为不随意肌,因此,不能认为阴道肌本身可以自主性地紧握阴茎。

1）阴道分泌物

- 构成:碱性宫颈分泌物,脱落的上皮细胞,细菌
- 分泌机制:阴道内无分泌腺,其黏膜层有丰富的血管分布,性兴奋时其外 1/3 黏膜层的血管丛充血后渗出液体,从黏膜血管末端分泌润滑液,使阴道湿润。
- 阴道分泌物的作用:①润滑;②维持阴道内酸碱度(pH)
- 分泌量:10～100ml

分泌初期呈无色透明,性交时因阴茎插入使其内脂肪成分增加,黏性增高,变成白色。

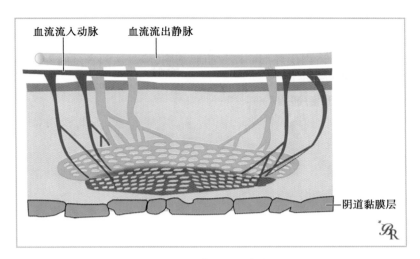

▲ 图 2-22 阴道分泌物的分泌机制

2）阴道壁的显微结构;4 层

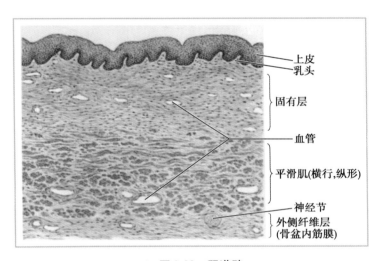

▲ 图 2-23 阴道壁

①内侧黏膜上皮分层

- 黏附在肌层
- 位于未角化鳞状上皮与宫颈外口的延长线上
- （前壁和后壁）上皮表面的纵形脊状隆起
- 皱褶:众多,横行,双侧;被不同深浅的沟裂分开;圆锥乳头形态;主要在阴道口、后壁多见;分娩前最显著
- 阴道柱
- 随激素水平而变化:青春期开始增厚,同时表层的细胞储存糖原
- 阴道 pH 调节;糖原酵解

阴道上皮内糖原含量随月经周期有很大的变化。

基础的、无性活动时的湿度,不足以保证无痛的性交。

即阴道无黏液腺,通过扩散产生渗出物和宫颈腺分泌的黏液,由此组成阴道的分泌物。

②黏膜的间质层

- 内有血管,有阴道液体弥散,迷宫样通道
- 性兴奋时,滤过神经性刺激产生的漏出液

- 其内有弹力纤维,淋巴管和神经

③肌层;静脉丛(+)

- 2 种:外层纵形表浅肌纤维,内层环形非横纹肌肌细胞,但是这两者之间界限不清
- 连接是连接斜行的交叉的纤维束
- 自主神经支配的平滑肌纤维,递质(+)
- 阴道下段有球海绵体肌

④外膜

- 胶原纤维和弹力纤维
- 支持阴道壁
- 在性交和分娩时伸展
- 横纹的球海绵体肌包围阴道的前 1/3

3) 阴道与其周围脏器的关系

膀胱后面;膀胱阴道隔

直肠前面;直肠阴道隔

肛提肌之间

同尿道括约肌一起穿过泌尿生殖膈

①前壁

- 中上段;膀胱底,输尿管末端
- 覆盖尿道壁,对性活动很重要
- 包含尿道和阴蒂体

②后壁

- 上 1/4:被腹膜覆盖
- 中 1/2:子宫直肠凹,Denonvilliers 筋膜(疏松结缔组织)
- 下 1/4:会阴体,肛门

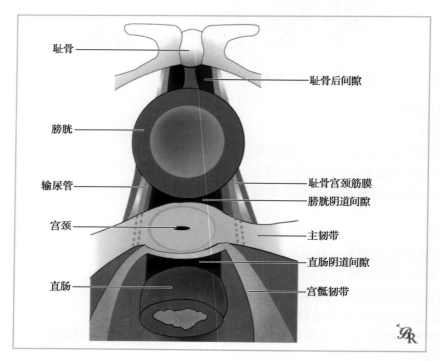

▲ 图 2-24 阴道周围脏器的关系

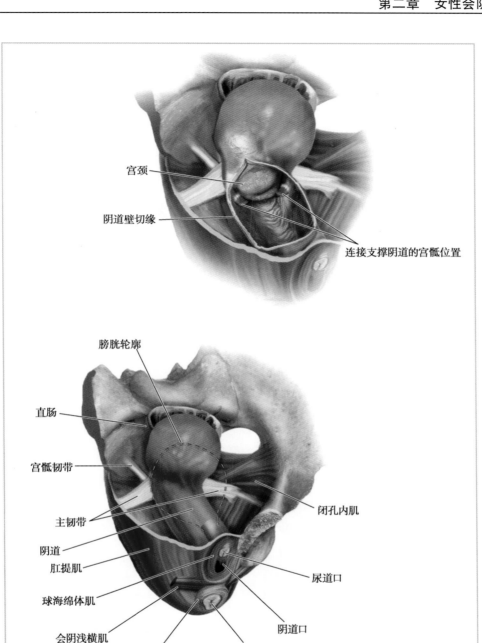

宫颈

阴道壁切缘

连接支撑阴道的宫骶位置

膀胱轮廓

直肠

宫骶韧带

主韧带

阴道

肛提肌

球海绵体肌

会阴浅横肌

肛门括约肌

闭孔内肌

尿道口

阴道口

肛门

▲ 图 2-25　阴道和盆腔其他结构的关系

③侧壁

- 肛提肌,盆筋膜
- 阴道狭窄的外侧壁:附着于子宫阔韧带
- 下部:贴近肛提肌、前庭大腺和前庭球
- 子宫颈:突出于子宫前壁的上部。子宫在其前屈位时几乎与阴道长轴呈直角
- 穹窿:阴道在宫颈周围的凹陷,前后和侧面

4)　阴道内血管和神经分布

①动脉

上 1/3:子宫动脉阴道动脉的宫颈阴道分支

中 1/3:阴部内动脉

下 1/3：阴部内动脉直肠中动脉的阴道分支

②静脉

阴道静脉—阴道静脉丛/连接输尿管、膀胱、直肠丛—髂内静脉

③淋巴（大致分为 3 组）

上组（伴行于子宫动脉）：髂内髂外淋巴结

中间组（伴行于阴道动脉）：髂内淋巴结

下组（处女膜下方，即前庭、外阴、会阴皮肤）：主要回流至腹股沟浅淋巴结、骶部淋巴结和髂总淋巴结

④神经分布

自主神经：从直肠至近阴道中段的侧面，形成致密网络（神经支配）

阴道丛：盆内脏神经

阴道下段：阴部神经

固有层和肌层的神经纤维：胆碱能神经

3. 会阴部表层肌肉

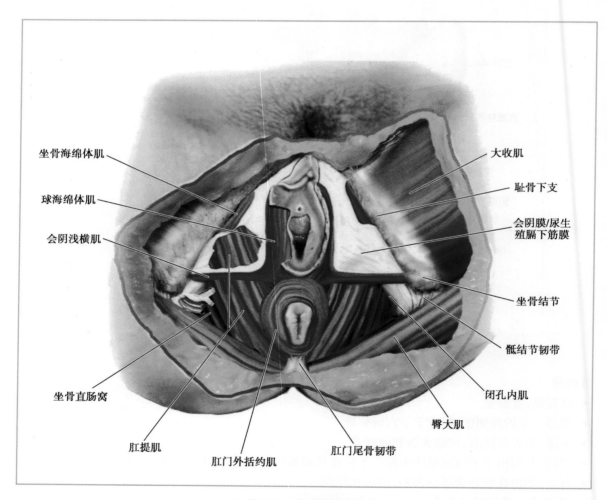

坐骨海绵体肌
球海绵体肌
会阴浅横肌

大收肌
耻骨下支
会阴膜/尿生殖膈下筋膜
坐骨结节
骶结节韧带
闭孔内肌
臀大肌

坐骨直肠窝
肛提肌
肛门外括约肌
肛门尾骨韧带

▲ 图 2-26　会阴部表层肌肉

（1）球海绵体肌

- 又称阴道括约肌,或前庭括约肌,是一种薄层肌肉。覆盖前庭球和前庭大腺,向前经阴道两侧附于阴蒂海绵体根部,向后与肛门外括约肌交叉混合。
- 作用:此肌收缩时压迫前庭,使阴道紧缩;压迫背静脉,参与阴蒂勃起;男性的此肌收缩时压迫尿道,参与射精。

（2）坐骨海绵体肌

- 起止点:坐骨结节—阴蒂脚—阴蒂白膜
- 作用:压迫静脉导致静脉充血-参与阴茎勃起,但女性比男性的薄弱。

（3）会阴浅横肌

此肌肉起固定会阴体的作用,有些女性先天无此肌肉。

分离出上述3种肌肉下方可以看到由结缔组成的三角形平面的膜,即会阴膜。此3种肌肉位于会阴浅间隙,其下方为会阴深间隙,其内有会阴深横肌和尿道括约肌。

4. 盆底及盆腔器官支持系统

（1）介绍

1）骨盆底

①定义

位于皮肤和腹膜之间,封闭骨盆出口的所有结构,包括骨、结缔组织、肌肉、神经等。其内有泌尿生殖器官、下消化道即直肠和肛管通过。

会阴部前方为尿生殖三角,后方为肛三角。

②功能上分类

a. 被动支持

b. 主动支持

③功能

a. 解剖性支持:盆腔器官固定

b. 节制控制:膀胱、直肠的节制排尿和排便的自主控制

2）盆底的三个层次

①骨盆内筋膜

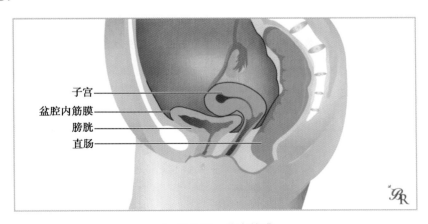

子宫
盆腔内筋膜
膀胱
直肠

▲ 图 2-27　盆内筋膜

37

②盆膈

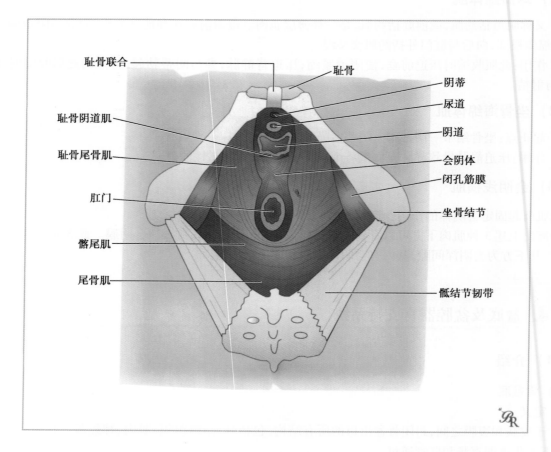

耻骨联合
耻骨
阴蒂
尿道
阴道
耻骨阴道肌
耻骨尾骨肌
会阴体
闭孔筋膜
肛门
坐骨结节
髂尾肌
尾骨肌
骶结节韧带

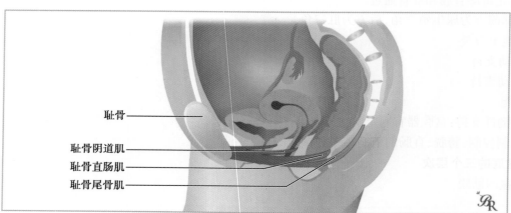

耻骨
耻骨阴道肌
耻骨直肠肌
耻骨尾骨肌

▲ 图 2-28　盆腔膈（上图截石位，下图矢状位）

③尿生殖膈

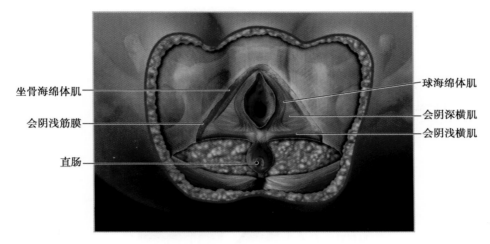

坐骨海绵体肌

会阴浅筋膜

直肠

球海绵体肌

会阴深横肌

会阴浅横肌

▲ 图 2-29　尿生殖膈

3）两个水平的盆底肌

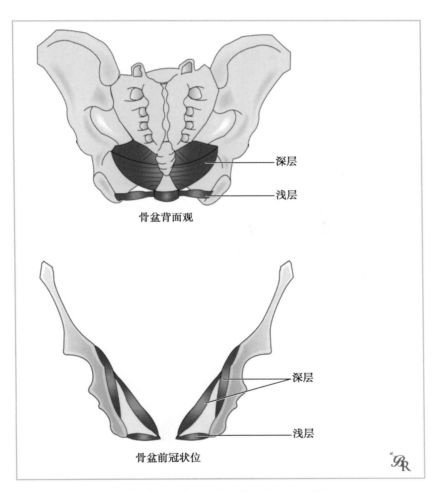

深层

浅层

骨盆背面观

深层

浅层

骨盆前冠状位

▲ 图 2-30　盆底肌（上图背面观，下图冠状位）

①深层

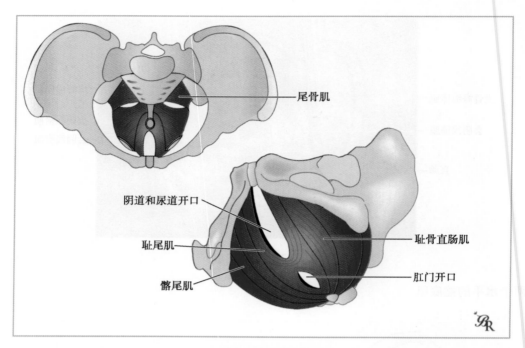

尾骨肌

阴道和尿道开口

耻尾肌

髂尾肌

耻骨直肠肌

肛门开口

▲ 图 2-31　深层盆底肌

②浅层

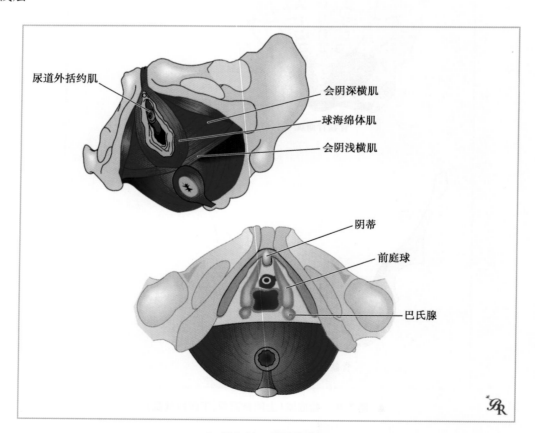

尿道外括约肌

会阴深横肌

球海绵体肌

会阴浅横肌

阴蒂

前庭球

巴氏腺

▲ 图 2-32　浅层盆底肌

（2）盆腔器官的解剖

4 个构成部分

1. 盆骨、关节和骨间韧带
2. 骨盆出口中线的结缔组织结构
   会阴膜、会阴体、肛尾韧带。
3. 会阴肌肉和被覆筋膜
   盆壁或盆底,肌肉及筋膜。
4. 骨盆内脏筋膜和骨盆内脏韧带
   三维复杂的结缔组织架构。
   成分多样性:不定形的/致密的。
   占据盆腔器官、盆壁、被覆筋膜和腹膜之间的空隙。

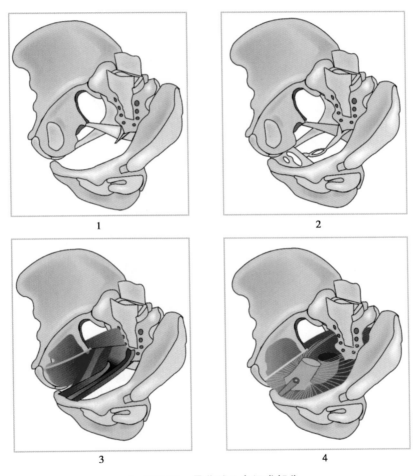

▲ 图 2-33　骨盆腔 4 个组成部分

1）盆骨、关节及其韧带

①盆骨

3 个主要功能：刚性骨架，支撑体重，附着点

髋骨（髂骨/坐骨/耻骨）+骶骨+尾骨

真/假骨盆

耻骨联合/上耻骨韧带/下耻骨韧带（弓状线）

前和后纵形韧带/骶尾韧带

骶髂关节/骶髂韧带前/后/上骶棘韧带

骶结节韧带

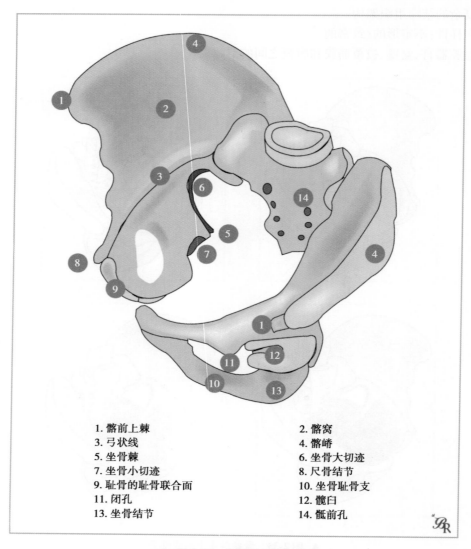

1. 髂前上棘	2. 髂窝
3. 弓状线	4. 髂嵴
5. 坐骨棘	6. 坐骨大切迹
7. 坐骨小切迹	8. 尺骨结节
9. 耻骨的耻骨联合面	10. 坐骨耻骨支
11. 闭孔	12. 髋臼
13. 坐骨结节	14. 骶前孔

▲ 图 2-34　盆骨的重要标志

②骨盆关节和韧带

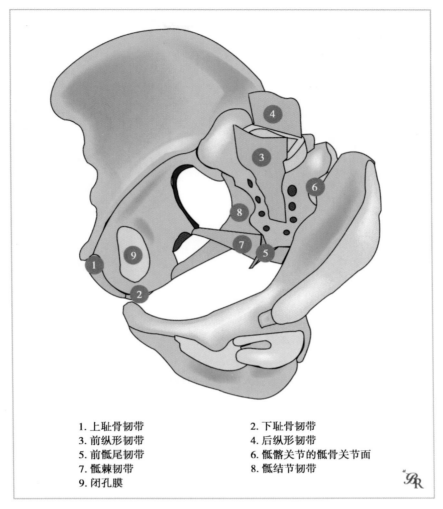

1. 上耻骨韧带	2. 下耻骨韧带
3. 前纵形韧带	4. 后纵形韧带
5. 前骶尾韧带	6. 骶髂关节的骶骨关节面
7. 骶棘韧带	8. 骶结节韧带
9. 闭孔膜	

▲ 图 2-35　骨盆关节和韧带

- 闭孔膜/管
- 大或假骨盆
- 小或真骨盆(盆腔)

上:骨盆入口;侧:骨盆壁;下:盆底肌肉

盆腔脏器和筋膜支持,腹膜覆盖,神经

- 骨盆入口(骨盆缘)/骨盆出口

尿生殖三角/肛三角

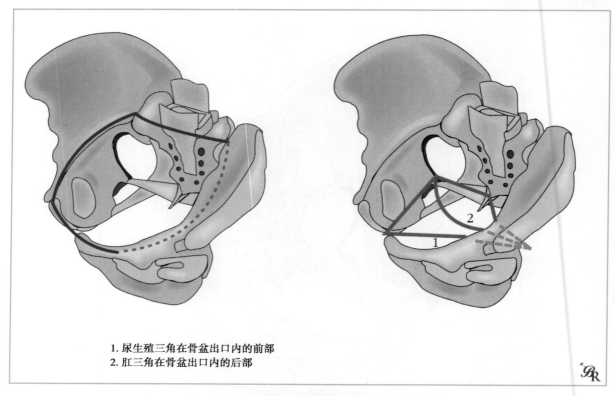

1. 尿生殖三角在骨盆出口内的前部
2. 肛三角在骨盆出口内的后部

▲ 图 2-36　骨盆入口（红线）骨盆出口（绿线）

2）骨盆出口中线的结缔组织结构

①会阴膜；②会阴体；③肛尾韧带

- 骨盆出口上面的支持结构

盆底肌的附着部位，尿道和肛门的节制肌肉

外生殖器，外生殖器肌肉

- 交织—纤维肌肉链
- 由致密的纤维结缔组织和肛周的肌肉来维系会阴体和肛尾结构的连续性

①会阴膜

- 致密纤维组织膜
- 在坐骨耻骨支之间
- 尿道和阴道的通道
- 支撑尿道和阴道的平面
- 会阴横韧带
- 融合于会阴体
- 上面：控尿肌肉群
- 下面：外生殖器和外生殖器肌肉

②会阴体

骨盆底的一部分，间隔消化道出口与泌尿生殖器出口，是起支持阴道后壁作用的肌肉结构。其位于阴道前庭后端与肛门之间，深部逐渐变窄呈楔形，其前为耻骨联合，后为尾骨，两侧为坐骨结节。

（球海绵体肌，肛门外括约肌，肛提肌）

- 致密弹力纤维结缔组织形成的锥形结构+交织的肌肉纤维
- 基底/顶端

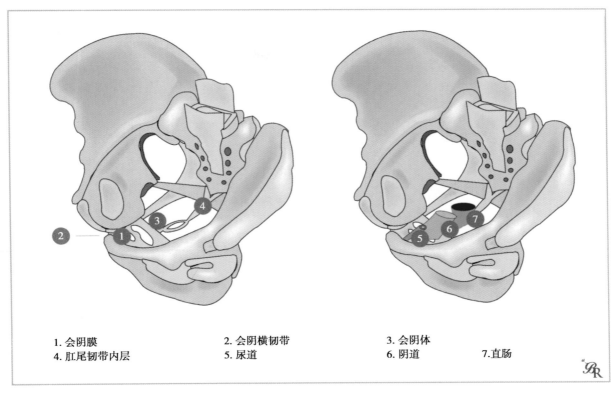

1. 会阴膜　　　　　　　　2. 会阴横韧带　　　　　　3. 会阴体
4. 肛尾韧带内层　　　　　5. 尿道　　　　　　　　　6. 阴道　　　　　7.直肠

▲ 图 2-37　骨盆出口中线的结缔组织结构

- 锚定
  - 前面:会阴膜
  - 后面:肛直肠肌肉和纤维套
  - 上面:直肠阴道筋膜
- 提供
  - 盆底肌肉的耻骨会阴纤维的附着位置
  - 肛门外括约肌的附着位置
  - 除坐骨海绵体肌之外所有会阴肌肉的附着位置

会　阴

- 界限
  - 上面:盆底
  - 下面:外阴皮肤,臀下部和大腿上内侧
  - 外侧:骨盆壁
  - 后侧:尾骨,臀大肌
- 尿道、阴道和肛门
  - 排尿和排便节制机制
  - 皮下脂肪填充在肛三角的坐骨直肠窝
  - 神经和血管
  - 骨盆出口中线的结缔组织结构

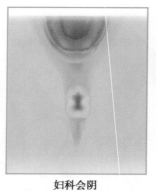

妇科会阴　　　　解剖或真会阴

▲ 图 2-38

③肛尾韧带(肛尾体)

- 弹性纤维结构
- 从肛门外括约肌和肛直肠结缔组织到尾骨、骶骨和骶前筋膜
- 平行于髂尾肌中缝并相互交织

3) 骨盆肌肉和被覆筋膜

①盆壁肌

a. 闭孔内肌；b. 梨状肌

②盆筋膜

③盆底肌

a. 髂尾肌；b. 耻尾肌

表 2-1　骨盆的肌肉

肌肉	起点	止点	神经分布	作　用
骨盆底				
肛提肌	耻骨后方与坐骨棘之间的肛提肌腱弓	会阴中心腱、直肠壁、尾骨、肛尾韧带	阴部神经丛、肛门神经、会阴神经的分支	支持盆腔脏器,腹压增加时有抵抗作用
尾骨肌	坐骨棘盆面	尾骨和骶骨下部的侧缘	L5,S1,S2	支持盆腔脏器
侧壁				
闭孔内肌	闭孔膜内面及其周围骨面	骨盆大转子	骶丛的分支(L5~S2)	大腿外旋
后壁				
梨状肌	第2、3、4骶骨	股骨大转子的连线	L5~S1	髋关节展和旋外椎前面

①盆壁肌

a. 闭孔内肌

- 闭孔和闭孔膜的骨盆缘
    - 向后沿盆壁通过坐骨小孔
    - 股骨大转子
- 功能:下肢外旋

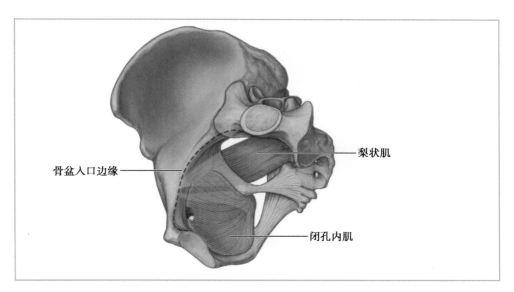

骨盆入口边缘 —

梨状肌

闭孔内肌

▲ 图 2-39

- 神经支配闭孔内肌（L5，S1）
- 阴部内和闭孔血管

b. 梨状肌

- 第 2、3 骶骨的骨盆面→坐骨大孔→股骨大转子
- 功能下肢外旋
- 神经支配（L5，S1）
- 骶外侧和臀上动脉

出入坐骨大孔的重要结构
臀下神经和血管
坐骨神经
股后皮神经
支配股四头肌的神经
支配闭孔内肌的神经
阴部神经
阴部内血管

②盆筋膜

3 种不同类型的骨盆和会阴筋膜：

a. 皮下脂肪（浅筋膜，皮下组织）

b. 盆顶筋膜

- 肛提肌腱弓
- 盆筋膜（白线）腱弓

c. 内脏筋膜（盆腔内筋膜）

③盆底肌

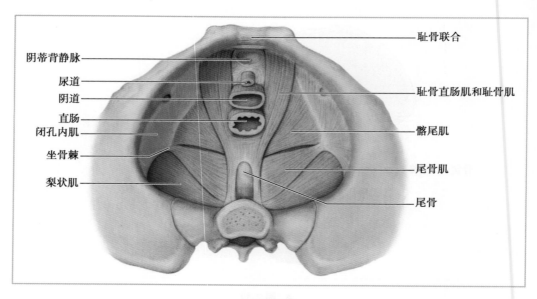

耻骨联合

阴蒂背静脉
尿道
阴道
直肠
闭孔内肌
坐骨棘
梨状肌

耻骨直肠肌和耻骨肌

髂尾肌

尾骨肌

尾骨

▲ 图 2-40

盆　膈

坐骨尾骨肌+肛提肌
髂尾肌+耻骨尾骨肌
耻骨尿道肌，耻骨直肠肌
耻骨会阴肌，耻骨直肠肌

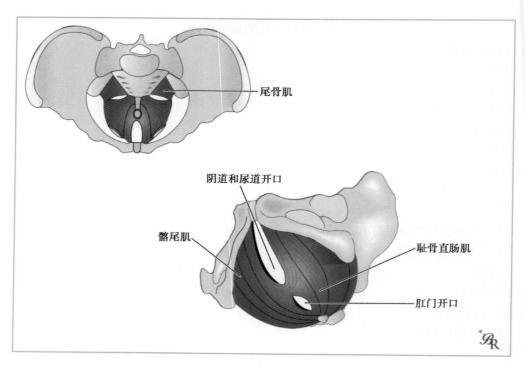

尾骨肌

阴道和尿道开口

髂尾肌

耻骨直肠肌

肛门开口

▲ 图 2-41

a. 髂尾肌

- 起止点肛提肌腱弓和坐骨棘
  - 向斜水平方向降低
  - 在肛直肠后面汇合
  - 形成坚强的中缝"髂尾缝"
- 作用
  - 收缩时向前上方牵拉髂尾缝,对所有结构都形成张力(肛门,肛尾韧带)-松弛时支持机构,维持

正常的中线器官位置

- 神经支配运动神经直接来自 S2,S3,S4,阴部神经
- 血管分布阴部内和臀下血管

b. 耻尾肌

为一组肌肉:

- 从耻骨到侧方(尾骨、骶骨)和中线(盆腔器官,会阴体)

"肛提肌腱板"=提肌板

- 在直肠的后方,双侧耻尾肌肌肉联合的地方

宽阔的筋膜+骶前筋膜

- 作用是该肌肉收缩时,减少耻骨和骶骨之间肌肉的距离,从而抬起直肠、阴道和提肌板

髂尾肌和耻尾肌肌肉的骨盆支持机制

1. 在松弛时支撑位于髂尾缝和提肌板上方的盆腔器官。
2. 髂尾肌与肛尾韧带的结合使肛肠与其后方尾骨的连接得以强化和抬升。
3. 成对的髂尾肌和耻尾肌的均衡张力或均衡的收缩使盆腔器官稳定在其中线的位置,减轻维系内脏至盆壁的脏层筋膜的张力,并维持盆腔脏器、盆底、排尿和排便节制系统的垂直排列关系。

构成耻尾肌的各肌肉的作用

耻尾肌为肛提肌的主要部分,肌纤维起自耻骨降支内侧,绕过阴道、直肠,向后止于尾骨,其中有小部分肌纤维止于阴道及直肠周围,经产妇耻尾肌容易受损伤而可致膀胱、直肠脱垂。

1) 耻骨阴道肌
2) 耻骨会阴肌
3) 耻骨直肠肌

为盆底重建时一种重要的肌肉,比骨盆底的其他肌肉向后方延伸,绕过阴道或前列腺的外侧,与肛管直肠连接处的后方,左右二肌联合成 U 形,将肛管直肠连接部向前牵引形成直肠角。

4) 耻骨肛门肌

---

4) 脏层盆筋膜和盆韧带

脏层盆筋膜和韧带的功能:

在脏器之间形成间隔;将盆腔器官维系在盆壁和盆底。中线的结缔组织结构维持盆腔器官的姿态和朝向。

- 腹膜:腹盆腔的间皮衬里,覆盖盆腔器官、盆筋膜韧带、盆神经血管结构
- 盆韧带
  - 盆骨的骨间韧带;骶棘韧带,骶结节韧带
  - 胚胎遗迹
  - 神经血管结构

①脏层盆筋膜

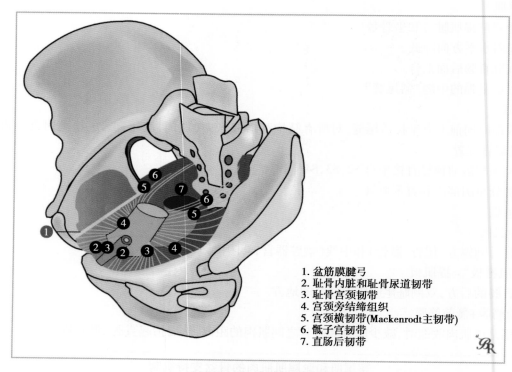

1. 盆筋膜腱弓
2. 耻骨内脏和耻骨尿道韧带
3. 耻骨宫颈韧带
4. 宫颈旁结缔组织
5. 宫颈横韧带(Mackenrodt主韧带)
6. 骶子宫韧带
7. 直肠后韧带

▲ 图 2-42　脏层盆筋膜和盆韧带

- 三维结缔组织层
- 耻骨后间隙-骶骨
  - 外侧:盆筋膜腱弓,盆壁
  - 上面:腹膜
  - 下面:覆盖骨盆肌肉的筋膜;会阴体
- 结构:脂肪细胞/胶原蛋白/弹性蛋白/平滑肌纤维
- 功能
  - 组织间填充物质内脏旁筋膜,直肠旁筋膜,子宫旁组织
  - 神经血管鞘,韧带功能的白线

②膀胱和尿道的筋膜支持
- 耻骨内脏韧带和耻骨尿道韧带
- 耻骨后丛

③宫颈和阴道的筋膜支持
- 所有宫颈上方的韧带均为腹膜(覆盖)韧带
- 宫颈旁结缔组织
- 耻骨宫颈韧带(阴道前筋膜)

宫颈横韧带(主韧带,Mackenrodt 韧带);子宫动脉,输尿管,自主神经
- 骶子宫韧带(子宫直肠褶)
- 直肠阴道筋膜

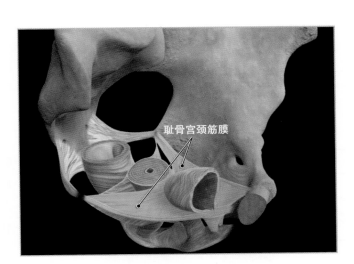

▲ 图 2-43　耻骨宫颈筋膜

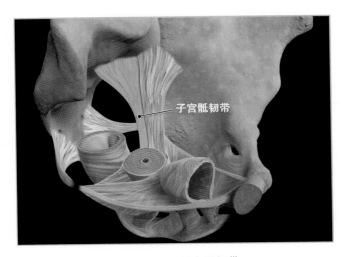

▲ 图 2-44　子宫骶韧带

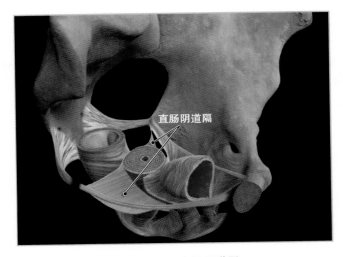

▲ 图 2-45　直肠阴道隔

（3）外阴和阴道的神经支配

1）介绍

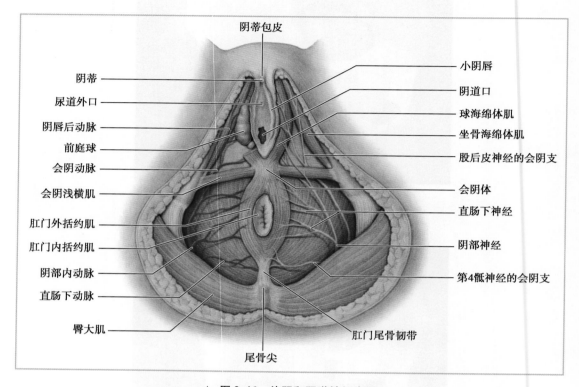

阴蒂包皮

阴蒂
尿道外口
阴唇后动脉
前庭球
会阴动脉
会阴浅横肌
肛门外括约肌
肛门内括约肌
阴部内动脉
直肠下动脉
臀大肌
尾骨尖

小阴唇
阴道口
球海绵体肌
坐骨海绵体肌
股后皮神经的会阴支
会阴体
直肠下神经
阴部神经
第4骶神经的会阴支
肛门尾骨韧带

▲ 图2-46　外阴和阴道神经支配

- 神经路径
  - 躯体路径
  - 内脏路径

2）运动神经支配器官

- 会阴皮肤
  - 汗腺,会阴皮肤血管;内脏、交感、腰、骶、尾神经
- 会阴的横纹随意肌
  - 躯体运动神经
  - 球海绵体肌/坐骨海绵体肌/会阴横肌/肛门外括约肌;骶神经(S2、S3、S4),阴-部神经会阴支
  - 后2/3,前1/3的肌肉;直肠下神经,阴部神经会阴支
- ＊阴部神经;盆内/盆外路径
- 宫颈和阴道
  - 平滑肌,腺体
  - 交感神经:传入T11~L2下腹部神经上支
  - 副交感神经:S2~4,骨盆内脏神经
  - 宫颈和子宫的血管:阴道动脉,来自腹部下动脉和子宫动脉的阴道支
- 尿道
  - 内脏运动来自阴道丛
  - 躯体神经来自骶神经
  - "尿道旁腺"
  - "女性前列腺"

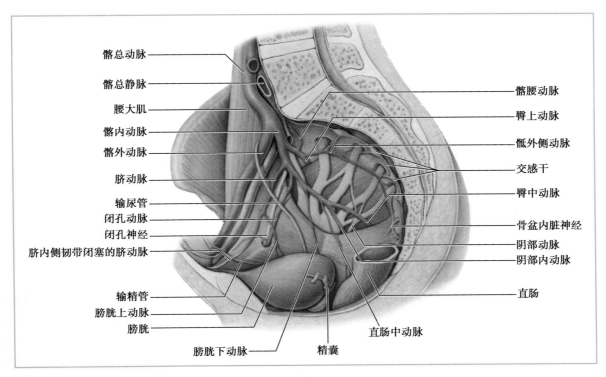

▲ 图 2-47 盆腔血管

- 阴蒂和前庭球
  - 内脏运动来自阴道丛的分支;海绵丛
- 前庭腺

3) 感觉反馈的来源
- 皮肤
  - 皮肤/会阴和外阴的皮下组织
  - 阴蒂头皮肤/阴蒂/包皮/小阴唇/前庭
- 勃起组织
  - 会阴神经和阴蒂背神经的分支
  - 感觉,机械感受器
- 阴道,宫颈和尿道
  - 躯体神经:阴部神经的会阴支和直肠下分支;皮内神经末梢(疼痛);黏膜内分散的片状末梢(触觉)
  - 内脏神经:子宫阴道丛/阴道丛
  - Endocx:游离神经末梢和片状小体环层小体
  - 阴道:对痛觉不敏感但对牵拉刺激敏感;游离神经末梢的补充

阴道内脏感觉机制

1. 来自 G 点
2. 间接来自 ATP+表皮下疼痛神经元的特殊感受器
3. 附近结构的感觉末梢

- 感觉信息的中枢终点
  - 脊髓路径
  - "脊髓外感觉路径至大脑"

(李智宣　朱晓峰　臧荟然 译,穆蘭　王建六 校)

第三章 术前准备

1. 术前谈话及筛选手术患者

首先,术前必须与患者交谈手术的理想结果与手术的实际结果,避免术后发生医疗纠纷。术前需要妇科检查,如果拟行尿失禁手术或合并盆底松弛症或盆腔脏器脱垂时,需要行 MRI 等影像学检查,提高认知以努力获得手术最佳效果并有利于预防手术并发症。术前必须完善这些检查后与患者谈话。比如,阴道缩紧术,由于此手术比其他妇科手术更重视设计,因此,术前考虑阴道弹性、肌肉及黏膜的拉伸程度、配偶性器官的大小等。并且以保留阴道黏膜及强化骨盆肌肉为目的,提高性功能,而不是单纯地缩紧阴道。还有,选择恰当的手术时期也有利于术后结果,如阴道分娩后拟行阴道缩紧术,至少分娩后 6 周至 3 个月以后才考虑阴道缩紧术;如处女膜复原手术,应考虑结婚或术后初次性交的时间再选择手术时期;如小阴唇手术,最好在月经干净后进行,这样才可避免术后月经血或使用卫生巾刺激手术部位。如果患者伴有尿失禁或痔疮,手术时也可以考虑同时解决。

术前需要预测术后可能出现的并发症,以及通过手术改变的解剖结构,进一步与患者充分说明。除此之外,与患者强调术后管理的重要性,尤其是对为了提高性功能接受手术的患者,即患有性功能障碍的女性,除了给她们术前充分的交代外,还必须告诉她们术后仍然需要进行一些辅助治疗。

患者会关注手术费用,因此,术前应充分告知患者手术项目的费用。

术前知情沟通后,签署手术同意书。应该记录术前的检查结果报告片、图片及影像学检查等资料,常规行妇科检查,并询问及检查是否合并其他疾病如高血压病、糖尿病、甲状腺疾病等的慢性病,还需要综合评估麻醉可能引起的危险因素。

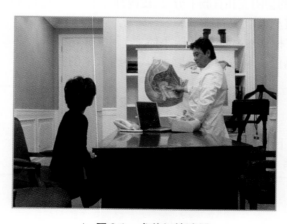

▲ 图 3-1 术前知情谈话

会阴整形手术前的记录

- 阴道激光整形术（DLV）
  - 小阴唇激光缩小术（LRL）
  - 会阴激光整形术（LP）
- 阴蒂激光整形术（LCR）
- 会阴脂肪抽吸术（PL）
  - 大/小阴唇脂肪填充术、阴阜脂肪填充术、会阴部脂肪填充术
  - 大阴唇吸脂术、阴阜吸脂术
- 医学会阴皮肤护理（MPSC）
  - 激光 T 形或 V 形外阴祛毛术（LTC & LVC）
  - 阴毛种植术
  - 阴部纹身术

阴道整形术

- 阴道激光缩复术/阴道激光整形术（LVR）
  - 阴道后壁修复术（LPC）
  - 阴道前壁修复术（LAC）
- 处女膜激光整形术（LH）
- G 点扩张及阴道整形术（GSAV）
- 婚前激光阴道整形术（WLV）

2. 术前/后摄影

与患者谈话时，应展示各类人体模型或手术实摄照片，更容易帮助患者了解手术。

像大部分整形外科或皮肤科手术一样，与患者谈话时推荐此类方式。手术部位的拍照与面部美容整形同样重要，可以帮助分析手术前后的变化及判定效果，并记录在案。

拍摄前需征得患者同意，且拍照时需要有护士的陪伴。

为客观比较手术结果，需要采用同样的条件，即使用同一个照相机、采取同一的姿势，而且照明的程度、画面的大小及光度等都应与术前拍摄一样。

拍摄时，应以不同角度，拍手术部位的正面、侧面、斜面、从上往下或从下往上，必要时可以放大需要展示的部位，以利于向患者展示手术前后的变化。

医生在拍照后的术前谈话时，应该介绍现在社会或医疗系统已被认定的理想标准，以及需要准备与患者比较分析及说明的问题。

除术前拍照以外，还应该在术后随访过程中定期追踪拍照，以事实向患者充分展示术后变化，可以用来向同行医师传授手术技巧，同时也可为发生法律问题时提供重要的证据。

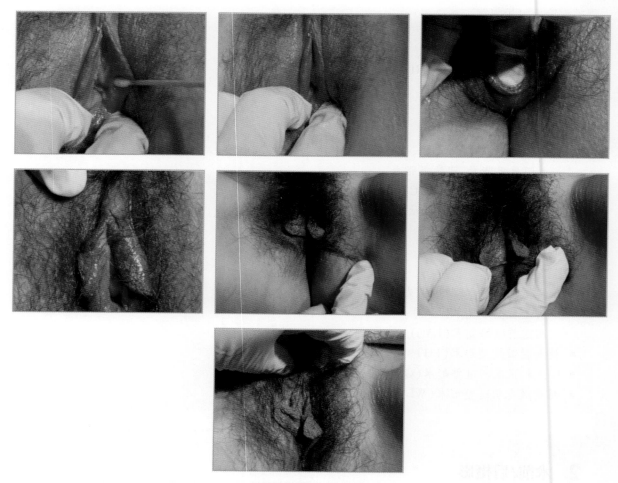

▲ 图3-2　会阴部检查及摄影

（1）会阴部拍照的基本条件及方法

1）拍照时，必须提前说明并获得患方理解，应该签署知情同意书。

2）会阴部拍照应在医院诊疗室内进行，而不是在特殊的摄影所。此时应保持室内照明或诊疗所的照明条件。

3）拍照时，在护士的陪同下，气氛保持安静，以免让患者产生不悦感或羞耻感。

4）事实上要做到与面部整形同样的环境和照明条件不可能。一般利用照相机、手机的自体的照明，如果有条件应准备补充光线，可提高摄影清晰度。

5）摄影姿势一般是妇科基本的膀胱截石位姿势。但为了避免小阴唇，阴蒂或外阴部手术时可能发生的外观上问题，必要时取站立或坐位时拍摄。

6）虽然各诊所自行制定标准决定拍照姿势与画面比例，但是作比较分析或交换信息时需要制定统一制式。如外阴部正面拍照

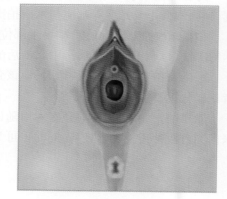

▲ 图3-3

时，把阴蒂头置于正中线，以此为基准做垂直线，以区分各级区域（最小量程1.0cm）。同时，拍照部位两侧须达会阴部大腿内侧皱襞，上至阴阜，下达肛门。如因阴毛遮盖，影响拍照，需与患者妥善沟通后，取得其知情同意，剔除阴毛再行拍照。

7）根据手术需要，拍摄部位可以分为外阴部（正面、侧面、仰面与俯面）与其邻近部位的放大照片。

放置阴道窥镜后可拍摄阴道腔内照片。

①外阴部照片

a. 正面

b. 侧面：拍两张侧面照，尤其要获得小阴唇或大阴唇的信息。左右大、小阴唇及小阴唇的内外侧面，在拍照大阴唇与对侧的小阴唇境线一致。

c. 仰面和俯面：小阴唇突出或者大阴唇缩小时，很难通过正面照片确认。因此，应从患者的视觉角度拍照。

②邻近部位扩大照片：治疗对象为阴蒂等时，以达到沟通和治疗的主要目的。

③阴道腔内拍照：G-spot 关联手术或检查时候，可以应用在阴道内对皱褶、下垂程度、肌肉运动过程进行视频摄影。此时，则需要特殊的照明或采用内窥镜设备。

图片描述

①正面：全部的轮廓/色素变化/双侧的对称性

②双侧面：皱褶/厚度内外侧或左右侧

③从下往上仰视

④从上往下俯视

⑤阴道内拍照：于阴道内皱褶点手术或术前准备时需要这种拍摄，可以应用阴道内窥镜

⑥局部放大照片

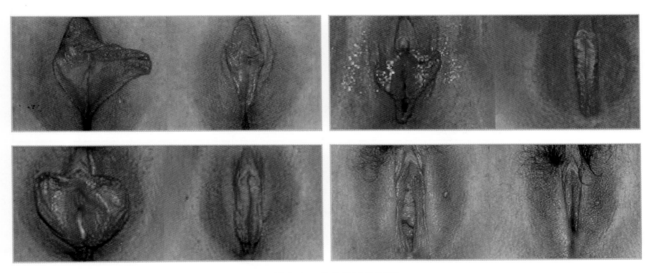

▲ 图 3-4　手术前后的照片

3. 术前检查

（1）主要化验检查：需要 LVR 等手术时静脉麻醉

应作肝肾功能、血糖、血型、乙肝病毒抗原抗体、抗 HIV 及梅毒检查等。

（2）其他化验检查

简单手术时，肝功能、血糖、乙肝、HIV 及梅毒检测即可。

手术同意书

患者(　　)从医疗方(　　)是/否已知下列手术后合并症、并发症及其他恢复过程中的问题等的充分说明,并充分理解本术式,同意手术。若发生了不可避免的术后并发症,约定主动协调并与医方充分商量以后的诊疗事宜。

手术名称:

恢复过程

会阴部手术,因切口恢复,可以性交期是术后4~6周。但是可能发生术后一定期间(3个月左右)内,手术部位的疼痛,感觉异常、分泌物变化等。尤其以性功能改善为目的的整形手术,性满足度方面可能会在期待值以下。希望患者必须充分了解风险后决定是否自愿手术,此外有时手术效果出现的时间较晚,需要经过充分时间之后才能判断手术结果。

手术后疗效客观判断困难时,以医方的判断处理优先。根据患者的主观判断来进行手术疗效评价往往会引起医疗纠纷,患者如不同意此项目,即不手术。

手术并发症

①患者不满意:外观上/性感上不满意;再手术的可能性。

术前充分沟通达成协议后,医方施术符合患者的要求时,术前患者还应予确认。

若患者自愿再行手术,要考虑手术费用。

②切口:缝合部位的延迟缝合,创伤感染,瘢痕形成的可能性。

③出血:为了防止创伤部位过多出血时有输血的可能性,医方有术前充分检查的义务,应该准备相关医疗装备及药品。

④术后疼痛:消炎镇痛药使用。

⑤麻醉剂/其他药品的副作用:手术麻醉剂或者术后抗生素;镇痛药可引起特异反应。如果患者有既往药物过敏史,应该提前告知。

⑥其他并发症。

⑦本院为会阴整形研究组织,会使用患者的手术照片(非公开)作为医学教育材料或者医学论文与教材,而且手术中会有医师观摩。

---

4. 手术器械及耗材

(1) 手术装备

激光设备及相应配件。

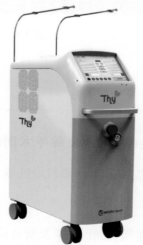

◀ 图3-5　激光器

型号:Thy-s

（2）手术无菌敷料

（3）手术器械

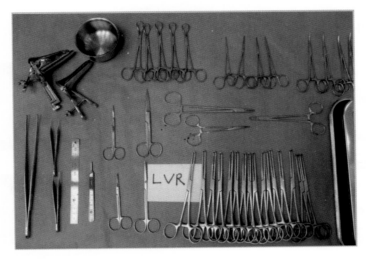

▲ 图 3-6　手术器械

（4）手术耗材

Foley-导尿管,手术手套,手术帽子,手术面具,纱布等。

（5）缝合线

缝合线可分为单股线和编织线,有可吸收线和非吸收线之分。小阴唇或阴蒂手术时使用的缝合线是编织可吸收线,一般主要用薇乔线,其中快吸收薇乔线比较适合。此线适用于短期支持切口,术后第5日线的强度是原来的50%,术后第10～12日完全失去强度,避免拆线。一般不用丝线缝合,以避免丝线缝合、打结及拆线时导致的疼痛。

- 会阴整形术时常用的缝合线
  ETHICON/B-BROUN com
  DLV;5-0 rapid vicryl 13mm 1/3c 45cm
  4-0 rapid vicryl FS-2/SH Plus 25. 9mm 1/2c 70cm
  LVR;3-0 DS19 19MM 3/8c reverse cutting 45mm
  3-0 vicryl SH-2 plus 20mm 1/2c 75cm
  3-0 vicryl FS-1(UNDYED,RAPID)/SH Plus 25. 8mm,1/2c 70cm
  2-0 vicryl MH-1 Plus 31. 1mm 1/2c 75cm
  0-0 vicryl CT-2/MH-1 plus 31mm 1/2c RoundeBoided 75cm
- 缝合线选择时还应该考虑缝合针

多种缝针中逆向切割针、精准位点切割针是较为适宜。这是因为其比标准切割针对组织的损伤小,出血也少,而且比锥形针头容易穿行皮肤。

型号	适用于
标准切割针 点　体	皮肤,胸骨
逆向切割针 点　体	筋膜,韧带,鼻腔,口腔黏膜,喉,皮肤,腱鞘
精准位点切割针 点　体	皮肤(整形或美容)
PC PRIME*针 点　体	皮肤(整形或美容)

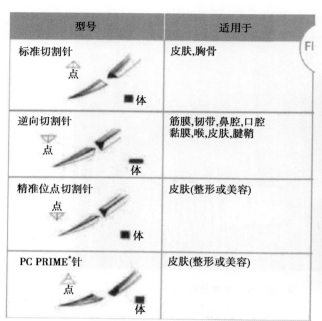
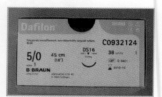
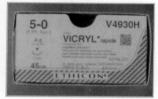

▲ 图 3-7　手术缝线

MICRO-POINT*逆向切割针 点　体	眼
侧向切割针 点　体	眼(主要应用),显微外科,眼科(重建)
CS ULTIMA*眼科针 点　体	眼(主要应用)
锥形针 点　体	腱膜,胆道,硬脑膜,筋膜,胃肠道,腹腔镜,肌肉,心肌,神经,腹膜,胸膜,皮下脂肪,泌尿生殖道,血管,瓣膜

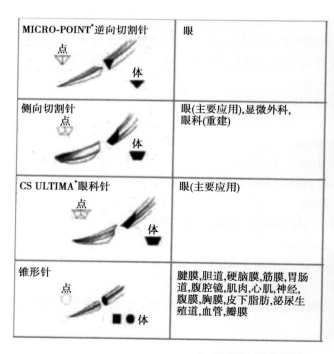
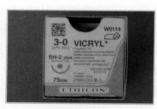
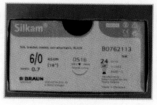
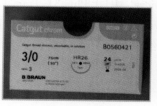

▲ 图 3-8　手术缝线

5. 激光手术

激光器在妇科手术中的应用

- 激光

功率:20W

波长:980nm

脉冲和持续能量模式

- 医疗知情同意

培训和市场服务完善

- 选择20W

切割快

止血迅速

- 选择980nm

更长的波长

→可以减少组织损伤(less tissue damage)

→可以快速止血愈合(faster healing)

减少疼痛(less pain)

→更好的麻醉效果(greater anesthetic result)

病患舒适(happier patient)

更多的推荐(more referrals)

- 妇科激光整形手术优点

①笔式刀头的标准较容易设计。

②激光本身有抗菌和治疗效果;减少手术创伤及术后感染,术后恢复快,恢复性生活时间较短。

③减少术中及术后出血,操作精准,减少组织损伤。

④减少术后疼痛(+特殊麻醉的效果)

⑤准确切开肛提肌,减少其周围组织的损伤(如膀胱、直肠),尤其是既往有手术史的病人。

⑥邻近组织损伤小,与激光的距离及电烙术无关。

- 妇科激光整形术的缺点

①需要专门培训及专业技术训练的医师。

②价格昂贵,性价比低。

③术后回访资料无法充分证实手术效果。

④激光的不适当使用;其手术效果反而比传统手术差。

⑤术后可能留下烧伤、瘢痕,治愈时间较长,手术时间也较长。

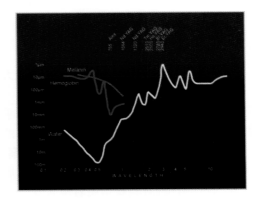

▲ 图3-9

(1) 会阴激光(980nm二极管激光)整形术的适应证及禁忌证

1)优点:符合整形学的要求,可更精确地设计机械操作。

2)激光所具有的抗菌作用与治疗效果能减少创伤感染,因此,恢复快,可缩短术后影响性生活的时间。

3)术中利用电切与电凝一体化激光器,以减少出血。从而保证手术视野不被污染,减少因保持视野清洁而带来的额外钳夹、止血、缝合及打结的操作,因此,与传统冷刀切开手术相比,形成瘢痕少,符合美容手术的原则。可大幅度减少因频繁手术操作导致组织损伤而影响术后美观。此概念亦符合当前一般手术原则中预后快的基本观念。但手术需要专业训练且熟练操作的医师,手术力图精简,准确快捷,以减少因不熟练操作导致手术时间延长、组织灼伤、出血的风险。初学者可以先用传统冷刀切开皮肤表层,再以激光行其余操作,待操作熟练后再以一体激光器行前述操作。

4)充分的使用混合麻醉剂量可减少术中出血量,减少术后疼痛。但实际上,在许多临床实例中,局部麻醉剂混合血管收缩剂的应用效果未必完善,此情形下使用激光器切割止血损伤更小。

5）如患者曾行会阴切开,其异常缝合、缝线的不吸收或延迟吸收可能引起恢复缓慢。

6）与其他热物理止血器比较,激光器损伤周围器官如膀胱、直肠等风险明显降低。

按元铁医生的临床经验,在会阴整形手术中激光器与其他热物理止血或切开器械相比,激光器的优点较多,根据医生习惯或熟练度不同观点明显不同。如果已经有其他热物理止血器械掌握熟练的手术方法,应用激光器治疗之前需要慢慢积累经验。

（2）影响手术效果的因素

1）选择适合缝合线及缝合方法

根据不同手术部位的吸收线时间及张力等,选择适合缝合线及缝合方法。

2）术后的切口管理

利用激光器的手术和过去传统手术的手术部位的治愈速度或形态不同,需要充分的理解和管理,比如使用合适的抗生素、使用软膏、穿保护切口的特殊内衣、注意盆浴时间等。

3）术前沟通决定的手术部位设计方案

整形手术前,通过充分的谈话,预测术后结果并设计手术方案后再施术,可缩短手术时间、避免不必要的操作、减少组织损伤、获得患者配合支持及缩短恢复时间。

4）局部麻醉剂加止血剂的合理使用

小阴唇或阴蒂手术时,尽量少用局麻药避免手术部位的变形,但阴道手术时,通过注入足量的溶液,达到更好的止血及组织剥离效果。

5）手术注重解剖生理学的结构与功能

基于对会阴部各结构的固有的性功能或美容学功能正确理解的基础上进行手术,可改善手术部位外观及功能。尤其,阴道缩紧术时,考虑肛提肌的剥离和结扎会影响术后性交中摩擦及肌肉的张力。

6）术后综合管理的重要性

根据元铁医生经验,多数选择会阴整形手术的患者伴有自信感缺乏、忧郁症、心理障碍或性功能障碍等症状,医生应同时给予患者伴随疾病的治疗。并且术后合理的使用性功能障碍的药物或者骨盆肌强化运动,给患者恢复期间提供多样化的疗法。

6. 手术麻醉方法

麻醉主要采用直接作用于手术部位的局部麻醉,而使用自动麻醉剂供给装置的静脉注射必须有麻醉医生参加,该情况手术中应有自动患者监测装置,密切观察患者,具备应急处理的装备。

麻醉时注意事项

- 准备过程中麻醉医师再确认既往史、药物过敏史、身体状态、体重、身高、术前检查的异常情况等。
- 准备必要的注射器,药剂后,再检验患者观察装备及自动供给装备正常运行情况,静脉注射路径通畅情况及 CPR 套装设备等,然后报告术者。
- 手术中,周期性观察患者及药剂使用量,再报告术者。
- 术后正确地记录报告使用药剂用量。
- 在手术室或复苏室,继续观察直到患者意识完全恢复,然后返回病房。

（1）静脉麻醉

1）麻醉前处置;阿托品 0.5ml 肌内注射;手术 30 分钟前。

应注意阿托品可能引起暂时排尿肌弱化。

必要时镇静药如安定口服或肌内注射。

2）麻醉诱导;异丙酚(propofol)10 ～ 15ml 静脉注射

1 ～ 2.5mg/kg,异丙酚 1ml = 10mg1BT:12ml/20ml

痛症缓解;酮咯酸氨丁三醇(Ketorolac tromethamine)肌内注射

3)维持疗法;把异丙酚50ml用50ml注射器连接注射泵(syringe pump)。

首先注入20ml/每小时,确认无副作用后根据患者的状态维持30~50ml

必要时5~10ml/h[50~200μg/(kg·min)]单位增量

必要时麻黄碱(40mg)1ml+生理盐水1ml镇静;25~100μg/(kg·min)

突然注入过多异丙酚可以导致呼吸抑制,因此按患者的体重(kg)计算注入量。

比如,患者的体重分别为70kg、60kg、50kg。

70kg:7~14ml/h→60ml/h→50ml/h→40ml/h[42ml为100μg/(kg·min)]

60kg:6~12ml/h→50ml/h→40ml/h→30ml/h[36ml为100μg/(kg·min)]

50kg:5~10ml/h→40ml/h→35ml/h→30ml/h[30ml为100μg/(kg·min)]

如此随着诱导、维持和镇静,至注射利多卡因维持容量,然后慢慢减少其容量。使用脉冲式血氧仪和自动血压计测量血压分压与血压,若麻醉过深,血氧分压下降时,减少麻醉药物量,肾上腺素(40mg)1ml及生理盐水1ml混合后静脉予0.5ml,有助于维持血压。

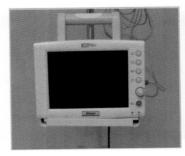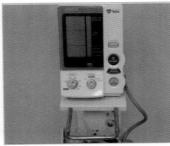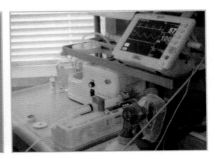

▲ 图3-10 监护患者状态的装置

(2)阴部阻滞麻醉(pudendal block)

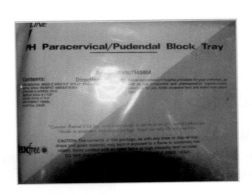

▲ 图3-11

(3)手术部位的局部麻醉

- 先预测麻醉范围,把准备的药液用最细的注射针注射。
- 等止血剂作用时间5~10分钟,准备手术。
- 小心麻醉剂不进入血管,注射最少浓度,最少容量。
- 利多卡因副作用发生时,正压给入氧气

准备20ml注射器与20G针,而实际使用药剂配制如下:

1)生理盐水(NSS)10ml

2)2%利多卡因10ml

3）肾上腺素 0.2mg = 0.2ml

（4）全身麻醉/局部麻醉

如果患者愿意或者考虑麻醉可能导致一些风险时,可以给予腰麻或全身麻醉。

> 在有些医院为了术后痛症管理利用自控镇痛(self-patient controlled analgesia,Self-PCA)等,但大多数手术不需要入院治疗,很少见术后严重疼痛或并发症。因此,口服止痛药就可以。

7. 术前准备

患者术前应与医生商量现在服用的药物是否停止或变更,尤其是避孕药、止痛剂或可导致出血的药物。建议吸烟者术前 2 周左右禁烟,如果伴有其他疾病,术前应评估麻醉和手术的风险。

绝经后女性术后为促进恢复,推荐术前给予雌激素。如果怀疑手术部位或下尿路感染,术前可给予预防性抗生素,避免围术期感染。

术前注意事项

关于手术当日的术前准备:

1）入院时,监测生命体征。

2）患者进入手术前,须再次核实患者是否有特殊情况以及入院后的所有检查。

3）如果采用静脉麻醉,术前给予至少 6 小时以上的禁食(non-peros,NPO)。

4）会阴部处理

● 由于术后 1 个月不能洗澡,建议患者术前洗澡。

● 入院后,在进入手术室之前或手术室剃除阴毛并消毒,避免发生术后感染。

● 除非手术时间小于 1 小时,或手术不涉及阴道前壁或下尿路以外,均给予导尿管插管。

5）若手术部位为阴道肛门周围,应给予灌肠,避免发生相关并发症。

6）手术前药物:米达唑仑、阿托品、抗生素敏感试验、止痛药。

7）利用 18G 注射针头输液。

8. 手术体位与手术记录

根据手术医生的习惯及手术难易度,决定患者术中采取的体位。通常会阴整形手术需要 1～2 名助手。目前比较常用的手术体位为截石位。如果术中长时间保持该姿势,可以出现压迫引起的会阴神经损伤。因此,此时可以用妇科下肢支持器避免这种损伤。

此外,若患者有坐骨神经痛,要术前充分交代术后有疼痛加重的可能。

术中消毒及放无菌布

术前摆手术体位、放无菌敷料以前,遵守无菌原则消毒手术范围,如手术部位为会阴,消毒下腹部至臀部皱褶,两侧达大腿上 1/3 水平,用碘伏消毒,铺垫无菌手术巾。

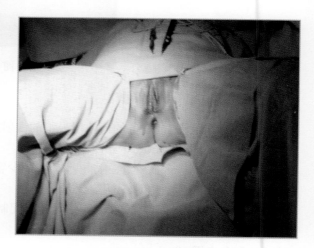

▲ 图 3-14　手术体位

妇科整形手术记录

病案号：　　　　　　姓名/年龄：

术前初步诊断：

1.

2.

3.

手术日期及时间：

手术名称

1.

2.

3.

术后诊断：

术者/助手：

术中所见：

麻醉:全身/区域(/)药名：

　　静脉注射　丙泊酚(　)ml

　　局部:2%利多卡因(ml)+生理盐水(ml)+肾上腺素(mg)

输液量/尿量：

术后注意事项/复查：

术前病历/检查

病案号：　　　　　姓名/年龄：

生育情况：

主诉：

月经史:末次月经-　　　　　（规律/不规律）
　　　　其他-
　　　　痛经-
　　　　月经初潮/闭经-

性生活史：

（　）饮酒/吸烟史

（　）过敏:药物
　　　　　　食物
　　　　　　环境
（　）用药史:现在
　　　　　　既往
（　）手术史
1.
2.
3.
（　）手术并发症史:伤口愈合延迟、出血、伤口感染、瘢痕
其他(　　　　)

术前检查：

（申再容　李智宣　译,王建六　校）

第四章 术后并发症及管理

1. 术后护理

1）观察术后生命体征至少2小时以上。

2）卧床休息至麻醉完全清醒，如果术后2小时内未发生并发症，可尽早下床活动，对术后恢复有帮助。

3）静脉麻醉的患者术后要禁食2小时，术后2小时无异常可以进流食或适宜的饮食。

4）密切观察手术部位出血和疼痛。

5）术后观察排尿情况4小时，术中有严重疼痛或术中有涉及下尿路的操作时，导尿管拔出后需用B超或用一次性的导尿管测定残余尿。残余尿量连续2次在50ml以下为正常。

6）术后创面护理：术后4小时患者排尿后，通过触诊观察手术部位的疼痛和出血。

7）术后用药：镇痛消炎，预防性使用抗生素（头孢菌素类、氨基糖苷类、甲硝唑等）、镇痛药。

8）用冰袋或红外线灯缓解创伤部位的肿胀和疼痛。

9）术后仔细观察4~6小时没有特殊不适，可以出院。

2. 术后并发症及预防

会阴整形术，特别是阴道整形术后发生的并发症很难治疗，所以重在预防，尽量避免并发症发生。术前全面的检查和与患者的详细面谈很重要。避免并发症发生的关键在于熟悉手术部位解剖结构，娴熟的手术技巧以及恰当的器械使用。术中如遇到难以预测的并发症，应尽快采取措施以防止发生更严重的问题。

1）患者不满意：美容/性功能不满意；再手术可能性问题

术前充分的沟通，医生努力按照患者的要求和期待进行操作。患者术前应将自己的要求表达清楚，医生遵循该要求操作。但因为多种因素，术后难免会发生不满意的结果，该情况下应通过与患者的深入沟通再决定是否需要再手术。

术后性功能恢复时期

会阴部手术后4~6周，可以恢复性生活。术后3个月左右会出现手术部位的疼痛、感觉异常和分泌物的变化。改善性功能的阴道整形手术，性功能改善显效较慢，术后立即出现的性功能好转往往不是手术本身的效果，而是心理因素产生的。

2）切口：延迟愈合、伤口感染、瘢痕形成的可能性

因为术中不熟练的操作、患者的体质、术后感染等原因可能导致术口愈合不良，通过适当的抗生素治疗或者充分地消毒切口可以防治。切口发生严重的问题较少，患者产生不满意的原因常常是由于切口部位的瘢痕和挛缩。

小阴唇等外阴部的美容整形，术口情况是手术成败的评价标准，要注意创面的管理。

经闭孔尿道中段悬吊术（TOT）后可能会发生耻骨的骨髓炎，术中要仔细操作。当骨髓炎发生时，患者表现为步行障碍、骨痛、低热、创伤部位的红斑、压痛等，出现这些症状时应立即使用抗生素，严重时需要把吊带取出。

3）出血

应避免对有出血性倾向的患者进行手术，大部分术中出血可以在手术室止血。虽然比其他脏器手术出血量小，但创面的大出血也不罕见。出血的原因通常是术中分离的组织间隙不正确。虽然局部浸润麻醉药和激光的使用减少了出血的风险，但是术前仍需要做血液检查和准备相关的医疗机械、药物和备血，并且要对患者说明输血的并发症、后遗症。术中通过缝合结扎、电凝等方法可以止血。阴道整形术或 TOT 术后发生的出血可用阴道填塞栓子和纱布来压迫止血。如果仍不能止血的话，阴道内放 Foley 尿管，注射 50～60ml 水压迫止血。上述方法都不能止血或心血管系统已出现异常症状时应考虑隐匿性出血的可能性，必要时需再次手术或者开腹止血。

4）术后疼痛

适当的消炎镇痛药使用可预防术后的疼痛，也可以考虑用麻醉方法（阻滞神经术）来镇痛。

5）麻醉药/其他药物的不良反应

术中用的麻醉药或术后用的抗生素、镇痛药会导致一些不良反应。如既往有过敏史，术前要充分准备。

6）周围脏器损伤及其他

3. 术后患者管理要点

1）预防药物不良反应

对既往有药物过敏史的患者，要做术前检查，准备应急措施的药物。

2）术后创面管理

虽然阴道激光整复术（LVR）、设计的阴道激光整形术（DLV）产生的术后感染率为 1% 以下，如果治疗部位过度的肿胀、缝合部位裂开、出血时要立即检查和治疗。术后预防性抗生素服用时间约 1 周。

抗生素可以选择喹诺酮、头孢菌素类、青霉素类。为了增强创伤部位的血液循环和预防感染，术后 1 天即开始坐浴，术后 2～3 天内冰按摩/冰袋可消肿和缓解疼痛；术后 4 天开始用热水+消毒液（优碘等）坐浴至少一天两次（排便后），注意水温、使用温和的清洗剂，坐浴后保持手术部位干燥很重要。

切口部位的药膏使用：初期有分泌物流出时用粉剂，有助切口恢复的外用药有抗生素软膏、枯草杆菌素等。手术当天即可洗澡，术后 2 周（最好是 4 周）以后可以池浴和桑拿。

激光术后创面管理

激光会阴整形术成功的关键就是对二极管激光的全面了解和对设备的熟悉，需要比一般妇科手术更细致准确的操作技巧、更细致的术后管理。二极管激光像二氧化碳激光一样可以切断组织、像氩激光一样可以止血。激光的能量与激光照射的时间成正比，所以过大的能量和过长的照射时间会发生光热反应，最后导致组织坏死。为了避免这些问题，不要手术全程用激光，且术中激光的能量强度需缓慢增加。特别是不容易愈合的会阴和小阴唇手术应更加慎重地使用激光。一般推荐会阴整形术用 10～15W 以下的低能量。激光照射中适当的冲洗可减少光热反应导致的并发症。

激光手术中发生意外的创面破损的处理。发生破损时要根据创伤发生的原因来做相应的治疗。如因会阴部的张力过大或缝合技术的不熟练而造成,宜尽快重新缝合。但如因光热反应发生的创面破损,宜维持创口的湿润、抑制痂皮的形成和用封闭式的敷料覆盖,创口即使延迟愈合大多数也比重新缝合效果更好。创口在湿润的封闭环境下比在干燥的环境下愈合速度快,而且在美容方面预后更佳。不过,因会阴部的解剖特点和分泌物的存在,创面往往不容易封闭。现在有很多创伤治疗的产品,比较各个产品的特点和优点,术中选择合适的产品有助于创口愈合。如果经过上述治疗破损创面依然不能愈合,要考虑人工真皮或者自体皮肤移植手术。

3）预防麻醉并发症

会阴整形术可以在所有类型的麻醉下进行,要关注不同麻醉方式的并发症的预防。术后数小时内有些人会发生麻醉药引起的恶心、呕吐症状。如果恶心持续时间很长,需要与医生立即沟通。

4）疼痛管理

激光阴道紧缩术和激光阴道成形术术后完全恢复需要 6 周左右,大部分患者术后 3～5 天用普通的非甾体类抗炎药可以缓解疼痛。适当的局部麻醉的持续作用和术中细致的切开缝合技术可减轻疼痛。但是在特殊情况需要用更强的治疗来缓解疼痛。

5）社会工作及生活

建议大部分女性术后 3～5 天可恢复正常生活。

6）日常家务活动

一旦疼痛消失,意味着身体功能已恢复正常可以完成日常家务活动。如患者因为家务活动感到疲劳,则需要充分休息和恢复。

7）性生活

一般术后 4～6 周可以开始性生活,某些特殊情况下需禁止性生活 6 周以上,通过医生的检查和确认后决定是否可性生活。性生活开始初期用避孕套和阴道润滑剂保护阴道环境。早期性生活后的坐浴有助于保持清洁状态。

虽然 4～6 周后可以开始性生活,大部分患者在此时期有性交痛,需提前跟患者沟通。一般经历 4～8 周的适应期后可自行缓解。

8）自己驾车

虽然手术当天可以开车,因为疼痛和药物作用,患者运动反射能力会变慢,所以最好是完全恢复后再开车。

9）运动

禁止剧烈运动至少 4 周,和医生沟通后,术后 2 周可以进行轻量运动。术后要避免提重物。

运动推荐时期
散步:术后 1～2 周
高尔夫/健身:术后 4 周
游泳:术后 6 周
骑马/骑自行车/爬山:至少术后 2 个月

10）阴道出血/分泌物变化

术后几天有少量出血是正常的,如出血过多应立即禁止活动并立即检查。阴道内的缝合线完全吸收需要 3～6 周,需要向患者说明这期间阴道分泌物会增加。

11）饮食限制

术后没有特殊的饮食限制。术后短时间内可有食欲减退,但很快恢复正常(推荐摄入充分的水分)。避免摄入过多诱发排尿的饮料(含有咖啡因的),充分摄入食物纤维、酸奶、其他乳制品可帮助排便。有些患者需用软化剂辅助排便,为了维持创面的清洁,建议排便后坐浴。

12）物理治疗/骨盆肌肉强化运动

阴道整形术或者尿失禁术后 2～4 周以上,做物理治疗（肌肉强化运动）对术后恢复和增加满意度有益。为了强化术中矫正的骨盆肌肉的功能,需持续做骨盆肌肉强化运动,辅助用阴道锥或哑铃效果更好。

13）旅游

拆线后（术后 1 周）和医生酌情商定。

手术注意事项

- 洗浴:手术当日即可。
  至少术后 2 周,最好 4 周以后才可以泡浴/桑拿。
- 盆浴:手术第 1 天检查后可以盆浴。
  手术后先敷冰袋,后可用消毒液溶于开水坐盆浴,每日 2～3 次以上,尤其是大小便后一定要盆浴。

尽可能用水流缓慢冲洗及医院指定的洗剂进行清洗。

创伤部位用软膏;若有渗出液,用粉末涂抹。

- 运动:术后 4 周禁止剧烈运动,若术前经常运动可以术后 2 周后在医师指导下进行。
- 社会工作:除手术当日以外,术后第 1 天即可恢复正常上班。
- 饮食:术后没有特殊的饮食限制,充分摄入食物纤维、酸奶、其他乳制品可帮助排便。
- 性生活:术后 4～6 周后,医师指导下可以开始性生活。
  术后 1 个月应使用避孕套/润滑剂。
- 物理治疗:术后 2 周起康复治疗 1 个月效果最佳。
- 拆线:外阴缝合线于术后 3～4 日拆线,阴道内可吸收线不用拆线。
- 抗生素:至少服用 1 周。

若有下列症状,就诊于门诊或联系医院。

①术后出现手术部位的剧烈疼痛、出血、水肿
②术后发热或寒战
③术后排便障碍（大小便不畅）
④术后手术部位出现多量渗出液伴恶臭味

▼ 4. 术后性功能强化计划

术后性功能强化计划的必要性:大部分来医院咨询和做会阴整形手术的女性均期望提高性敏感,有些女性为了治疗夫妻性功能障碍而来做手术。做阴道整形术或做阴蒂整形术等改善性功能的手术患者,术后辅助治疗有助于提高手术疗效。术后恢复约需 6 周,在此期间需预防并发症和做好创面管理。手术仅从解剖上校正,术后恢复期间尚需通过性教育或者心理咨询治疗、性物理治疗、药物治疗来全面地改善性功能。少数医院沉醉于手术成功的自满,对术后的肌肉强化持怀疑态度,误认为只是医院广告,实则表现出医院自身的低诊疗水平。想要成为治疗性功能障碍的专家,绝对不能忽视手术之外其他治疗方法的重要性。

骨盆强化计划包括性心理咨询、行为治疗法、骨盆肌肉强化运动等,本章主要介绍骨盆肌肉强化运动、改善骨盆血流、其他物理疗法。

（1）骨盆肌肉（肛提肌,耻尾肌）强化训练

阴道整形术旨在复原松弛或损伤的骨盆肌肉（阴道和周围肌肉）,术后规律地运动可以增加效率。术后 2 周阴道黏膜可以运动,术后 1～3 个月通过反复的培训（医院训练骨盆肌的功能和正确的

运动法;在家中用阴道锥或哑铃)维持运动,通过周期性的检查确认运动的情况和结果,帮助患者唤醒欲望。

性治疗时应首先传授女性患者盆底肌肉训练体操(Kegel 运动),因为它没有副作用、无需费用,随时随地都能做。1948 年 Arnold Kegel 尝试了骨盆肌肉运动,该运动为反复收缩盆底肌肉,恢复肌肉的强度和机能,强化支持近尿道部,能治疗压力性尿失禁。用力收缩耻尾肌 6~8 秒后,快速收缩连续 3~4 次,松开6 秒,重复 8~12 次、一天 3 次,连续 20~60 天。用测定阴道压的工具激励患者治疗,提高疗效。Kegel 运动既安全又经济,但是疗效至少要 3 个月后出现,短时间内患者很少自己主观地感到疗效和性功能的改善。骨盆强化运动每小时五次收缩骨盆底的肌肉。最理想的方法为治疗师和患者一对一地教授和训练,同时评价肌肉收缩情况和运动强度。

市场已有"阴道锥或哑铃"销售,用圆锥形的锥或哑铃依照顺序(从轻到重顺序更换)插到阴道内,每天早晚各一次骨盆肌肉收缩 15 分钟,不让哑铃掉落来维持训练盆底肌,还可以辅以阴道内插入的电极直接刺激骨盆底,其原理是如果训练时仅是臀部和腹部收缩就不可能达到训练盆底肌的效果。

骨盆肌肉收缩感觉的认知

随着反复骨盆肌肉的收缩和松弛,可以有效地强化骨盆肌力。为了让患者正确的了解骨盆底肌的收缩,需要通过阴道内相应培训。

首先,患者躺在诊察台上竖立下肢膝部,食指和中指插入阴道里,嘱患者尽力收缩。要点是尽量不要抬腰、腹肌不要用力,在深呼吸平稳松弛的情况下进行。

深吸气时阴道收缩,维持 3~5 秒,慢慢地呼气同时慢慢地松弛阴道。反复进行骨盆底肌的收缩和松弛让患者认知正确的运动感觉。骨盆肌肉收缩的目标是肌肉收缩强度能使检查者的中指接触到两侧的肛提肌。

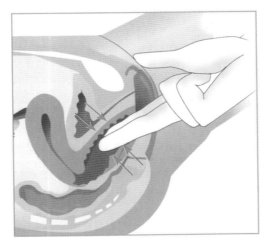

▲ 图 4-1

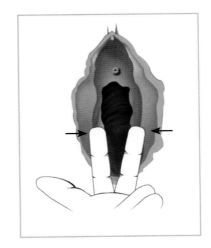

▲ 图 4-2

---

1)基础动作

像忍住排尿一样,收缩会阴肌肉,一边吸气一边抬高骨盆(肛门、阴道、尿道)。维持 3~5 秒后慢慢呼气慢慢松弛回到原位。

①像忍住排便或排尿一样,收缩肛门。

②像排尿过程中中断排尿一样,收缩阴道和尿道。

③吸气时向上腹部(胃)方向收缩肛门、阴道。

④维持 3 秒,慢慢呼吸慢慢松弛,回到原位。

2）骨盆肌肉强化运动的实际评价和运动方法

反馈患者的运动是否正确,以及对运动状态进行评价是让其坚持锻炼的一种方法。

①通过评价者的阴道内诊评价及教育

通过阴道内诊观察骨盆肌肉收缩状态。固定时间内的阴道收缩程度作为分数。这不需要大规模的装置,所有的医院都可以做的评价方式,但是这种方法的评价标准依赖评价者的主观感觉,所以会有一定的差异。为了准确地评价,每次评价由同一评价者来做。

②用会阴体肌力测定仪评价

阴道和肛门内插入仪器测定收缩压。测定仪本身就是压力性尿失禁或者辅助骨盆肌肉收缩的治疗方法。阴道表面电极放在阴道口内3cm位置,表面肌电图电极贴在腹部,以减小腹压作用对收缩影响的误差。这种方法的优点是患者无痛苦,只要有测定机就可以进行。但是膀胱瘘、子宫脱垂等生殖器脱垂的患者,下垂的脏器的压力对阴道压有影响,虽然骨盆底肌群收缩力差,但是阴道压仍显示较高,很难作出准确的评价。

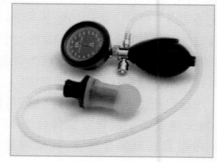

▲ 图4-3　阴道测压机(会阴体肌力测定仪)

③通过肌电图评价

可以用数值表示骨盆底肌肉群和腹直肌的肌电位。可以评价骨盆底肌群的肌力,而且患者自己可以通过看数值来学会不是用腹直肌,而是用骨盆底肌肉收缩。

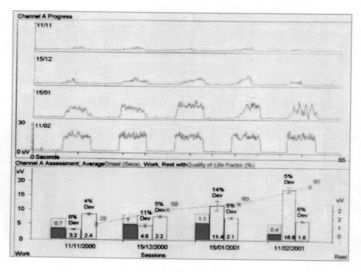

▲ 图4-4　肌电图检查

④用阴道锥或哑铃的运动及评价

阴道锥或哑铃是大小一样而重量不同的5个锥或哑铃(20~68g,逐个增加12g)。治疗刚开始时用最轻的锥或哑铃插入到阴道里,收缩盆底肌不让锥或哑铃掉下来(一天两次,每次15分钟),适应以后,逐渐换更重的锥或哑铃(4周)。阴道锥或哑铃治疗法是Plevnik发明的,原理是患者感到阴道内的物体刺激,为阻止锥或哑铃因重量掉下来而诱发盆底肌再收缩的生物反馈机制,治疗4周成功率为60%~70%。一般肌肉运动时也可以用锥或哑铃,不过评价指标时放置多少克的锥或哑铃仍可坚持步行。当患者有重症的阴道萎缩或者骨盆脏器脱垂,锥或哑铃插入困难时会降低治疗的顺应性。

⑤自检

患者通过自己内诊检查来确认骨盆肌肉的收缩状况。内诊时注意清洁就没有风险,可以学会正确的收缩阴道动作,从而评价收缩运动的训练是否有效。患者在手术前后通过自己评价而容易理解手术效果,其对于正确的骨盆运动的培训很重要。

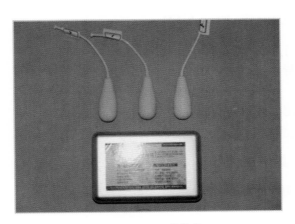

▲ 图4-5 阴道锥体

生物反馈治疗

用阴道锥或哑铃、阴道压测定设备(会阴体肌力测定仪)、电极刺激治疗等方法治疗,同时利用生物反馈信息指导患者自己确认肌肉收缩程度,按计划治疗、提供诱发机制,这些措施均有助于提高疗效。

---

⑥功能性电极刺激治疗

用单一、两个或四个电极,0～100Hz中等度双向方波,通过插在肛门或者阴道的器具间歇刺激骨盆神经群的疗法。刺激阴部神经的传入纤维,通过阴部神经和下腹部神经、阴部神经和骨盆神经之间的反射路径,抑制膀胱肌收缩,尿道侧方骨骼肌和平滑肌收缩,增加尿道内压,刺激骶神经来收缩骨盆底肌肉。

⑦体外磁场治疗(ExMI治疗)

最早是用于治疗尿失禁患者,原理是以斜率大的磁场的波动性刺激诱导组织细胞电导体内涡性电流,该电流引起神经轴的双向去极化,释放神经末梢的乙酰胆碱,收缩肌肉,通过感觉传入神经和自主神经调节感觉刺激和局部血流。体外磁性槽波疗法增加盆底肌、括约肌的放松及紧张度,矫正受损伤的运动单位的耦合和传导,增加括约肌的收缩力。与电极刺激治疗方法不同,优点是通过空气、皮肤、脂肪组织、骨等的电导体也不会发生弱化,治疗时不用脱衣服。短期的疗效与电极刺激治疗差不多,比较安全,不过有报告在动物实验可能诱导室颤,需要对不良反应和长期治疗的临床效果进一步研究。

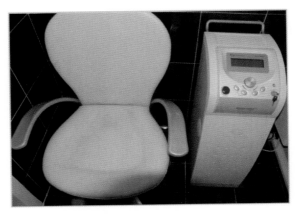

▲ 图4-6 体外磁场治疗

（2）增加阴蒂血流量的治疗：Eros-CTD

- 至少 1 周 2 次，最好每天 20 次以上治疗
- 外阴部神经刺激（诱导性兴奋）
- 性欲
- 性兴奋（因性兴奋分泌的阴道润滑性液体-身体反应）
- 极端的兴奋——性高潮

（3）用其他性辅助工具增加性敏感

提高性敏感的乳霜涂在阴蒂处按摩：

- 性欲低下的女性
- 对性生活不满意的女性
- 对夫妻关系有心理负担的女性
- 没有性欲望的女性

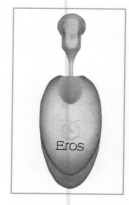

▲ 图 4-7　Ero-CTD

（梁海燕　徐银河　译，凌斌　校）

各 论

第五章　小阴唇整形术

1. 原著者对小阴唇整形术的观点

进行小阴唇整形术之前,应考虑诸多问题。持保守观念的医护人员和以心理治疗为主的性医学工作者通常认为没必要做小阴唇整形手术或者难以理解,甚至认为过于商业化,并指责从事会阴整形手术的医生。但是,无论出于什么原因,长期以来这类手术一直延续并发展。只是过去这类手术不常见,需求也有限,所以技术上没能得到显著提高,也没能得到学术界和医学界的认可。如今追求幸福、追求完美的新一代年轻女性,不仅了解这项技术,也有这方面的需求,更有多种多样的要求。为此,作为妇科医生应该有新思维和充分的医术研究。

整容手术和小阴唇整形术,对于维持生命并不是必需的。但是,我们确信通过手术追求更完美的生活和提高生活质量是完全可能的。我们生活在重视第一印象、重视容貌和身材的社会。内在美远比外在美更有价值,但是实际上从目前临床经验来看,下决心来医院就诊的患者中,部分是由于对自己的小阴唇不自信而无法裸身面对丈夫或男友,消极应对正常的性生活,更有甚者不敢去大众浴池。医护人员应该了解这样的情况远比我们想象的多得多。这类女性自尊心受到极大的创伤,性生活以及人际关系都处于危机状态。无法否认,女性对自己身体不自信是导致性功能障碍的重要原因之一。不过,值得引起重视的是,给这类患者进行手术治疗之前,应耐心讲解小阴唇的生理解剖、形状及功能,避免不必要的手术。

小阴唇整形术并非单纯追求完美的外形,手术可以减轻由于小阴唇肥大而带来的疼痛或不适感。尤其是喜欢穿紧身裤的女性,由于小阴唇肥大,有时被裤子夹住或被裤子磨破而引起疼痛,难以走路或运动,甚至很难坐着。我们通过其他渠道还可以了解到,部分女性认为穿着好看的内裤站在镜子前看到突出来的小阴唇就不够女人味。这种情形不能得到及时的解决,还会严重影响性生活。在这种情况下,只要是她们的选择和要求,在医学上有合理、合法性,就可以选择做小阴唇整形术来满足患者的要求,也是医生应尽的责任。因此可以认为小阴唇整形术的重要性绝不亚于目前盛行的双眼皮手术和除皱手术等整容手术。值得强调的是,整形医生不但要有充足的临床经验,还需要站在女性的角度考虑问题,事先准确地掌握术后可能引起的各种副作用,坚决不以商业为目的对待患者,如果那样会对做会阴整形手术的医生来说带来很大的负面影响,甚至会影响到整个会阴整形学学科的根基。

手术需要有精湛的技术,不当的手术可能会引起性敏感的降低,过于改变小阴唇的形状会带来一系列副作用。所以小阴唇手术要比其他任何手术要更慎重。

下面介绍小阴唇整形术的实际案例。

案例 1

柳某,29 岁,护士,未婚,与交往多年的男友偶有性生活。因逐渐变大的小阴唇来医院就诊。她自述:"知道小阴唇是什么后,抹不掉小阴唇应该再小点的想法,对自己没有自信。骑自行车等活动或穿着紧身牛仔裤都太不方便了。知道与别的女人不一样,感到心慌,甚至回避看妇科。"

她的情况是单侧小阴唇长 4.5cm,比另一侧长达 3 倍。她把这个问题放在心上后,经常依赖安眠药才能睡觉,不愿意见男朋友,总待在家里,不愿意见人。为治疗以上症状,决定进行小阴唇整形术。进行了小阴唇缩减术(LRL)和阴蒂周围过厚的皮肤切除术(REC)。术后无其他并发症,顺利康复。术后患者变得非常自信,完全消除了过去的所有烦恼。术后 6 个月来医院复查时,她说现在去大众浴池觉得很自然,穿着牛仔裤也方便多了。

我们知道有些人指责这项技术。那是因为他们无法体会医生为患者消除烦恼带来的成就感。大部分女性不会跟别人说自己的隐私,所以不可能将这些烦恼或难处说给不懂得这项技术的人,人们也不可能认识问题的重要性,更想象不到疗效。

案例 2

金某,41 岁,几年前在元铁医生处做了小阴唇手术。她在 10 年前生第二个孩子的时候右侧的小阴唇部分撕裂,当时产科医生为其止血缝合的伤口引起增厚,性生活时感觉疼痛难忍不得不服用止痛药。她真正要接受手术的原因是不想让丈夫看到自己的生殖器,与丈夫性生活时不能达到高潮,产生了夫妻间矛盾。她在偶然的机会了解到小阴唇整形术后,来医院接受了手术,解决了小阴唇问题。通过手术她不仅解决了肉体上的痛苦,更是解决了夫妻性生活不协调引起的矛盾。术后才了解到,期间为了解决烦恼,多次去过妇科,甚至美容科,都没能如实表述性生活的情况。

从这个案例看,即使对会阴整形持否定意见的医生,只要看到她那样变形的小阴唇,也会同意进行矫正手术的,因为可以消除性生活过程中的疼痛和切除分娩后的组织增生。但是,需要强调的是,想要从事会阴整形学科,不得不考虑隐秘的性问题和女性的自尊心。这才是女人需要做手术的根本原因,也是通过手术就很容易解决的问题。

下面是手术后定期复查期间她说的话:

"我在手术前,非常紧张,但得到了医护人员的细心照料。非常高兴效果比手术前想象的还要好。手术得到了医生的重视,恢复过程很顺利,手术瘢痕看不出来。我现在很自信,对自己非常满意,享受着健康的性生活,不用担心丈夫对性高潮的要求了。术后没有任何异常的感觉,只要有人考虑这方面的手术,我想我会极力推荐。"

▼小阴唇撕裂增生

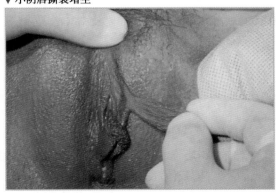

▼切除

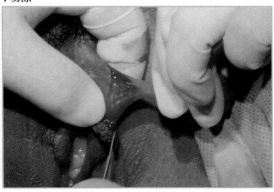

▼ 缝合后

▼ 缝合1个月后

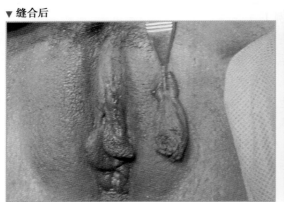
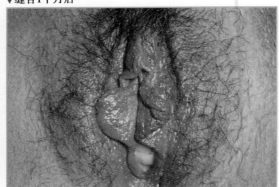

▲ 图 5-1　小阴唇整形术患者实例图 1

▼ 小阴唇诊断

▼ 小阴唇诊断

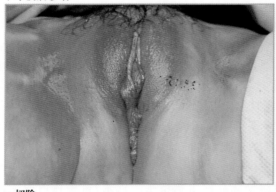
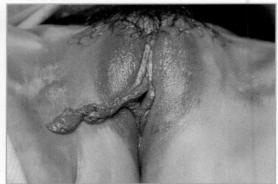

▼ 切除

▼ 切下来的增生小阴唇

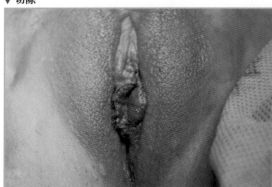
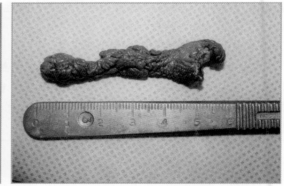

▲ 图 5-2　小阴唇整形术患者实例图 2

2. 小阴唇异常：阴唇肥大症

（1）小阴唇

位于两侧大阴唇之间，片状组织，较细薄而小，表面光滑无阴毛，富有弹性。左右小阴唇的前端分成内、外两条皱襞。外侧襞向上，在阴蒂头上方左右连合，围绕阴蒂，构成阴蒂包皮（prepuce of clitoris），阴蒂包皮与阴蒂头之间以环形小沟为界。内侧襞较短小，两侧均向上附着于阴蒂头的下面，称为阴蒂系带（fren-ulum of clitoris）。小阴唇分内、外两面，皮肤细薄柔嫩，富有皮脂腺。外侧面呈暗蓝色，与大阴唇内侧面相接触。内侧面滑润，富有皮脂腺，呈蔷薇色，近似黏膜。小阴唇皮下缺乏脂肪组织，但含有大量弹性纤维和少量的平滑肌及丰富的静脉丛(图5-3)。

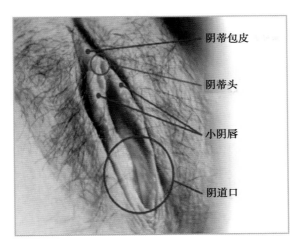

阴蒂包皮

阴蒂头

小阴唇

阴道口

▲ 图5-3

事实上,小阴唇的大小没有标准。在日常生活或者运动过程中,没有异常感觉,或者其形态不是特别难看也就没什么大碍。从这个角度来说,小阴唇的平均尺寸应该在宽1~1.5cm左右,长3~4cm左右。俯视下,小阴唇应位于隆起的大阴唇内侧,不影响穿衣以及日常生活为宜。

(2) 小阴唇的功能

小阴唇功能主要有保护阴道口及尿道、保持阴道口湿润、防止外来污染、排尿时防止尿液四散。更重要的是,性生活时充血肿胀的小阴唇因阴茎插入而牵动小阴唇使阴蒂受到刺激。这种功能在性生活时,对性刺激和性兴奋起着很重要的作用,是随阴茎插入带来持续性刺激所必需的(图5-4~图5-6)。

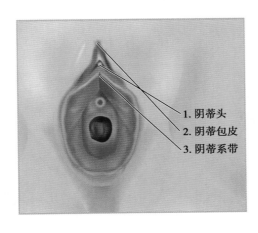

1. 阴蒂头
2. 阴蒂包皮
3. 阴蒂系带

◀ 图5-4 小阴唇及周围结构

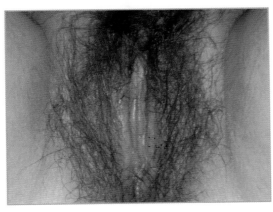

◀ 图5-5 小阴唇

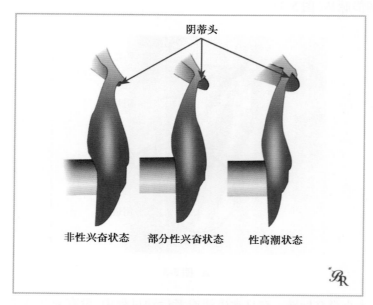

阴蒂头

非性兴奋状态　　部分性兴奋状态　　性高潮状态

▲ 图5-6　性兴奋各阶段小阴唇和阴蒂包皮间的关系

（3）正常和异常的小阴唇

实际上，小阴唇的外形因人而异、多种多样。理想的小阴唇标准，大多都是主观认识，随社会、民族之间的文化差异而不同，与女性生活的地域、年代有关，并不存在绝对的美与丑。非洲的一些民族以黑而长的小阴唇为美，且认为对性生活最有帮助。相反，欧美和韩国女性通过各种发达的大众媒体得到的丰富的信息来认定标准，也就是说不可能有统一的标准。所以重要的是，小阴唇整形术应该在不出现性医学相关问题的基础上，经过沟通和商议，充分考虑女性自己的要求，决定手术与否和手术范围。另外，有必要给患者详细介绍当前的小阴唇美学标准。

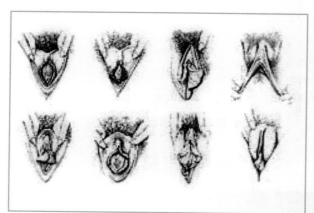
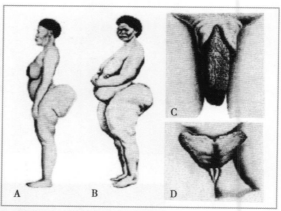

▲ 图5-7　形状各样的小阴唇

最近韩国出现了部分诊所随意制定标准，随意开展小阴唇整形术的混乱现象。所以，有必要尽快制定有科学根据的标准。

到目前为止，根据大部分会阴整形医院介绍的小阴唇的美学标准，所谓正常的小阴唇和异常的小阴唇定义如下：

1）小阴唇正常的定义

宽度稍窄、不下垂、不厚重、不露出于大阴唇外侧、呈浅粉红色、对称、大小一致、内侧不完全封闭阴道口,使阴道通风良好,对阴茎不产生阻碍,与会阴部整体协调(图5-8)。

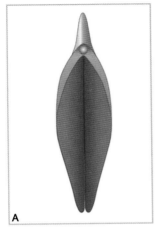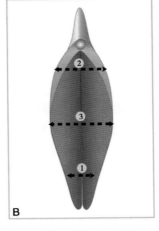

上：中：下=2：3：1
瘦长时6等分2-2.5-3-1.5-1-0.5

▲ 图5-8 A. 女性喜欢的小阴唇;B. 理想小阴唇的黄金分割

2) 女性希望矫正的小阴唇

①一侧或双侧异常长且褶皱

②两腿并拢时,明显从大阴唇中间露出

③双侧大小或形状严重不对称

④色泽过深或双侧色差较大

⑤严重下垂且感觉较厚重

⑥其他患者心理接受不了的美学或医学上的合理理由(图5-9)

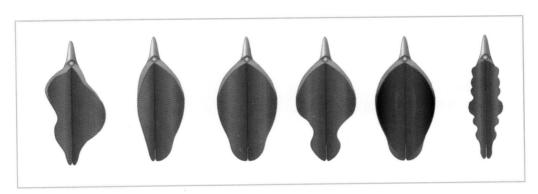

▲ 图5-9 不同外形的小阴唇

(4) 小阴唇肥大引发的症状

1) 性功能方面

大部分小阴唇肥大症,阴蒂头被小阴唇褶皱覆盖,伴有皮肤老化引起下垂,不能直接被刺激,引起性欲减退或兴奋迟缓。这种情况下,小阴唇整形手术的同时切除多余的阴蒂包皮,矫正阴蒂头的位置,使性生活时可以正常刺激阴蒂。如果小阴唇过长,性生活时小阴唇被带进阴道感到疼痛或性生活后小阴唇肿胀感到不适。出现这种情况,性生活时会分散精力,打破气氛,影响性满足感。

2) 卫生方面

正常情况下,小阴唇起着防止细菌进入阴道的作用。小阴唇过长,完全封住阴道口,阻碍分泌物排出,产生异味,小阴唇之间夹带分泌物造成潮湿环境,容易引发念珠菌性阴道炎或膀胱炎、外阴皮炎等。小阴唇过长,堵住尿道口,排尿时尿液可能顺着外阴或大腿流下。部分女性因为小阴唇过长,排尿时需反复抬臀或用手提拉小阴唇较长一侧的臀部。因此,很多女性感觉不便,也觉得不卫生,所以应该引起重视。

3)美学方面

如果小阴唇肥大外露在外阴之外,穿长筒袜、塑形裤、腹带的时候,可能引发疼痛或不适感。不过,大部分决定做手术的重要理由之一,肯定是有改善美观、增加自信的意愿。

这只不过是女性主观上的想法,学界还没有准确的定论,小阴唇过大过长肯定会引发医学方面或卫生学方面的问题。

小阴唇手术患者群的特点

希望做小阴唇手术的女性与希望做阴道整形手术等其他类型外阴整形手术的女性是有区别的。她们更年轻(小于 20 ~ 30 岁),她们因小阴唇异常自尊心受到伤害、缺乏自信的程度较重,要求美容整形的欲望更强,要求双侧对称,且对色泽更在意。这样的执著,甚至表现为强迫症,对术后的效果很敏感。由于期望值过高而不满意的情况也不少,所以术前必须进行仔细的沟通和商谈。

年轻或未婚女性,大部分重视美观或卫生等问题。已婚女性,大多数是为解决或预防小阴唇变长引起性生活障碍等问题。最近偶尔还能遇到被母亲带到医院做小阴唇肥大症手术的小女孩。

---

(5)小阴唇变形的原因

1)先天性原因

2)频繁的摩擦或外伤:自慰、骑车、骑马、喜欢穿紧身裤、分娩损伤、性交刺激

3)反复的外阴炎症引起继发性增厚

4)老年退化引起的纤维结缔组织减少,皮肤弹性减退,阴蒂周围和整体外阴组织下垂引起小阴唇肥大

小阴唇肥大等级(图 5-10)

①1 级:正常

②2 级:单侧阴唇肥大

③3 级:双侧阴唇肥大

④4 级:3 级+大阴唇周围皱褶肥大受到牵拉

⑤5 级:4 级+阴唇系带变形

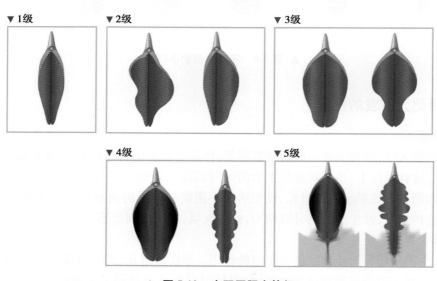

▲ 图 5-10 小阴唇肥大等级

3. 小阴唇整形手术

（1）小阴唇整形术的分类

1）小阴唇缩小术

小阴唇缩小手术的4种基本方法：

①单纯切除术

主要为小阴唇过长或重视外观形状的女性做这种手术。只把外侧面切除后缝合，手术时间短也很简单（图5-11）。外侧的深色皮肤被切除，粉红色的里面外露，所以术后颜色有很大的改善。缺点是如切的过多，皮肤和神经切除，可能引起无感觉或感觉异常，应慎重决定切除程度。

单纯切除术的优点
①对称
②简单
③保护勃起组织
④保留压力敏感部分的勃起组织，就不会出现感觉异常现象

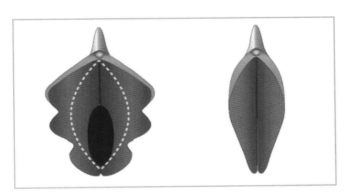

▲ 图5-11　单纯切除术

②楔形切除

楔形切除异常长的中间部分，剩下的小阴唇上下部分缝合的方法（图5-12）。皮肤组织损伤较小，可保持敏感性，但缝合部位可能留下瘢痕，也很难保证双侧一致。

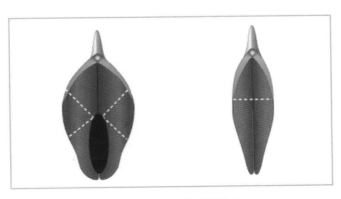

▲ 图5-12　楔形切除术

多个小楔形切除术

　　是楔形术的演变方式。小阴唇本身不大,但皮肤失去弹性。将下垂的小阴唇向上或向下楔形切除后缝合的方式。另外,小阴唇很长的时候,也可以采取多个小的楔形切除术来矫正形状。

---

　　③剥离皮肤法

　　是只切除中间的组织,不损伤其他组织的方法(图5-13)。优点是不影响敏感性,缺点是比术前看上去更厚重或产生褶皱等。

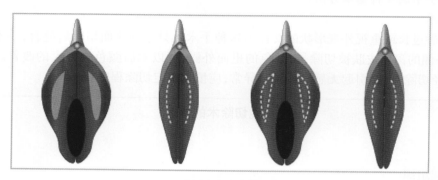

▲ **图 5-13　剥离皮肤法**

　　小阴唇缩小手术,重要的是以简单的切除为基础,结合多种方式,应该选择满足患者要求和符合个体的方式。

　　④利用 Z-成形的小阴唇切除术

　　是楔形切除术的演变。切除部位不在小阴唇的中间,而是在偏上部位,利用器具切除的方法。这种方法也同样难以保证双侧小阴唇的一致性。

　　2）自体脂肪移植的阴唇增大术

　　3）阴蒂手术/割礼

（2）术前患者管理

1）确认事项

①小阴唇变大的时期

②患者对小阴唇不满之处以及希望矫正的主要部位

③术口愈合难易程度,是不是瘢痕性皮肤

④有无糖尿病、高血压、肝炎、心脏病、甲状腺疾病等;预测和预防其他影响手术带来危险的因素

⑤职业特点、体育活动以及平时活动量;考虑术后对患者愈合期的安排

⑥有无妇科疾病,月经时间等

⑦月经周期

手术或术前谈话应考虑的解剖学重要结构

　　● 包皮过长:原则上切除包皮的手术及严重的阴蒂头切除术,从医学上看是不当的手术,是影响性高潮的手术,适当大小的阴蒂包皮从性学看是必要的。

　　● 阴蒂头的大小:从美学角度看,阴蒂头外露 1/2 左右为最佳,应考虑性兴奋时对其刺激的效果。

　　● 阴唇系带:是最细微之处,术后可能出现两侧不对称现象。

　　● 小阴唇/厚度/尺寸/外形/色泽/皱褶/长度/表面纹理/对称:阴唇系带与其他结构平衡的关系,与大阴唇之间的相关性(图5-14)。

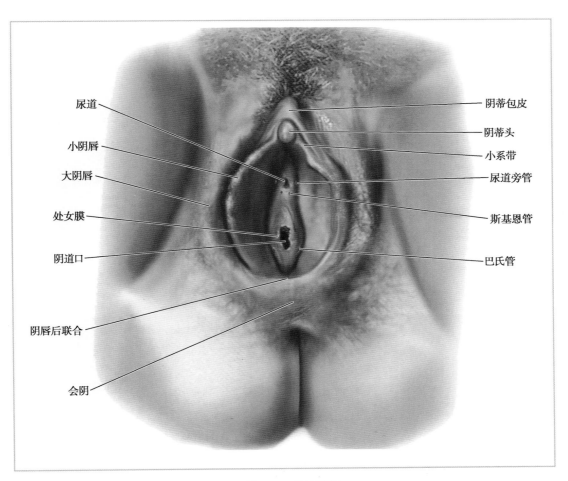

尿道

小阴唇

大阴唇

处女膜

阴道口

阴唇后联合

会阴

阴蒂包皮

阴蒂头

小系带

尿道旁管

斯基恩管

巴氏管

▲ 图 5-14　外阴解剖

2）术后照相

原则上必须进行拍片,保留一段时间,事后对手术过程及结果的评价也是重要的依据。前提是术前耐心与患者充分的沟通并取得患者同意。

照片的角度

正面、两侧面、仰面、俯面、关键部位的放大(图 5-15)。

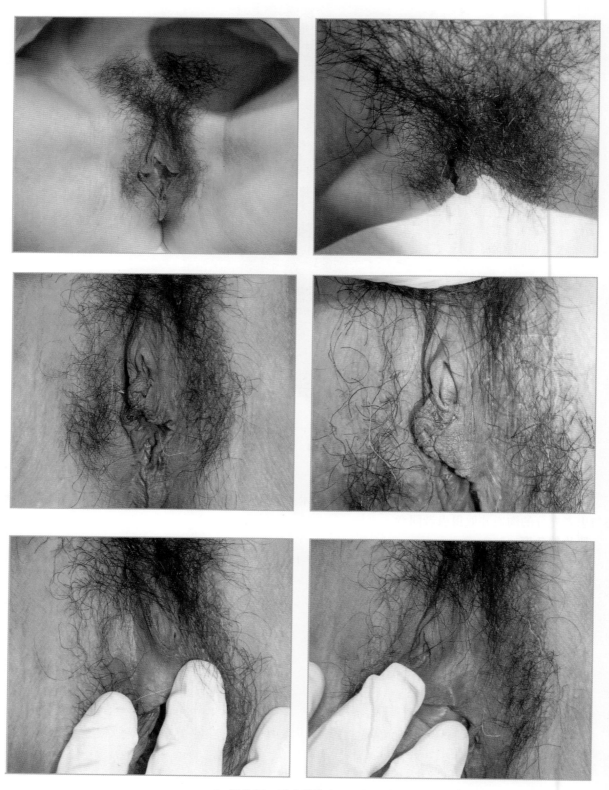

▲ 图 5-15 手术前的小阴唇形态

（3）小阴唇缩小术

1）小阴唇缩小术的适应证

①从医学角度看在解剖学上存在显著的小阴唇异形,患者因此觉得饱受精神上的痛苦,影响社交活动和生活质量之时,可以考虑小阴唇缩小术。以下几种情况可考虑做手术:

a. 严重的单侧肥大或两侧小阴唇大小相差悬殊(图5-16);

b. 呈深黑色;

c. 小阴唇变形引起的瘙痒或潮湿;被衣物或卫生巾摩擦产生湿疹等皮肤疾病;引起阴道炎或尿道感染;

d. 因小阴唇的问题产生自卑感,由此影响人际关系(不能去大众浴池,不能穿好看的衣服);

e. 小便时大腿根或外阴部等多处被尿液弄湿而深感烦恼;

f. 在日常生活中,不便穿紧身裤子。

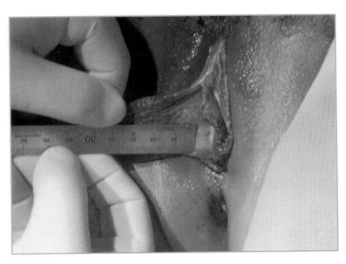

▲ 图5-16　测量小阴唇大小

②通过手术来解决以下问题:因小阴唇和阴蒂包皮粘连引起性欲下降;因疼痛感引起性生活障碍;因性生活时产生持续性的不适感或不希望对方看到而缺乏性自信、逃避性生活。

2）手术方法（单纯侧面切除为例）

整个手术过程如下(图5-17):

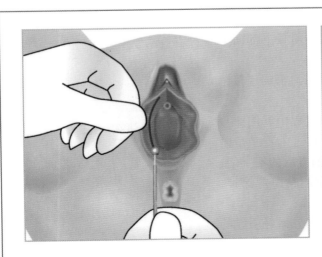
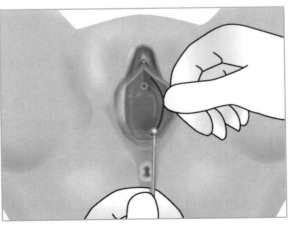

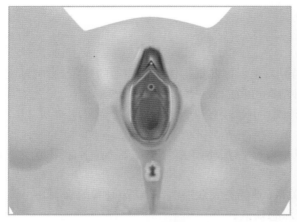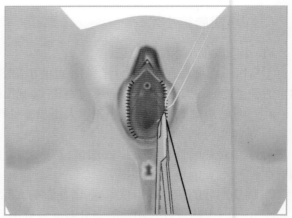

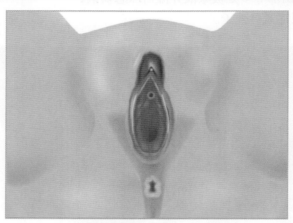

▲ 图 5-17　小阴唇整形术

①设计

这是小阴唇整形术最重要的部分。

心灵的眼睛

这句话是说,术者应构想出完美的小阴唇形态(如弯月形),以达到满意的效果。

包皮和系带分开的点是设计起点,是两侧对齐的第一步,应引起重视。设计的终点是小阴唇下 1/3 的部分。以小阴唇的一侧为基准,设计另一侧。这时利用血管钳或组织钳等,将两侧小阴唇下部向下牵拉判断对称与否(图 5-18、图 5-19)。

对正常部位以下(1/3 远端)保持不动,与阴唇系带后部的连接感觉自然,术后从美学角度会有好效果。

利用记号笔等,实施符合患者要求的设计,商谈过程中利用照片或镜子等达成共识,并对术后结果有完整的理解后再进入下一个阶段。这时使用的设计材料有医用记号笔(图 5-20)、消毒后的签字笔、亚甲蓝等。当设计的不理想时,最好是用安息香酊/酒精酊剂涂掉,重新设计。

可以使用低强度(5W 以下)的激光,在小阴唇上多处做好明显的标记,但患者可能感觉疼痛,所以必须在麻醉下实施。

为准确的设计,可以事先做好模子。模子可做纸模或可弯曲长

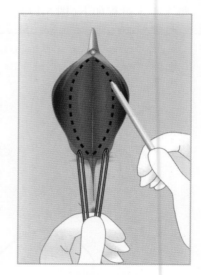

▲ 图 5-18　设计

▼ 设计与测量 　　　　　▼ 设计 例1 　　　　　▼ 设计 例2

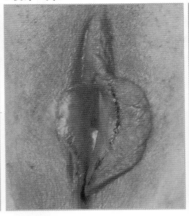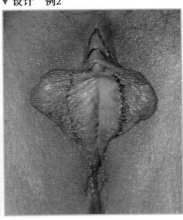

▲ 图 5-19 设计及标记

凯利模使用。它的优点是可准确保证两侧对称。无论如何，对称应作为手术的重要部分之一，用事先消毒的尺子在小阴唇两侧标记后，将这些点连起来完成设计图 5-19。

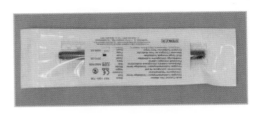

▲ 图 5-20 医用记号笔

　　两侧形状差异较大时，先对较小的一侧进行设计，然后将两侧合起来，在另一侧得到印迹再来设计另一侧，使得两侧尽可能对称（图 5-19）。单侧小阴唇手术也可用同样的方法。

　　设计的时候尤其要考虑小阴唇的里外面的对称，也就是说小阴唇侧面的长度要一致。不然两侧的小阴唇可能向大腿方向张开或缝合时两侧小阴唇形状可能出现差异。

设计时应考虑的问题

- 注意设计的起点和终点的选择。
- 系带和包皮过长总的起点。
- 终点是小阴唇下方 1/3 ~ 1/4 的地方，设计形状呈弯月形。
- 特别要注意系带部位，既要对称又要薄。
- 自然的阴唇系带很重要，所以手术尽可能不要达到小阴唇的 1/3 以下。
- 手术后剩余的小阴唇的宽度并没有标准。但从实践经验看，大部分女性希望达到 1cm 以下。其实最理想的宽度应在 1 ~ 1.5cm。
- 小阴唇的内侧面，关注黏膜和皮肤的分界线，可做切割的重要界线。
- 大部分女性不希望术后还留黑色部位。如果患者特别在意颜色，也可以黑边为界切除。
- 事先用两个血管钳夹住向下牵拉，判断对称。保证对称的方法还有使用模子或尺子等。
- 小阴唇的设计，最重要的是患者的要求和手术后会否引发医学上的问题。所以术前重复诊断，协商准确的手术范围，对手术部位进行拍照或利用镜子让患者确认（图 5-21）。

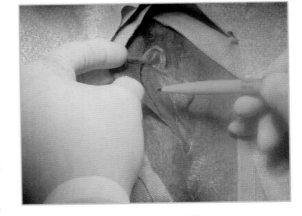

▲ 图 5-21 设计

②缝线固定

保证小阴唇的内外对称和两片小阴唇皮肤的相似,有利于细化切口和止血,用缝线固定是必要可防止扭曲变形。这时在大阴唇和小阴唇之间的阴唇沟/槽作局部麻醉。

缝线主要起固定作用防止前后错位,结避免打得过紧,为避免术后因循环问题出现水肿。缝线的数量不宜过多,一般1cm缝3~5针左右,使用4-0薇乔,采用宽度较窄的精确缝合。结打在小阴唇的内侧,术后对减少瘢痕是一个好办法(图5-22)。

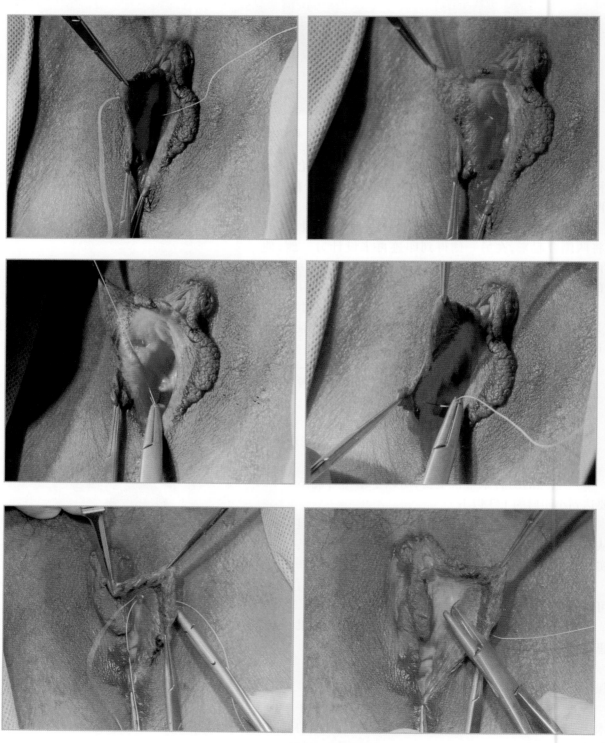

▲ 图5-22　小阴唇整形术(缝线固定)

小阴唇麻醉时注意事项

小阴唇手术虽然创伤较小,但是推荐全身麻醉。

理由是采取局麻时,为达到完全麻醉效果,可能使用过量的麻醉剂,手术刚开始就可能浮肿出现小阴唇的变形,难以保证准确的切除,术后长时间不消肿,伤口愈合困难,所以局麻时要充分考虑水肿问题。就是说,绝对不能过量的局部麻醉,最好是通过静脉麻醉后进行手术。也要考虑术后镇痛,可追加实施阴部神经阻滞麻醉。手术后也可以在手术部位使用少量的局部麻醉剂,可以有效地减轻术后的疼痛。局麻手术时,使用少量的麻醉剂为宜,实际案例如下。

2%利多卡因1ml+肾上腺素0.1ml,用1ml 25G注射器局部麻醉(图5-23)

比起小阴唇整体麻醉,还不如只麻醉切口点位后,用手向两边挤药液的方式就能达到均匀。缝线部位麻醉也可使用同样的方法,每侧小阴唇使用总量为1~2ml,必要时术前可考虑涂用利多卡因霜剂。

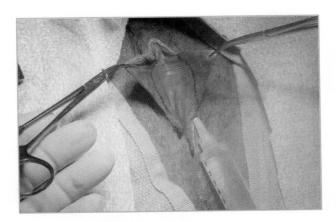

▲ 图5-23 小阴唇手术麻醉

③切口与切开(在此仅介绍小阴唇单纯切除法)

小阴唇手术使用多种器械,有必要了解最近使用最多的980二极管激光和Mess/Metzembaum组织剪。

小阴唇整形术中,与设计同样重要的是切除过程。过去老式的是用剪刀切除法,避免不了大量的出血和止血操作,也就谈不上减少或改善瘢痕。后来试着利用电灼器等方法减少了出血量,但避免不了引起烧伤等问题。所以最近使用980二极管激光的方法。

使用激光切除前,将要切除的小阴唇部分用钉书针固定在纱布后拉伸,使整个小阴唇受同等的拉力,用较低的激光功率切除多余的小阴唇部分,同时防止受灼伤(图5-24)。但是,这样也不可能完全排除灼伤的可能性,所以激光切除整个过程中,不断使用球泵或者用无针头的注射器滴生理盐水

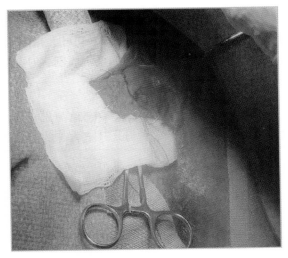

▲ 图5-24 将切除的小阴唇部分用钉书针固定在纱布上

以防灼伤。有的医生会在激光切除完毕后,用浸有生理盐水的纱布擦拭可能引起灼伤的部位,以防止灼伤引起的创伤等。

在小阴唇手术中自然位置的重要性

　　使用压舌板、皮肤缝合用的湿纱布固定展开状的小阴唇,可保证术后形态自然,在切除过程中拉伸小阴唇时受均匀的牵引,防止拉伸不均术后形状变形。方法是:在展开的 4×4 纱布上固定小阴唇,并使小阴唇受均匀的张力。拉小阴唇时受力均匀,同时折叠的纱布可保护纱布后面其他部位皮肤。

　　局部受力大的那个部分会被切的多些,而受力小的部分会被切的少一些,术后那个部分会突出。因此,设计的再完美,也得不到弯月形的小阴唇。

　　激光切除法:事先设计完成的部位,用约功率 10W 以下的激光,不要在某一点上集中光束,尽可能快速走一遍,反复做同样的操作,逐渐深入切开深度。这时利用另一只手加以适当的拉力,可使里层的组织露出。激光切除时,光束尽可能与切面保持 90°,才有可能保证前后切面长度相同(图 5-25)。

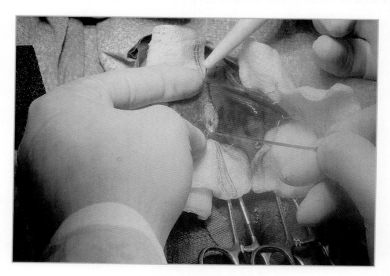

▲ **图 5-25　激光切除小阴唇**

　　以元铁医生的经验,先在小阴唇里外两侧皮肤表层作表浅切口后,用激光将内部组织楔形切除,切除程度以缝合后不变厚为准。这种方法可大幅降低灼伤及出血,效果显著。

　　要求精确切除的部位,比如系带周围,使用精细的 Iris 剪等比激光更有优势。

楔 形 切 除

　　调整小阴唇的厚度和分离内部结缔组织和皮肤,有时候用纹式钳夹拉内部组织后切除或从小阴唇边缘向中心方向切开分成两片只把内部的结缔组织切除。

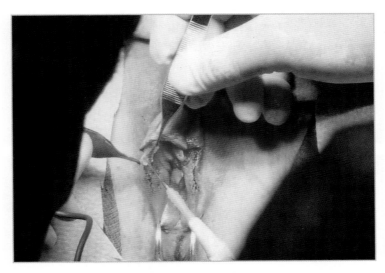

▲ 图 5-26　创面止血

最后,使用电烧器止血(图 5-26),容易缝合,防止出血引发一系列问题。有些人主张为了对齐两侧的切缘把两侧切面拉伸后用钉书针固定,防止扭曲变形后再进行缝合。但大多数情况可省略该步骤(图 5-27)。

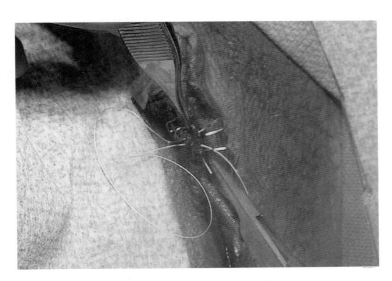

▲ 图 5-27　缝合创面及切缘

④切缘缝合

过去小阴唇手术患者术后不满意的地方是小阴唇中间部位变形成锯齿形瘢痕。这主要是缝合时使用了粗的缝线单纯把切面横向缝合引起的。目前,使用多种多样的缝合技术,明显改善了外观。随着小阴唇手术患者日益增多,出现采用美容手术技术和缝线趋势。

最近,经常使用的缝合方法如下(图 5-28):

a. 皮下组织:间断缝合技术,用 4-0/5-0vicryl 线,FS-2 缝合针
b. 间质:用可吸收的 4-0 快吸收薇乔间断缝合
c. 皮肤:间断褥式缝合或连续缝合,用 4-0/5-0 快薇乔

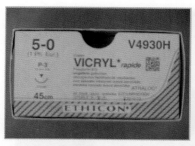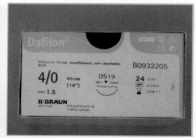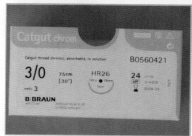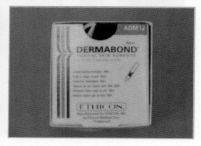

▲ 图 5-28　小阴唇缝合用缝线及粘胶

3）术后管理

①术后管理要点

a. 冰敷/坐浴：激光手术后水肿持续的时间可能较长，为了消肿应做 48 小时的冰敷和坐浴。

b. 抗生素，局麻药。

c. 创口护理：使用羟基积雪草苷粉（满得寿散）、止血粉剂。

d. 除手术当日外，不影响日常生活，但为避免摩擦伤口，不要穿紧身衣，不要做骑自行车等活动。

e. 手术当日可以淋浴，但盆浴至少要在 4 周之后。

f. 让患者知道，伤口愈合需要 4 周时间。

g. 性生活：至少要在 4 周以后。

h. 为防止留下瘢痕，可用去斑霜等。

小阴唇手术后患者须知

　　术后当日可出院，不影响日常生活，但提倡在家静养。手术 1 周后，来医院复查手术情况，同时拆线。术后 1 周可消肿，两周可消除不适感。经过 6 周以上才能完全成形。手术 4 周后可以过性生活。偶有患者出现伤口发炎，可坐浴和使用抗生素治疗。患有糖尿病或偏食的女性容易出现伤口发炎现象，所以患有贫血、糖尿病、肝炎等疾病或平时不爱吃肉类的女性应事先说明情况。烟酒对伤口愈合不利，可能引发感染，术后应严禁烟酒。

---

②术后效果

伤口愈合因个体差异不同，大致需要 2 ~ 4 周。与双眼皮手术一样，手术效果至少要经过 3 个月以上，才能得出准确的结论（图 5-29）

③术后并发症管理

术后并发症：

a. 水肿，渗出/出血

b. 术后的对称性不满意

c. 创口裂开和感染

d. 创口延迟愈合

e. 瘢痕形成

f. 排尿障碍

▼ 小阴唇手术前

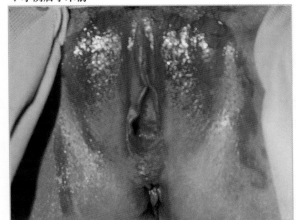

▼ 小阴唇手术后

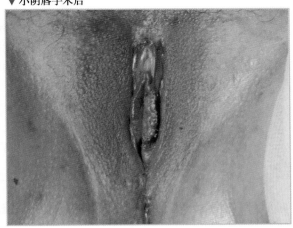

▲ 图 5-29　小阴唇整形手术前后对比

　　g. 创口触痛或感觉异常

● 术后注意事项

　　出血/血肿:可能发生在术后 24 小时之内。是被止血的血管再次破裂引起的现象,出血量可多于月经末期血量。出血量不大可自行止血,出血量大时,一定要采取措施。出血原因可能是:术后激烈运动,热水浴或淋浴引起血管松弛或扩张,排尿后习惯性用手纸擦拭小阴唇部位等。为防止出血,手术当日伤口处要贴上止血用纱布(图 5-30),避免过激运动,避免热水浴或淋浴。

　　水肿:术后一定会出现水肿,只是水肿程度略有不同。两侧的小阴唇水肿程度相差较大时,可能影响手术效果,出现不对称的可能性提高。因此,术后消肿还是很重要的环节之一。

　　炎症:有术后 2~3 日内发炎,1~2 周才能痊愈的可能性。经适当的抗生素治疗或消毒可以恢复。这种情况发生,多数会影响伤口愈合期,但对手术结果并无大碍。

● 术后 1~2 个月内注意事项

　　手术部位轻微疼痛:由于末梢神经损伤引起的轻微疼痛,通常在 2 个月左右可恢复正常。超过 2 个月还感觉疼痛,应查找其他原因。原因有:手术部位形成胼胝(茧)或结缔组织硬结,在性生活过程中引起不适或疼痛,经一段时间会缓解并痊愈。经常洗热水浴促进血液循环对痊愈有帮助。手术部位术后产生皮脂囊肿多有不适感,是因为术后皮肤变得敏感,短时间内出现皮脂排出障碍引起的,没有特效疗法。偶尔出现切口包涵体囊肿现象,一旦确诊就必要做囊肿切除手术治疗。

　　手术瘢痕/变形:术后可能出现难看的瘢痕或意想不到的变形。通过术前对小阴唇状态进行详细检查,可预防上述现象出现。尤其在不是采用精细的美容术,而是采用普通切除法的情况下,容易出现难看的瘢痕,不得不到专科医院进行修复手术。术后轻微的瘢痕,可用去斑霜减轻瘢痕。但患者对瘢痕表示强烈不满或从美容学角度认为是异常的情况出现时,应该过 3 个月后再进行修复手术。

▼术后

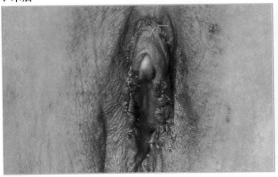

▼用卫生巾加压包扎

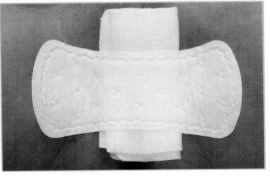

▲ 图 5-30　小阴唇整形术后伤口处理

选择小阴唇整形术中使用激光的情况

　　小阴唇手术中最重要的是,术后应形态自然无瘢痕。最近的小阴唇整形术相比过去小阴唇手术,其形状更为自然,几乎不留瘢痕。部分专业诊所采取科学的方法对手术部位进行精细的设计后,利用激光剥离深色的皮肤,切除过长的部位,通过使用更细的缝线精细缝合,尽可能不留下瘢痕,使小阴唇呈粉红色,变得清秀、漂亮。

　　结论是,使用激光做小阴唇手术,相比使用传统手术刀和止血钳做手术,更加容易切除和止血,出血量相对减少,手术中视觉效果明显,省去各种常规止血操作,减少过度缝合以及电灼,使用更细的缝线就可以达到止血等优势。但是激光功率应该调到 10W 以下,减少激光照射量,提高激光使用效率,尽可能减轻刀口的烧伤。

---

4) 可以与小阴唇整形术同时进行的各种会阴整形术

　　①会阴整形术:可以使松弛、老化的会阴变得更年轻化。同时改善松弛的大阴唇和小阴唇,变得更年轻、更漂亮、更有魅力。详细的内容将在阴道整形术章节中介绍。

　　②大阴唇自体脂肪移植:是指对大阴唇进行自体脂肪移植,从美学角度提高美感。进行渗透式注脂塑身,主要采集大腿内侧或腹部下方的脂肪。在大阴唇上开个小洞,利用注射器形状的套管将自身的脂肪均匀地注入大阴唇内。最近,市面上出现了长效胶原蛋白,使患者避免了采集脂肪带来的麻烦。

　　③大阴唇抽脂术:把多余的脂肪从阴阜和大阴唇吸出,得到漂亮的轮廓。

　　④处女膜修补手术:是修复处女膜的手术。大多数是因为传统文化、宗教等理由,或者为提高自信心采取的手术。最近有逐渐减少的趋势。

4. 阴蒂包皮切除术

　　通常并不单独做阴蒂包皮切除术(REC)手术,而是在小阴唇缩小手术过程中,顺便去除阴蒂周围多余、过厚的包皮和褶皱的手术。在通过手术改善美学效果的同时,露出阴蒂头,提高性敏感性。手术比较简单,无特殊并发症,与小阴唇手术一起做,效果明显。

(1) 手术技术

　　1) 先进行两侧小阴唇手术后,使用 2 个血管钳,确定要切除的阴蒂两侧多余包皮。在这个过程中,小阴唇切除后缝合时,要做 REC 手术的部分不要缝合(图 5-31)。

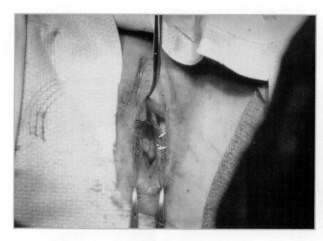

▲ 图 5-31

2）剩余部分确定 3 个点用纹式钳和直小科斯镊向外拉,形成准确的三角形状。切除所有的多余部分的同时还要考虑另一侧切除后的对称性(图 5-32)。

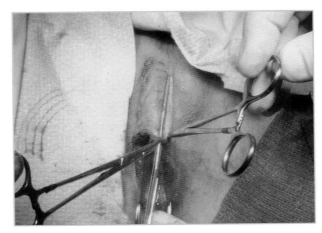

▲ 图 5-32　钳夹阴蒂包皮旁多余皮肤

3）使用#11 刀片把多余部分的赘皮紧贴钳子上方切除(图 5-33)。

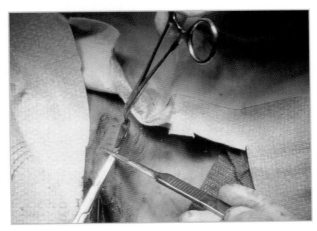

▲ 图 5-33　切除阴蒂包皮旁多余皮肤

4）使用激光或电烧的方法,完全止住切口出血后,用 5-0/4-0 薇乔把皮下组织分 3 ~ 4 针左右进行单纯间断缝合(图 5-34)。

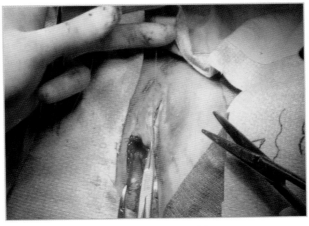

▲ 图 5-34　止血、缝合切口

之后,使用5-0薇乔线从上到下进行皮下连续缝合。这时,缝合线应在包皮的基底,即大阴唇方向。理由是,把阴蒂周围松弛的组织向外拉,容易露出阴蒂。在这过程要注意的是,需要两侧同时进行。如果只做单侧,会出现向一边倾斜,可能带来一系列问题。系带周围,用虹膜剪刀修整后,电烧止血。

（2）手术注意事项

与患者面谈时,事先应该详细说明手术的必要性和效果。手术可能出现小阴唇切口连接和对合困难等情况,所以要细心。事先详细考虑整体设计以及每一步过程。最后,控制出血也相当重要,充分考虑到麻醉比其他手术更难一些。

5. 阴蒂暴露手术/阴蒂矫正手术

（1）定义

> Dr. Laub 对阴蒂矫形术的定义
> 为了提高性满意度,延长经阴道性交的性高潮期而将阴蒂位置向前和向上提升的手术。

阴蒂矫正手术,原来是在小阴唇变大下垂的情况下,通过向上提拉阴蒂,改善小阴唇的下垂程度,尽可能避免或减少小阴唇切除手术的治疗方法。但是,很多女性接受阴蒂矫正术后感觉提高了性敏感性,所以最近为提高性敏感性做阴蒂矫正手术的女性也逐渐多了起来。

由于阴蒂受分娩损伤、老化等原因,性生活过程中男性生殖器对阴蒂的刺激不够的时候,可以通过手术把阴蒂向前上方提举使其露出,能够得到更多摩擦刺激,提高性敏感性。虽然女性阴蒂龟头是重要的性感带,但值得重视的是隐藏在体内的阴蒂体等被摩擦刺激也能产生强烈的性兴奋。所以,随着年龄变大,阴蒂周围血流不畅,阴蒂包皮严重下垂,感到性欲下降并无其他诱因的时候,或许可通过阴蒂矫正手术来改善性兴奋或性高潮。不过目前还没有明确的定论,反倒是手术不成功可能引发很多问题,所以手术与否一定要慎重考虑。

阴蒂手术的种类
①阴蒂包皮去除术（resection of excess clitorial prepuce,REC）
②阴蒂成形术（clitoropexy）
③阴蒂头切除术（hoodectomy,clitorial circumcision）
④阴蒂头增大术（amplification of glans clitoris）
⑤阴蒂系带填充法（frenulum disposition with filler）

（2）阴蒂的构造及其周围结构

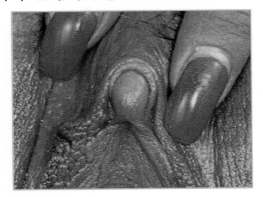

▲ 图 5-35　阴蒂

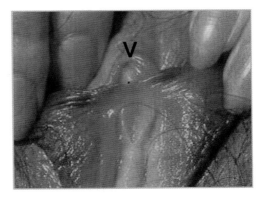

▲ 图 5-36　阴蒂

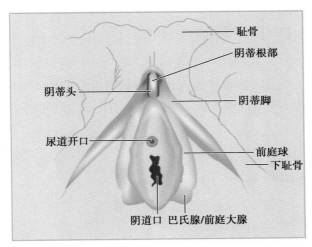

耻骨

阴蒂根部

阴蒂头

阴蒂脚

尿道开口

前庭球

下耻骨

阴道口　巴氏腺/前庭大腺

▲ 图 5-37　阴蒂及其周围结构

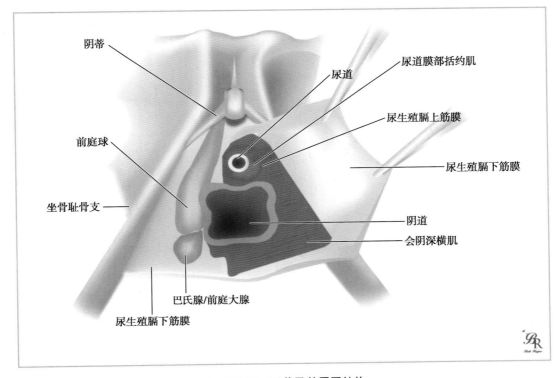

阴蒂

尿道

尿道膜部括约肌

尿生殖膈上筋膜

前庭球

尿生殖膈下筋膜

坐骨耻骨支

阴道

会阴深横肌

巴氏腺/前庭大腺

尿生殖膈下筋膜

▲ 图 5-38　阴蒂及其周围结构

> **阴蒂在性生活中的作用**
>
> 　　阴茎插入阴道时,小阴唇同时被带入阴道,这时阴蒂包皮被牵拉,阴蒂头受到轻柔的刺激。这是阴茎插入过程中,间接刺激引起阴蒂兴奋的重要组成部分。事实上众所周知,大多数女性比起阴茎插入,更多是因为阴蒂部位被持续轻柔的刺激才达到性高潮。但是,往往因为性伴侣的不理解、不够耐心、不当的刺激方式等原因阴蒂部位不容易被刺激,或者即使经过适当的前戏达到性兴奋后开始阴茎性交,如果阴蒂部位得不到后续的刺激,也不可能达到性高潮。为了达到性高潮,可采取女性上位,或者阴茎插入后自己或性伴侣可采取用手刺激阴蒂等措施。

（3）手术过程中注意事项

- 小阴唇手术过程中,首先进行阴蒂有关的手术。缝合张力过大,事后可能出现切口裂开,应引起注意。
- 两侧切除及缝合不一致时,可能出现向一侧倾斜,小便偏流的情况。
- 应该理解为与阴蒂切除是完全不同的手术。
- 手术过程中,注意避免损伤阴蒂周围的神经和血管。

（4）术后管理

伤口愈合需要 2 周左右。为改善阴蒂部位的血液循环,可进行 EROS-CTD 理疗,也可使用含皮肤血管活性的情趣液。手术后 4 周左右可开始性生活。通过阴蒂的作用及构造等的性知识学习,帮助了解性刺激的方法和提高性欲的方法。

（5）手术技术

对于阴蒂成形术,简单介绍如下。

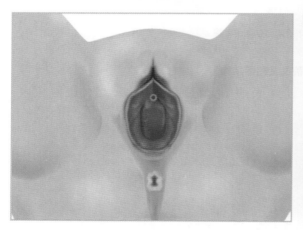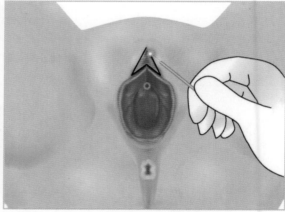
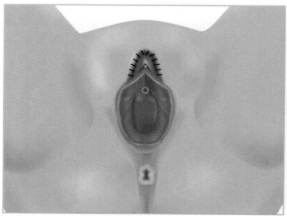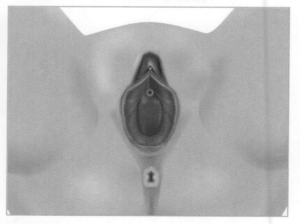

▲ 图 5-39　阴蒂成形术

1）麻醉

阴蒂矫正术的麻醉,可使用利多卡因局部麻醉。但是,多数情况下是与小阴唇手术同时进行。在小阴唇手术麻醉的基础上,采取追加麻醉的方法(图5-40)。

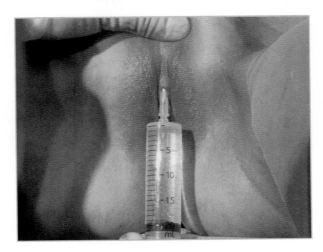

▲ 图5-40　麻醉

2）设计

从包皮过长的底部开始,事先用蚊式钳等器具夹起观察,包皮是可以移动的,在确认没有张力的地方选择做切口,同时保持两侧对称。手术部位的设计应该包括松弛且多余的阴蒂包皮周围组织。切口缝痕尽可能设计在小阴唇和大阴唇之间的沟槽里(图5-41)。

实际设计过程如下。

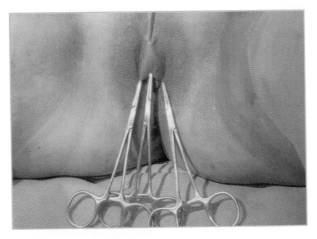

▲ 图5-41　切口的设计

3）切口类型:倒V-U形/Y形/菱形

使用激光做皮肤切口,根据患者情况决定形态的设计(图5-42、图5-43)。

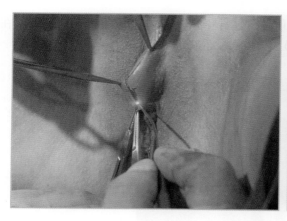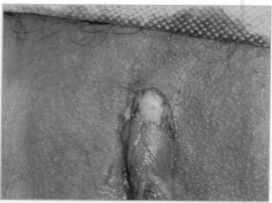

▲ 图 5-42　切口的设计

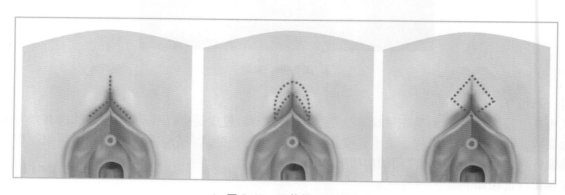

▲ 图 5-43　阴蒂整形的设计

4）多余包皮切除术

使用激光或电烧器切除，可以减少手术过程中的出血量，也有助于预防术后血肿等并发症（图 5-44）。

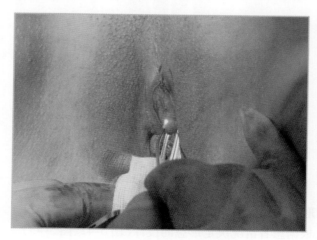

▲ 图 5-44　切除多余包皮

5）缝合

为了增加强度，使用 3-0 薇乔加强黏膜下层，至少要缝 2 层以上，使其无死腔。为了达到小阴唇向前、向上提拉的手术目的，把悬韧带缝在耻骨筋膜、骨膜的深处，把阴蒂龟头部位固定在内组织上。

最后，皮肤用 4-0/5-0 带皮肤针的快薇乔线缝合，采用单层间断对合完成（图 5-45、图 5-46）。

术后管理以其他小阴唇手术为准。

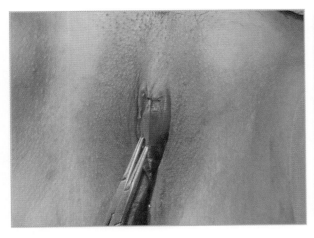

▲ 图 5-45　缝合

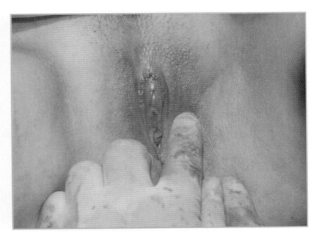

▲ 图 5-46　手术后

6. 阴蒂部位可实施的其他手术

（1）复杂的包皮切除术

是由于硬化性苔藓等原因，阴蒂周围引起慢性炎症，痊愈后出现瘢痕，阴蒂体和阴蒂包皮粘连引起包皮过长完全切除包皮的手术。有的人为了提高性生活过程中的性兴奋实施阴蒂头暴露手术，但这显然忽视了阴蒂包皮在性兴奋过程中的作用。所以与阴蒂成形术不同完全切除包皮的手术，可能有减弱部分性敏感的可能性。所以从性学角度来说，不应广泛推行。

● 手术方法

大部分采取静脉麻醉，也可采用利多卡因和肾上腺素进行局麻后，采取截石位手术。

包皮过长严重粘连，阴蒂头难以找到的时候，最好利用手术显微镜，找到细小的洞穴（图 5-47）。

一旦找到阴蒂头，或者通过触诊找到阴蒂体的时候，设计切除的包皮尽可能靠近阴蒂体。

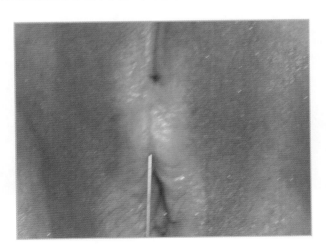

▲ 图 5-47　术前

用手术刀或者激光，从阴蒂体一侧开始切开，用虹膜剪刀或激光，把阴蒂包皮从阴蒂体上剥离。这时，要注意避免损伤阴蒂，另一侧也同样进行剥离，最终在中间位置剥离结束（图 5-48）。

103

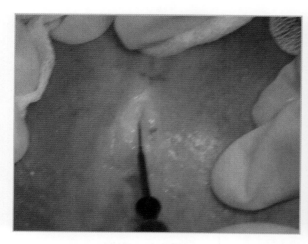
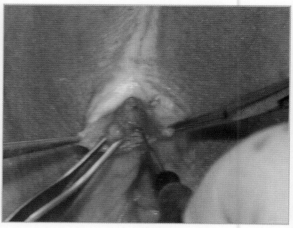

▲ 图 5-48 切开、分离

　　然后,开始分离系带周围的粘连,暴露阴蒂,龟头和系带之间用 4-0 薇乔进行缝合。这个部位容易出血,应特别注意止血。这样就可以完全分离阴蒂和阴蒂包皮。之后,经过止血,使用 5-0 薇乔把剩下的组织缝合(图 5-49)。

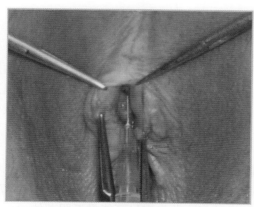

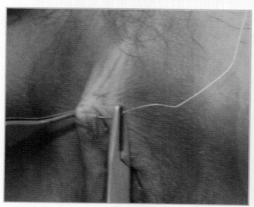
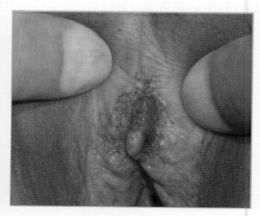

▲ 图 5-49 缝合

　　手术后两周内,每天做 2 次坐浴,每天抹 4 次 silvaden 药膏,精心护理伤口。

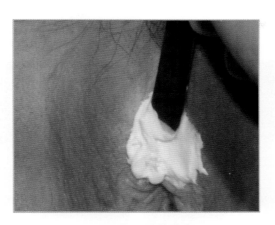

▲ 图5-50　涂抹药膏

（2）填充物注射阴蒂头的手术

是为了利用合成填充物把阴蒂头增大向外暴露，提高性接触为主要目的的手术，应考虑到昂贵的费用。术后如果出现短暂的感觉异常阴蒂头位置没能矫正到理想的方向，会导致意想不到的负面影响，所以说不是理想的方法。

（3）阴蒂头增大术

是模仿阴茎头扩张手术的一种方法。利用 Perlane 等合成填充物，直接给阴蒂头注射 0.3～0.5ml 左右。这种方法通常用于阴蒂头很小或者严重内陷的情况。

（4）阴唇除皱术

是直接切除大阴唇下垂并伴有很重的褶皱部分的方法。如果这个部位严重缺少脂肪时，首先应该考虑注入自己体内采集的脂肪。确定要切除的大阴唇褶皱部位并注射利多卡因。用#11 刀片把大阴唇褶皱切除后，用 4-0/5-0 快薇乔进行缝合，缝合密度要高，不能出现张力。术后可使用 He-Ne 激光或红外线灯照射或者去斑霜等治疗瘢痕的药物。最近有些诊所模仿美容手术、隆胸手术、提臀手术、使用硅胶线做大阴唇手术等，其效果有待于进一步论证。

（5）会阴脱色术

有些诊所还尝试使用美容用的激光装置矫治小阴唇、大阴唇等会阴部位的肤色。

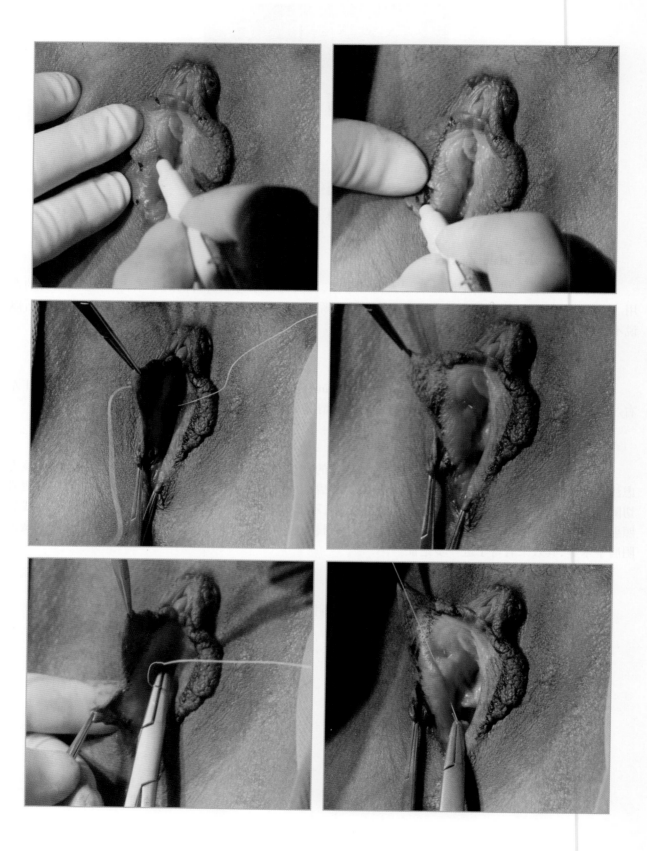

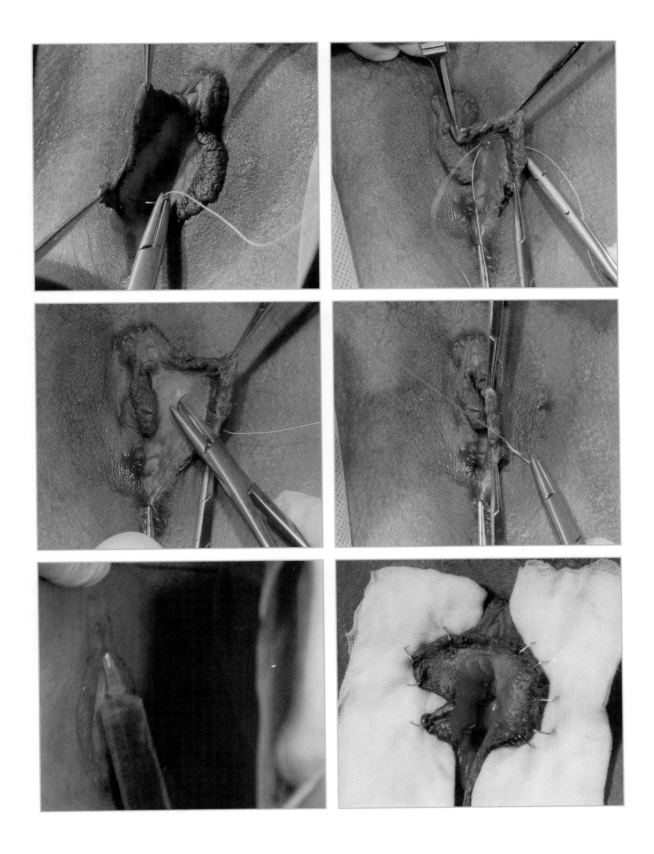

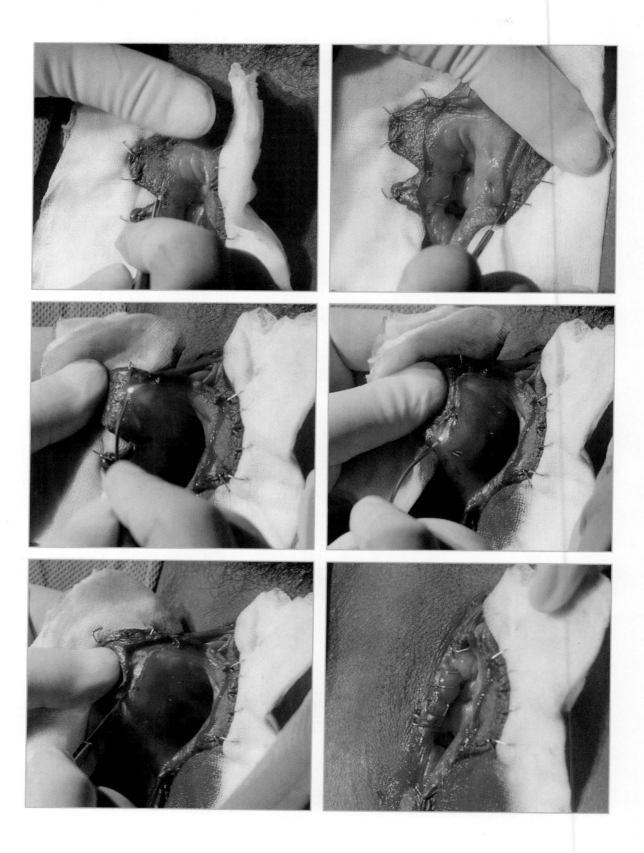

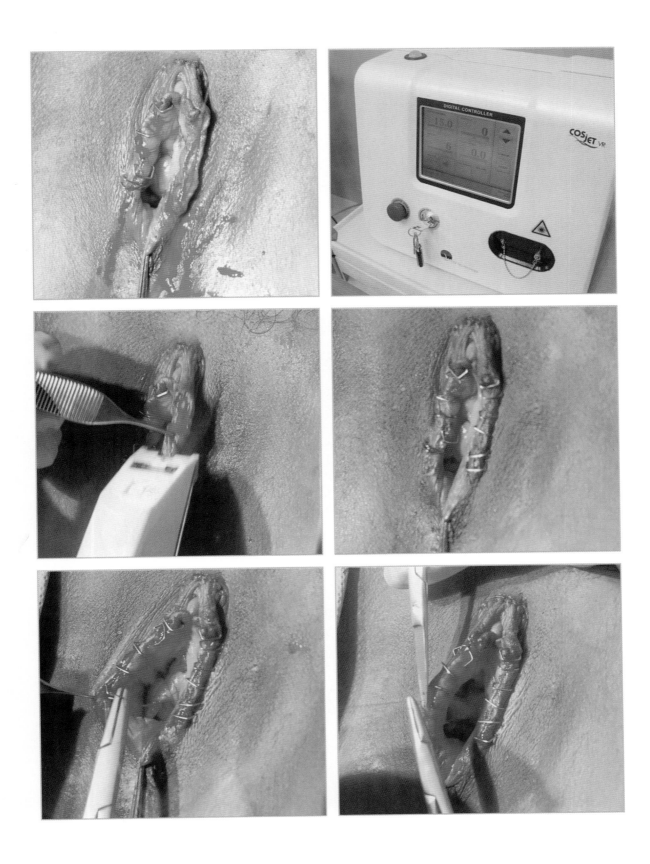

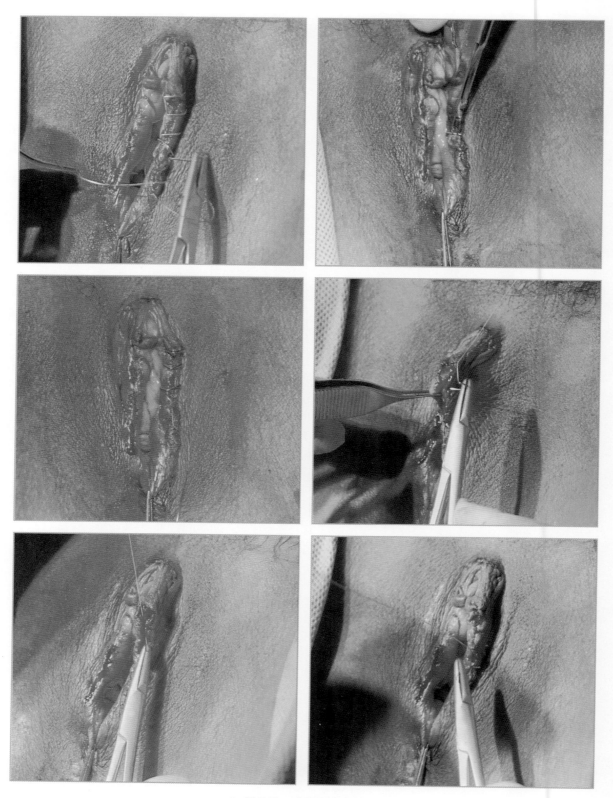

▲ 图 5-51　小阴唇手术过程

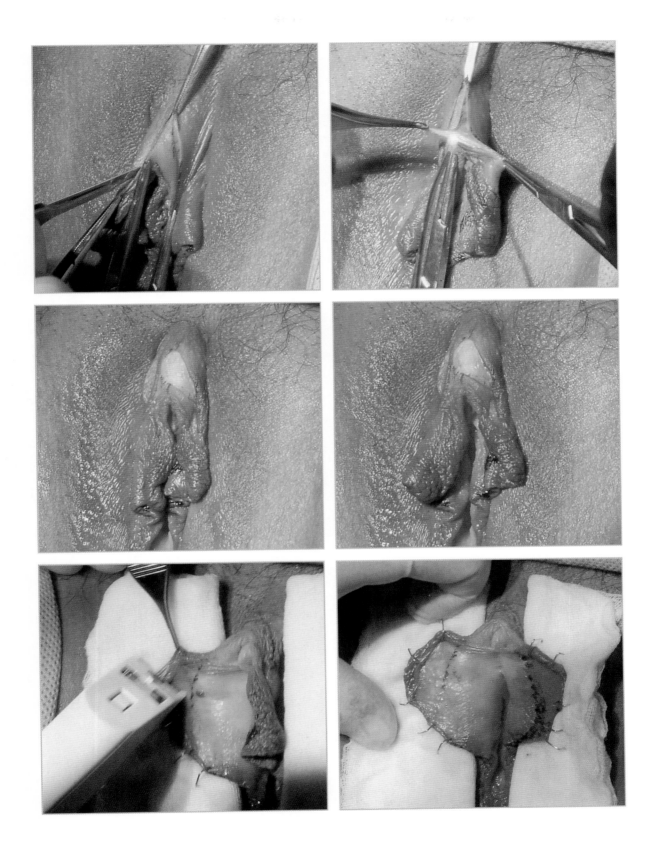

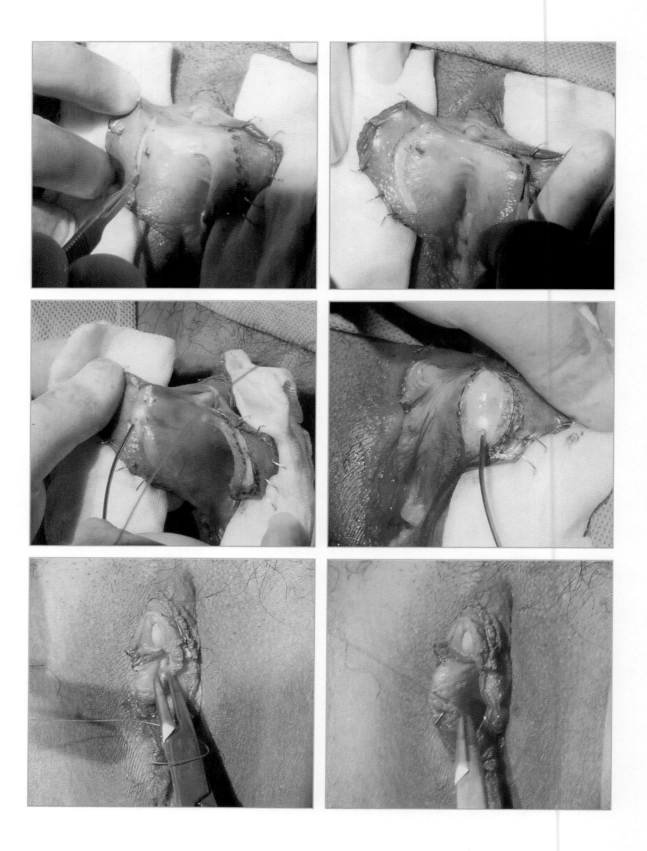

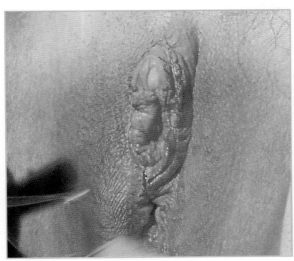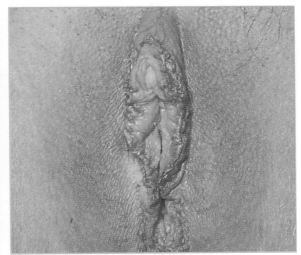

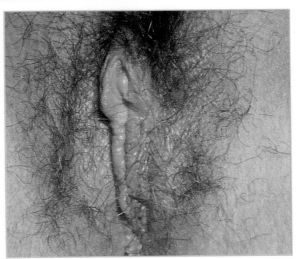

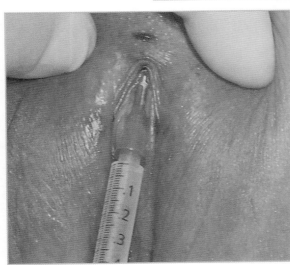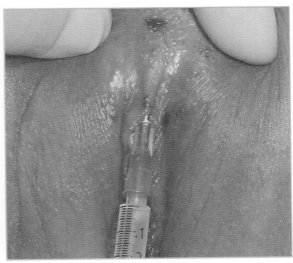

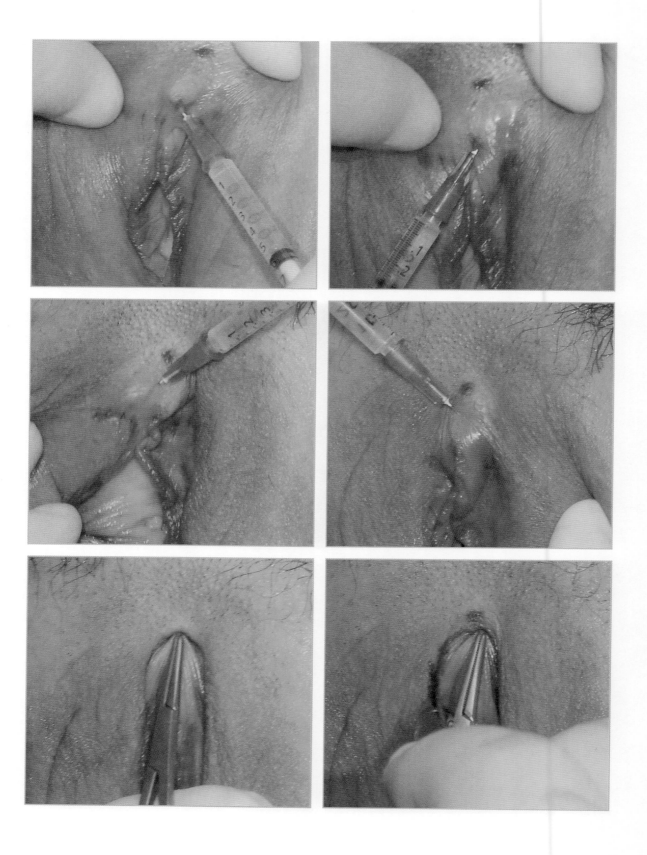

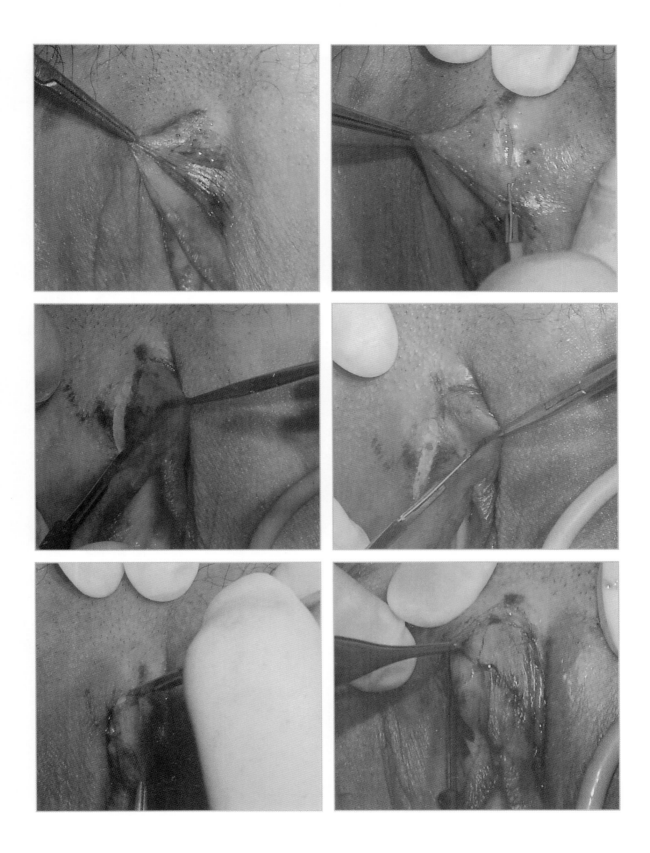

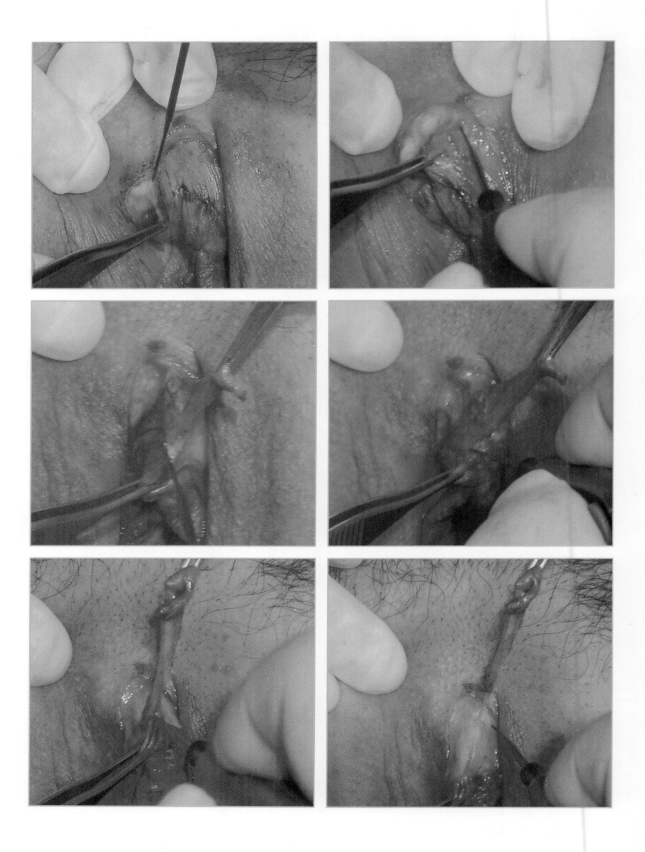

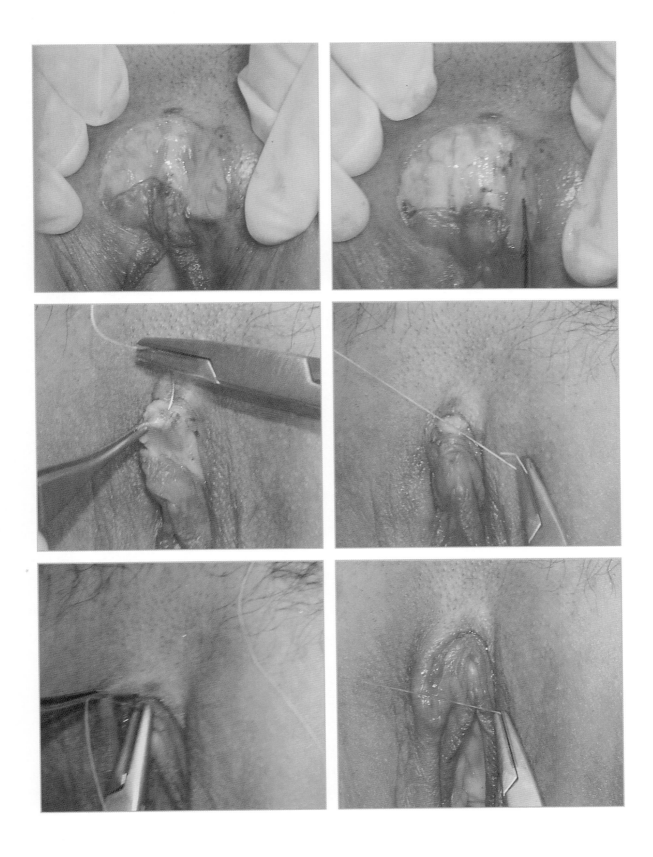

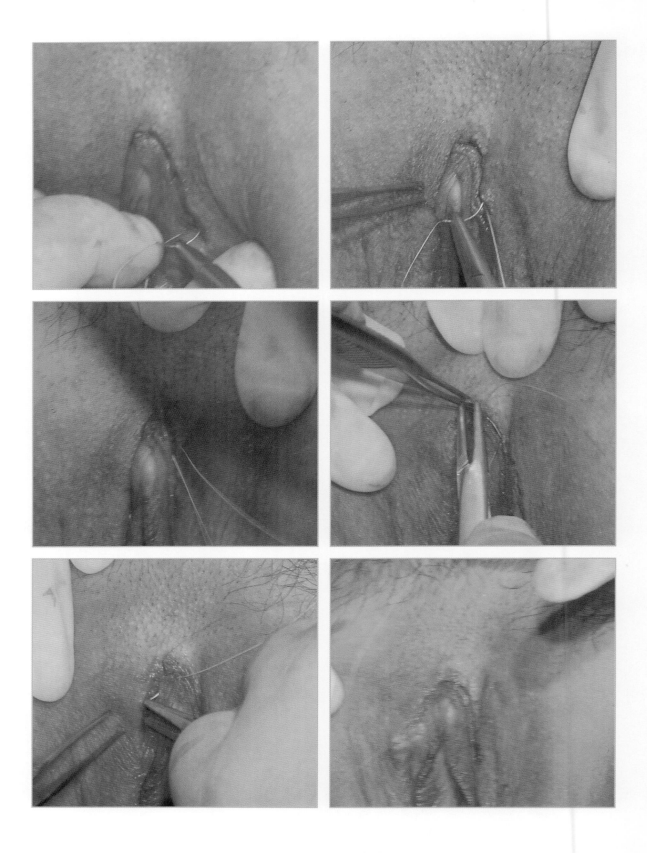

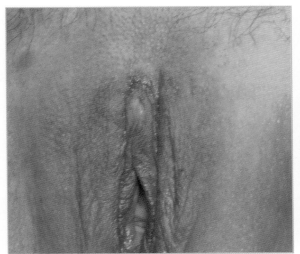
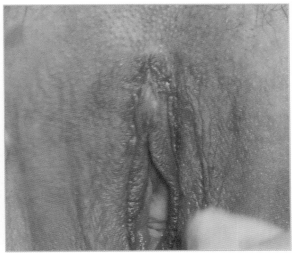
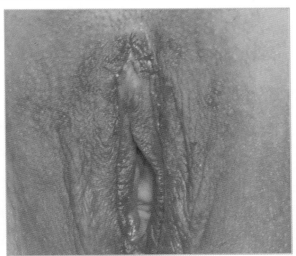
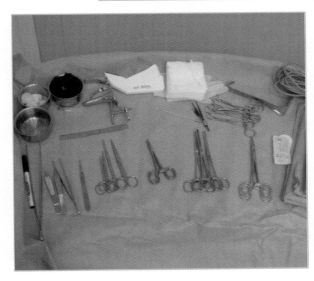
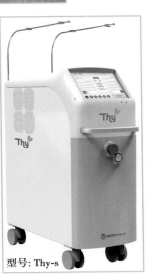

型号: Thy-s

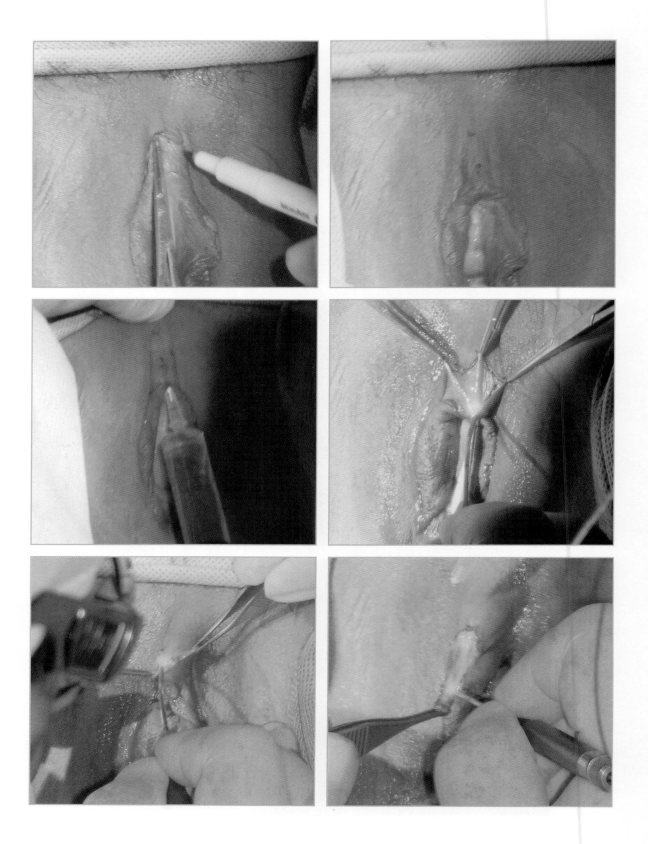

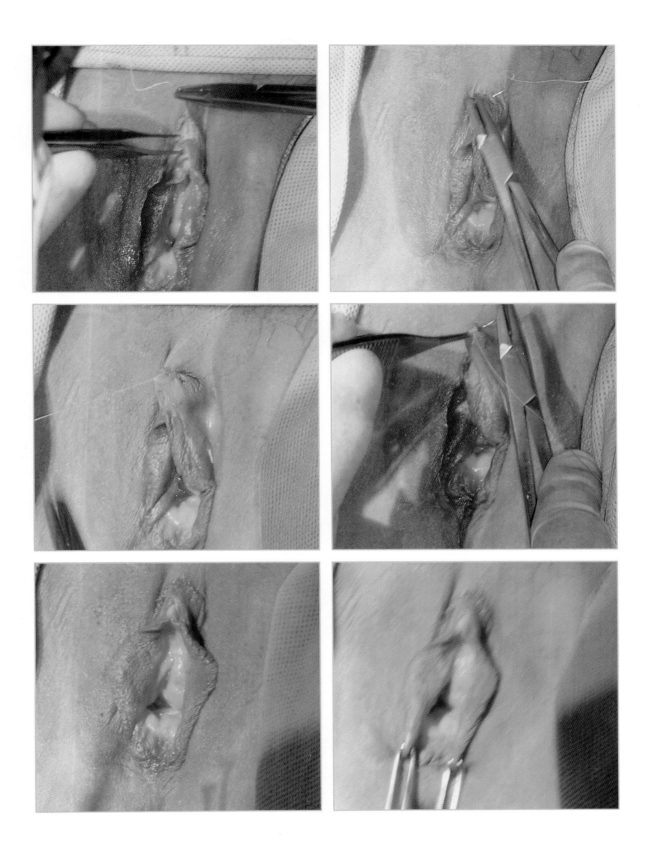

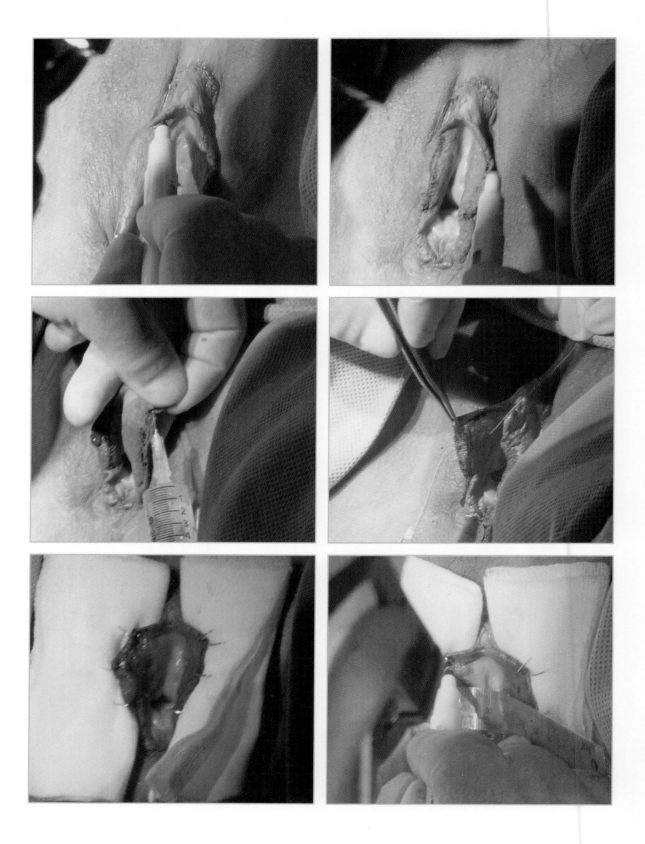

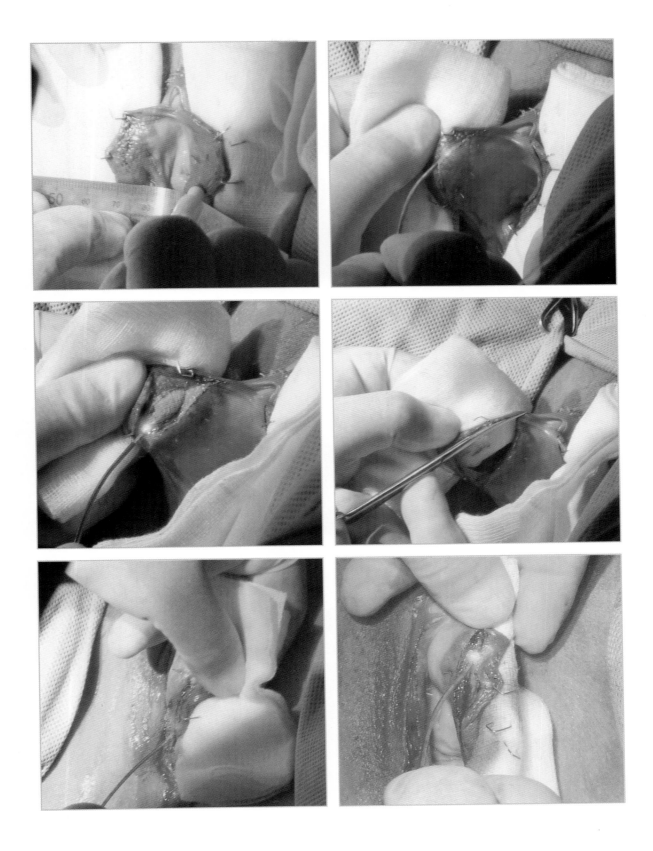

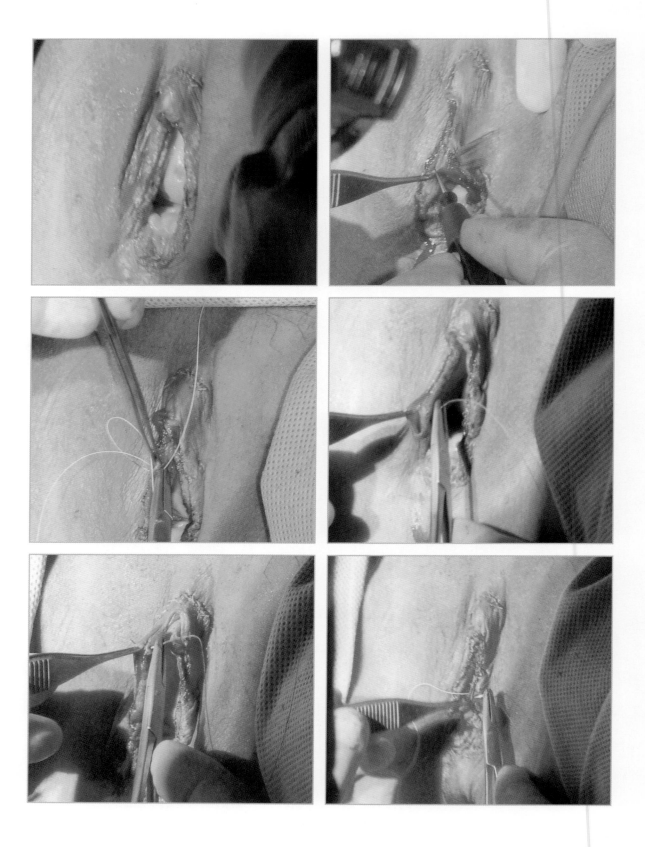

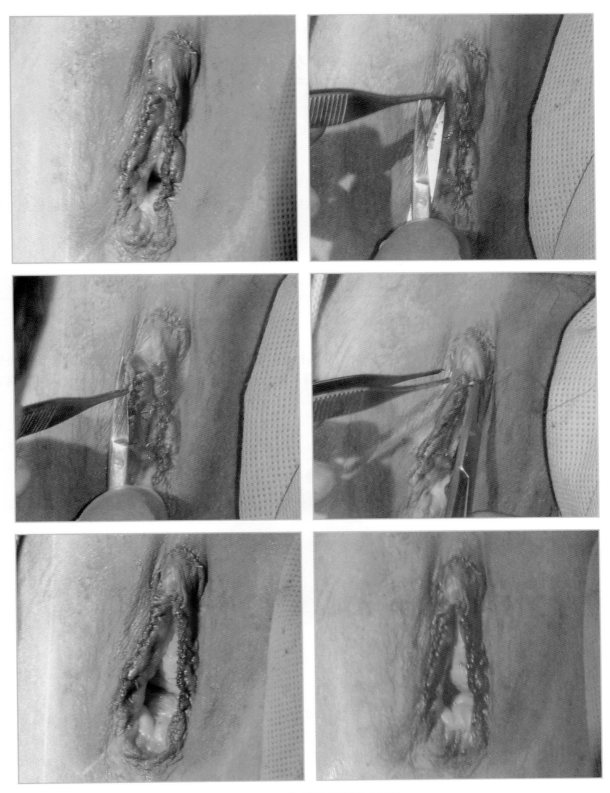

▲ 图 5-52 小阴唇、阴蒂手术过程

（金在勋 译，夏志军 校）

第六章 阴道松弛和阴道整形

阴道松弛的定义;解剖学研究;发病率;阴道松弛导致的结果及问题

治疗方法:盆底肌训练和手术;阴道紧缩术;手术后的管理要领;阴道口狭窄松解手术;盆底松弛症修复术

1. 阴道松弛症

(1) 定义

阴道松弛症是阴道周围肌肉和阴道尿道括约肌松弛,同时伴随阴道黏膜及阴道腔周围筋膜的松弛而导致其膨出或下垂症状的总称。盆底肌肉中特别是耻骨尾骨肌的松弛,收缩力下降,导致调节能力下降。

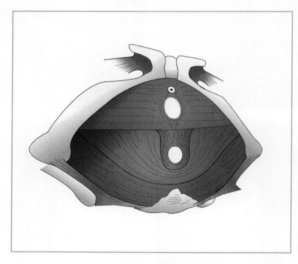

▲ 图6-1 盆底肌肉

如不矫正这种松弛状态,长此以往,会导致支撑盆底的其他组织松弛以及阴道腔的内外径变宽。并且支撑阴道的肌肉松弛后,肌肉堆积致使支撑会阴体构造弱化,不能持续支撑盆底脏器(膀胱、直肠等)保持在原有位置,最终会导致盆底脏器脱垂。除了肌肉松弛导致这些问题之外,作为肌肉延伸部分的筋膜等盆底支持组织的松弛也是重要因素之一。因妊娠导致的腹部膨胀和肥胖,即使分娩后体重减轻,上身或腹肌训练等使腹部肌肉恢复正常,但周围筋膜的松弛往往不能完全恢复,腹部皮肤下垂变长后也不能完全复原。即使肌肉组织恢复了,但筋膜或皮肤组织等的松弛使弹力达到极限,通过运动或其他非手术的方法已经不能完全恢复到以前的状态。对于这些原因导致的阴道松弛症,只通过盆底肌运动是不能解决的。

（2）正常阴道形态

阴道是由盆底悬吊固定子宫相似的盆底肌肉和筋膜合成的筒状组织器官。阴道松弛导致的重要变化主要是以下两点：①肌肉损伤或筋膜松弛；②阴道轴向改变。

正常的阴道口和内部的直径能容纳两根手指（阴茎大小的平均值）。阴道内部黏膜为复层上皮，是有柔韧性而非软薄的组织，且阴道内的褶皱对于性交时维持接触面积具有重要作用。

比这个更重要的是阴道轴维持自然的"香蕉样状态"。在阴道轴正常的情况下，性交时男性器官对 G 点（G-spot）或阴道前壁等性敏感部位有刺激效果和作用，而阴道松弛后使阴道轴消失，除部分性交体位外，则不能精准刺激到性敏感部位。所以，在考虑手术治疗的时候把阴道轴矫正到正常的香蕉轴向状态非常重要。

（3）阴道宽窄和收缩力以及性满足度

1）衡量女性性能力的一个重要的解剖学标准是阴道的宽窄和收缩力。阴道的宽窄在处女时期虽然因人而异，但内径都是很小的，所以男性性器官插入时摩擦力大，男女双方都能因此而很容易获得性刺激与满足感。但是，频繁的性生活和分娩导致阴道腔变宽而松弛，最初的自然摩擦力变弱。

据研究，没有性经历成人女性的阴道内径为 2～2.5cm，有性经历的女性为 3.5～4cm，而有分娩经历的女性约为 4.5～5cm，相对无性经历的女性阴道内径增大近 2 倍。

2）言及阴道大小，则必会提及阴道的收缩力。女性自我感觉阴道的收缩比较紧实时，男性能够更容易的感受其差异之处。经常会听男人说"咬得很紧""像用吸管吸一样"，或者性交时对妻子说"阴道夹紧一些"，由此可见女性阴道松紧度是有不同的。阴道收缩力越强，刺激的强度和性交时的摩擦力就越大，从而性刺激产生的性快感就越高。

由以上观点可见，阴道的宽窄和收缩力是影响性满足度的必要条件。

（4）阴道松弛的解剖学特点

1）盆底支撑结构
被动结构：①骨盆；②结缔组织：侧壁筋膜，肛提肌腱弓及其筋膜；③弱化时，阴道前壁膨出或压力性尿失禁，则应手术矫正。

主动结构：①肌肉：耻骨尾骨肌，耻骨内脏筋膜，髂尾肌；②神经：阴部神经；③弱化时，盆腔脏器脱垂；可予物理治疗（Kegel 训练）或手术纠正。

2）阴道松弛的解剖学变化：
①直肠脱垂（疝）；②阴道裂隙松弛；③会阴撕裂；④阴道轴改变。

3）阴道松弛症的解剖学因素
①肛提肌和直肠前/直肠旁筋膜；
②自然阴道轴
远端阴道：肛提肌垂直悬吊轴与阴道远端呈 45°，近端阴道：与肛提肌垂直悬吊轴呈 100°～110°
香蕉形状刺激 G 点：在变松弛的阴道里失去阴道轴

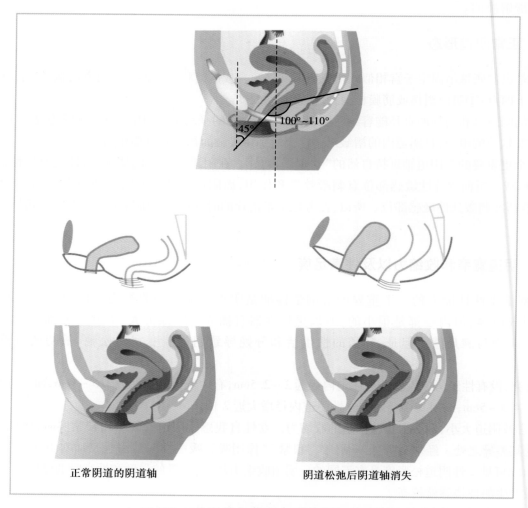

正常阴道的阴道轴　　　　　　　　阴道松弛后阴道轴消失

▲ 图6-2　正常阴道轴及阴道松弛症的阴道轴向改变

（5）阴道松弛症的发病率

根据美国妇产科学会（American College of Obstetricians and Gynecologists，ACOG）统计，大约3000万名的美国女性经受着阴道松弛症的痛苦，即每5名女性中就有1人发病。尽管大部分人是因分娩所致，但现在有很多没有生育过的20岁和30岁年龄段的女性也有类似经历。

（6）阴道松弛变化的原因

简单地说，就是盆底肌肉收缩强弱的差异。当然无损伤的阴道肌肉比松弛的肌肉更能感觉出小的强弱的变化。从阴道的构造上来看，周围肌肉群受到损伤，相互分离后，在收缩程度上不能发挥原来的功能。分娩或受到外伤撕扯的肌肉松弛会更严重。

导致阴道肌肉不能发挥原来功能的原因，主要有以下几点：

1）分娩引起阴道损伤

虽然因人而异，但是阴道松弛是每个女性都经受的。分娩作为导致阴道松弛众多原因中的一个重要因素，其引起的阴道损伤程度，与分娩时胎儿的大小、分娩的总时间，以及分娩当时的年龄等有关。

正常阴道分娩的情况也必然会发生盆底支持结构和阴道腔的松弛，特别是难产、多产、高龄分娩的情况或者分娩中使用助产工具（胎头吸引器、产钳等），使盆底肌肉、韧带或神经等层面的损伤。但绝大多数

128

情况下,3 个月内可恢复至正常。另外,巨大儿胎头分娩产出时间延长,会导致阴道内重要的肛提肌损伤,引起阴道裂孔的增大,导致阴道松弛。

会阴切开术所致的阴道损伤,即使在生育胎儿后精心调养也不可能 100% 完全恢复松弛弱化的盆底组织,特别是在严重损伤的情况下,必然会伴随出现阴道的松弛。女性因为这样的问题,在产科医院或一般的妇产科谈话过程中,主诊的医疗团队或者非整形专家会对会阴整形做出否定的判断,不能为患者提供准确的信息,反而会以"没有问题"这类答复来打消患者的疑虑,由此就导致了患者错误的认知。

无论谁经历了自然分娩都会产生一定程度的阴道松弛。分娩后可在性生活上强化并运用措施应对阴道松弛(如提高夫妻亲密感,开发应对阴道松弛的性技巧,给予女方足够的照顾及充分的性前戏,盆底肌肉强化运动),但若这些方法仍无法改善松弛症状,并在日后继续进行生育分娩,阴道的握力和摩擦力会进一步减小,由此必然导致性刺激减弱,性敏感降低。

手术医生会告知阴道与生育前相比没有不同,也许是指不用担心因盆底松弛引起的脏器脱垂,并不是说分娩引起的阴道松弛与分娩损伤导致的性敏感降低没有关系。

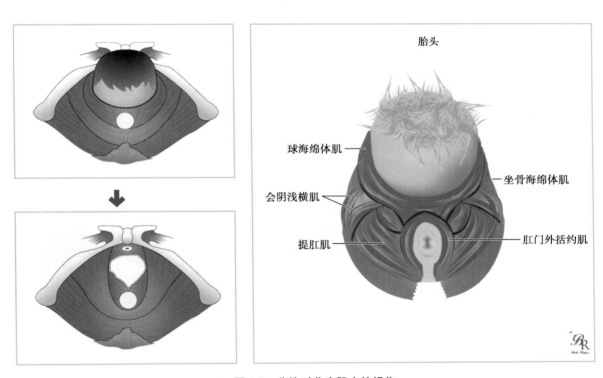

▲ 图 6-3　分娩对盆底肌肉的损伤

2）高龄产妇(结缔组织的弹性降低)或闭经女性雌激素、孕激素减少导致组织结构的退化,带来盆底及阴道结缔组织弹性退化减弱

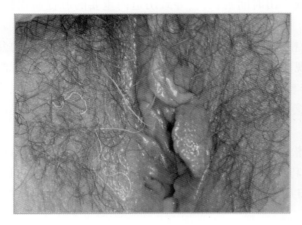

▲ 图6-4　闭经女性的外阴

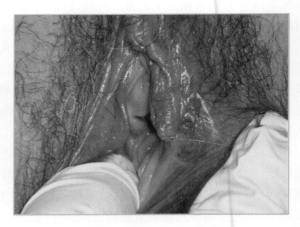

▲ 图6-5　闭经女性的阴道黏膜

3）长期便秘、慢性咳嗽及盆底肿瘤等引起的持续盆底压力增加

妇科手术特别是由阴道轴的前壁操作引起的二次阴道扩张盆底损伤,是指在进行压力性尿失禁手术时,为了维持阴道轴的角度而必须实施阴道后壁修补的依据。

（7）阴道松弛的诊断

怀疑有阴道松弛的女性来医院就诊时常常述说的症状有:

"性生活初期阴道很紧,随着时间的推移,能感觉到阴道变松,特别是阴道深处很宽松";

"性交时丈夫经常说'收紧阴道''用力'等";

"性交过程中性器官频繁滑出松弛的阴道外";

"跟以前相比,性交中阴道经常发出声音";

"生育后感觉到很松弛,性快感降低"。

医生通过听取病人陈述,综合分析骨盆组织结构损伤和性满足度是否显著降低两者之间存在因果关系,对患者实施阴道检查。阴道检查方法,以示指和中指放入阴道,让患者做收紧肛门的提肛运动,确认患者阴道4点钟和8点钟方向的肌肉收缩程度。然后张开示指和中指,令其收紧肛提肌,评价阴道腔松弛或肌肉收缩程度,作者也经常使用这种方法。值得注意的是,要分辨是6点钟方向肛提肌的收缩,还是阴道两侧面肌肉的收缩。因为这些肌肉关系到性生活中的性快感,即使阴道侧方的肌群受到损伤,由于收紧肛门等运动是靠阴道后方的肌肉收缩,故阴道松弛表现并不会太严重。这会影响检查者的主观判断。

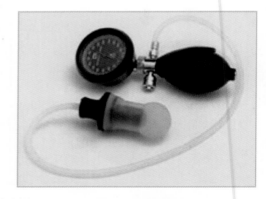

▲ 图6-6　阴道测压计

可使用影像学检查或阴道压力计测定引导压力的特殊检查客观性指标,并作为随访比较资料。

在同时伴有压力性尿失禁或盆腔脏器脱垂的情况中,实行准确的检查,需要同时准备治疗。对于其他妇科疾病,可予以宫颈癌筛查或B超检查等,排除其他盆腔相关疾病。一部分非妇产科的医生只是对阴道紧缩进行技术性的手术,而忽视了需要同时治疗的伴随疾病,例如子宫肌瘤或子宫颈癌等,会造成不良后果。这可能给患者或医务人员带来严重的问题。

根据阴道松弛的等级,改善性快感的
治疗指南(BR Guide line)

（1）正常

单纯机体退化或者性生活频繁导致的阴道松弛,以增进性交时的紧贴感,并通过加大摩擦力来增强性快感为目的的情况。

与其做手术,不如首先进行物理治疗(盆底肌肉训练),并辅助进行G点增强阴道成形术+阴蒂激光手术。另外,阴道内脂肪注射术也能起到减小阴道内径的效果。

（2）无阴道分娩史,无会阴部肌肉切断的损伤史,且存在阴道周围肌肉、筋膜和黏膜松弛者,希望矫正和减轻由松弛带来的不适的情况

治疗方法:经处女膜缘处黏膜微小切口行阴道前壁缝合术或者阴道内脂肪注射术。

（3）阴道分娩引起的肛提肌收缩力减弱及损伤,阴道黏膜松弛严重情况

行传统阴道后壁激光治疗术+会阴成形术。

（4）在(3)的同时伴随周围脏器的松弛引起的不适,如尿失禁等,甚至伴随膀胱癌或直肠癌的情况下进行癌根治术后也可行阴道后壁激光治疗术+会阴成形术+阴道前壁激光治疗术。

（5）子宫脱垂,考虑经阴道全子宫切除术

经阴全子宫切除术+会阴成形术+阴道后壁激光治疗术+阴道前壁激光治疗术。

（8）阴道松弛的性问题

1）性快感降低或诱发女性性功能障碍或低下

阴道松弛降低了性生活中的快感,普遍认为阴道松弛只会导致男性性快感降低,事实上,不仅是男性,女性的性快感也会有很大程度的降低。松弛的阴道肌肉和拉长的黏膜,以及无法维持让女性的性刺激更强大的阴道角度,这些结果导致阴道不能在性生活中获得合适的紧贴和摩擦力。性刺激降低后同样导致性兴奋和性高潮的问题发生。即在性生活的性满足度方面,除了阴蒂刺激以外,男性的阴茎和女性的阴道之间直接接触所产生的摩擦力和时间比例会使性刺激产生变化,如没有适当的摩擦,就会减少性刺激,降低性满足度。当然,这是在排除精神心理性问题的情况下。

性功能障碍与阴道松弛

不是所有经历自然分娩的女性必会患性功能障碍,这是因为阴道松弛本身并非性功能障碍的唯一原因。夫妇间的亲密感或夫妻关系上完全没有问题,性方面很健康,性生活上为了增进彼此的性快感会用更多时间和努力。大部分的夫妇经过长时间的共同生活,相互告诉对方准确的性需求,并首先照顾到对方,所以生育后反而会获得更好的性快感。这是因为阴道松弛只是一个的解剖学上的问题,可以充分的运用不同的性交体位或性刺激来享受得到解决。但是,经过婚后生活,如果女性对提高自身性快感不做任何努力,特别是男性没努力对女性给予各种关照或持续性的性刺激,只是插入性器官,那么阴道松弛症会对性生活带来功能障碍。这种出现继发性高潮障碍是典型的情况。此时,大部分的阴道松弛症女性错误地认为只通过手术矫正就可完全治愈性感缺失。但是,女性性功能障碍多数是心理原因,所以术前带有这种期待的患者在手术后反而会有更大的失望,并引起更严重的性障碍。所以,患者决定实施会阴整形手术后,对于手术后的结果,要与医疗人员做充分的商谈,同时努力查找患者自身性功能障碍的其他原因,然后充分的对症治疗才能达到治疗的目的。会阴整形学并不是单纯涉及手术处理的层面,而必须兼顾考虑患者的心理状态,其与性伙伴的关系,以及其他脏器的疾病等综合治疗的医学范畴。因此,实行手术的医生和患者都必须慎重的考虑是否进行手术治疗。必须铭记的是,医疗人员缺乏性治疗的专业知识而施行手术的话,是必须承担由此产生的后果。

2）慢性盆腔痛导致性交痛 女性的生殖器与泌尿器官紧贴的构造,生殖器疾病可能引起周围膀胱、直肠等组织器官的异常。同时可能伴有全盆底松弛以及周围脏器的盆底脱垂引起的其他问题。例如,长时间行走有子宫下坠的感觉或者腰痛;经常发生尿路感染或者产生尿失禁症状;严重的情况下会产生大便失禁等排便障碍。不治疗周围脏器脱垂症可能会发展为慢性骨盆痛、性交痛等。

因此,女性最终会因上述的各种问题而丧失自信心,进而造成夫妻间的情感障碍,持续性降低性满足度,一旦产生女性性功能障碍,其生活质量必然降低。

判断可能有阴道松弛的情况

1. 生育后性快感明显降低。
2. 性交时,阴道摩擦感减弱,担心引起的继发性高潮障碍。
3. 自觉从阴道口开始感觉阴道宽松。
4. 两个手指容易插入,感觉阴道很宽松。
5. 以前使用过自慰工具如振动棒或男性性器官模型等而需要更粗大阳具的情况。

（9） 阴道松弛症的治疗

"撕裂受损的肌肉只通过盆底康复训练是不能完全恢复的。"

1）非手术治疗:盆底肌肉强化运动/生物反馈(阴道锥或哑铃)

Kegel 训练是强化盆底,能给健康的女性带来旺盛的性生活,同时,也是能给患有一定程度的尿失禁症状的女性带来帮助的盆底训练方法。但是,对于伴有严重肌肉损伤的阴道松弛症的治疗,Kegel 训练作为单独治疗是不够的。特别是对分娩损伤严重,当时未获得正确的解剖学矫正,之后持续长时间存在未及时修复的情况。因为撕裂变长的肌肉是无法恢复的。但是,在手术前后使用阴道哑铃等正确的方法进行辅助治疗是可以起到一定效果的。

在医院里,作为 Kegel 运动的辅助治疗准备 PCM trainer HMT 培训患者后,患者自己准备阴道锥等,即使手术恢复后也可以进行持续性的盆底肌肉强化训练,这对于提高性快感会有更大的帮助。

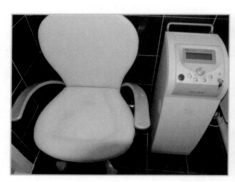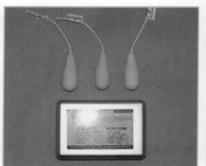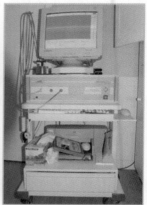

▲ 图 6-7 盆底生物反馈仪器

2）手术治疗:阴道紧缩术

至今大多数妇科医生还不知道会阴整形手术。更有甚者,妇产科学会或性学会,其他性医学相关的团体等也不能确认哪种类型的女性需要经手术治疗提高性生活质量,偶尔有通过国内外的论文报道手术矫正阴道松弛症以提高性快感。作者也通过实际的诊疗及收集分析很多的临床病例了解到了手术治疗的优点。特别是对于因分娩诱发的阴道松弛及由此导致的继发性高潮障碍女性的情况,如果没有伴随心理性的问题因素,那么其手术后的效果将是非常显著的。

①手术对象和适应证

阴道紧缩术没有绝对适应证。因为阴道松弛是所有女性均可能出现的自我感觉现象,并不是所有的女性都需要接受手术治疗进行矫正,且手术也不能治疗心理因素引起的性功能障碍。但是,通过阴道检查发现明确存在有解剖结构上的阴道松弛,而且明确阴道松弛给性生活带来障碍,女性自身也因阴道松弛带来不舒适、性满足感下降、心理痛苦、生活质量降低,有希望通过手术治疗改善的意愿,并限于以下几项内容的,可以考虑进行手术。

a. 通过 Kegel 运动未能矫正,严重的阴道松弛导致的性快感降低者,男女双方都希望增进性快感,提高性生活质量者;

b. 分娩时会阴部或阴道损伤后未正确缝合及治疗所致的阴道松弛,非手术治疗无法矫正者;

c. 多产、难产、高龄产等导致阴道或会阴部裂伤或严重松弛者;

d. 由会阴体损伤或阴道松弛所致反复出现子宫内膜炎、阴道炎、膀胱炎者。

事实上,以会阴整形为专业的医生最应该深思的是手术适应证。手术后患者不满意或发生阴道口狭窄等严重的并发症,这些情况在严格掌握适应证下进行手术是不会出现的,否则,单单依据患者的要求或是心因性功能障碍而施行了手术就是滥施手术,这不仅会导致严重的并发症,而且会给会阴整形手术带来负面的影响。所以,手术适应证是专业医生最需要严格掌握的。

②手术禁忌证

不存在绝对的手术禁忌证,但是,患者对手术结果的期望值过高,幻想通过这个手术即可治疗所有的性功能障碍。如果明确存在这些原因,需要先行治疗,在进行充分的心理学治疗后再决定是否手术。今后有生育计划的女性或伴有盆腔内妇科疾病的,必须先行治疗其伴随疾病,或者今后有进行妇科阴式手术的可能性者,需要慎重的选择手术时机。对于其他妇科手术的禁忌证(如出血、心肺疾病)等也需注意。另外,对于闭经的女性,由于有萎缩性阴道变化,即使有阴道松弛症也需要慎重决定。

手术时机的选择

对于手术时机的选择,没有特别规定的时期,但是考虑到创伤的恢复以及月经后进行手术能够排除怀孕的可能,所以月经后进行手术比较适宜。

决定手术后特别需要注意的是分娩之后何时进行手术的情况,距最后一胎生育后至少 6 周,一般 3 个月以后进行手术比较合适。如果女性是在哺乳期,那么在哺乳期结束第一次月经之后,特别是通过与丈夫的性生活确实感到有问题再决定比较好。这个时期会阴部肌肉或阴道黏膜已经完全恢复到怀孕之前的状态,能够准确的判断阴道松弛及肌肉损伤程度,内分泌激素等也恢复到非妊娠期的正常状态,手术部位伤口恢复也快。

民间流传生育之后,即与分娩的同时进行阴道整形手术,这样的理由是不合适的,因为会阴切开部位仔细缝合与分娩同时都需要获得满意的结果。特别是分娩后从解剖学上来说,不能进行性生活,不能准确的衡量阴道松弛的程度。分娩后阴道出血的可能性大,在手术中不能适当的处置因分娩带来的并发症,需要慎重考虑在产褥期进行阴道整形的决定。

---

2. 阴道紧缩术

阴道后壁修复术

频繁的性生活或妊娠和分娩,以及年龄的增长引起的阴道弹性消失、阴道长轴变长、阴道壁下垂,性生活时摩擦力减小,性刺激不当或不足导致性满足感降低,因此女性会丧失自信心。特别是作为性对象的丈夫的性感觉更是大降,他们会丧失对性生活的兴趣而减少性生活的次数。通过手术来改善这些的情况的方法就是阴道紧缩术,拉长的阴道黏膜与阴道周围肌肉因生育或分娩损伤、退化等引起的变化恢复到以前的状态,即让阴道腔变窄而富有弹性。

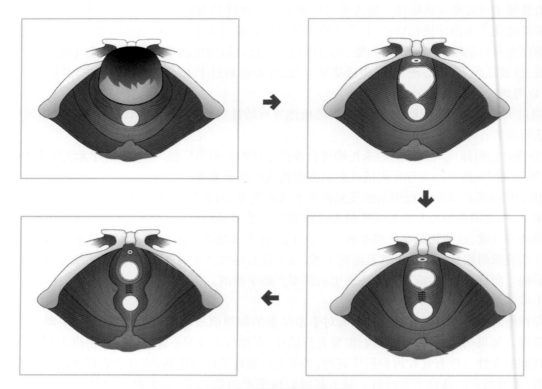

▲ 图6-8　阴道缩紧术示意图

（1）手术目的（阴道紧缩整形术的期待）

1）恢复自信心

让下垂延长的阴道壁恢复原状,外观上也具有美感。这可以理解为性功能障碍中的重要治疗,即增强自信的治疗。

2）性满足感的改善：因阴道松弛导致继发性性高潮感降低的改善

鉴于延长阴道性刺激及摩擦力下降,为改善继发性性高潮障碍,即修整伸长的阴道黏膜,让PC肛提肌群和其筋膜恢复到生育前的弹性,还原阴道内腔构造和阴道轴,增加阴道内刺激的敏感度和强度。手术再造了女性的性敏感部位-阴道前壁1/3部位及G点位置的刺激。根据经验,在G点周围进行的阴道前壁矫正手术不会造成G点的损伤。

3）预防泌尿生殖器官感染

若阴道变长,性交时男性接受强刺激需要变换姿势而试图插入的更深,男性器官持续刺激子宫颈部,这会造成慢性宫颈炎。另外,会阴体损伤严重而有缺损的情况下,肛门与阴道口之间会阴体缩短,经修复后排除上行性感染的原因,可能对于预防盆腔炎的发生有益。

4）盆底松弛症状的好转及预防

作为手术的直接效果,可使前盆底的其他症状好转,并且可以预防之后发生的盆底松弛。

手术要点

1. 恢复自然的阴道轴
2. 加固肛提肌裂隙及其筋膜
3. 保留阴道黏膜适当而无张力
4. 防止阴道狭窄
5. 重建会阴体

（2）术前谈话

在决定手术前,对于手术后的期待值与实际手术的结果,医生需要与患者做充分的谈话沟通。比如:患者为了全面治疗性感障碍症而来到医院,医生只是说做阴道整形就可以达到提高性快感的目的,如术前没有商议或者说明不够充分,那么手术后未得到改善,这样医生会和患者间产生相当大的分歧。如果准确说明阴道整形后的结果,并在患者充分理解的基础上来决定手术,要求治疗性感障碍症的患者与施行阴道紧缩术的医生之间达成共识,治疗结果会大不相同。

此外,还需就术后患者经历的恢复过程或预计的并发症进行充分说明,慎重签署手术同意书也是必需的。手术同意书中要包括,手术约 4 ~ 6 周后行性生活,女性需要一定期间的适应期,短则 3 个月,长则 6 个月,在此期间可能会因性交痛带来不舒服,这些情况不能完全评价手术的成功与否。

当然,手术的目的是让因分娩引起的阴道损伤恢复到分娩前的状态,并提高性快感和满足度。另外,手术本身不可能解决女性性功能障碍中存在的心理精神因素等,对此更需要向患者做充分的说明。

还有必须要说明的是,在伴有泌尿生殖结构和功能异常(尿失禁,盆腔脏器脱垂)的情况,需要通过同时治疗来整体改善的健康状态,这一点也是必须要说明的,手术后需要另外进行盆底强化运动或服用性功能相关的药品。

谈话中,使用手术相关的资料或结果,实际照片等可以让患者更容易理解,需要的话,也可以在诊治中使用拍照或镜子等来直接说明。

（3）手术时间与留观时间

平均在 1 ~ 2 个小时,在恢复室观察 4 ~ 6 个小时后当天可以出院。

（4）手术前处置及注意事项

- 以碘伏充分冲洗直肠或灌肠,预计有直肠损伤可能性,应做更严格完善的术前准备。
- 严重便秘者在手术前一天建议其服用泻药。
- 禁食时间最长可以要求 48 小时,但一般情况下 6 ~ 8 小时即可。手术之前让其排空膀胱,进行前阴道壁整形或同时进行下尿路的手术,或手术时间过长者,术前说明尿道插管的可能性。特别是,阴道前壁手术时尽可能的插入导尿管。
- 手术后为了防止感染,以术前控制感染为目的,使用抗生素 3 ~ 5 天。
- 必须同时进行内科疾病治疗的(基础疾病控制),需要对此仔细询问病史及进行体格检查或实验室检查并依靠内科诊疗。
- 为了确保充分的视野及防止感染,术野备皮很重要。
- 事前告知手术后约 1 个月为防止感染不能进行盆浴,如有盆浴习惯劝其提前进行洗浴。
- 绝经后/雌激素缺乏的情况,考虑术前局部雌激素应用 2 周以上。
- 与其他妇科手术一样,嗜烟者约需禁烟 2 周,避孕药也需要中断服用。
- 按照其他常规妇科小手术准备,做好术后并发症的预防工作。
- 作为术前药物服用咪达唑仑,阿托品等,缓解并安定患者的情绪,麻醉时对心肺功能要进行监护。

（5）手术前的准备（手术器械及耗材准备；见第三章术前准备）

（6）手术体位

截石位是基本的要求,长时间手术要注意减轻患者因体位所致的腿部不适,术后为预防神经损伤建议使用专用保护垫。

（7）手术麻醉

根据各医院情况适用各种麻醉方法,但不论哪种情况,麻醉中都要对患者持续进行监护,为防止应急情况而准备心肺复苏术。

1）麻醉种类

①全身麻醉+局部麻醉

由麻醉师术中持续监护患者,让手术者能够集中精力,并且,紧急情况下进行适当的处置,充分的肌肉松弛使手术更容易施术。

但是,对于短时间(1小时内)手术,麻醉恢复时间及麻醉本身的并发症问题,会成为当日手术当日出院(日间病房)的院方问题。

②使用自动灌注器进行静脉麻醉:异丙酚,芬太尼等

③阴部神经阻滞:5ml利多卡因+生理盐水5ml×2

不仅需要起到手术镇痛、准确的手术的作用,而且还能起到术后缓解疼痛的效果,并防止并发症。

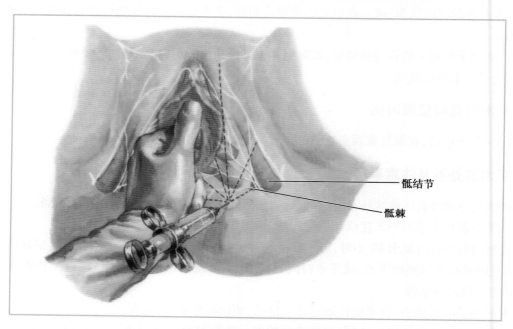

骶结节

骶棘

▲ **图6-9　阴部神经阻滞麻醉**

④单纯局部麻醉

2%利多卡因10ml+生理盐水10ml+肾上腺素0.2ml。

二氧化碳激光的阴道整形

激光阴道整形(laser vaginal rejuvenation,LVR)

与其他诊疗领域一样,目前阴道整形领域激光应用飞速发展,特别在韩国和美国。治疗阴道松弛和压力性尿失禁的手术方法,是按照美国的妇产科专家 Dr. Matlock 使用激光整形手术提高手术效果和性快感满足度,经过70年改良,应用于全球。这个手术方法介绍给了很多的医生,形成了专门化的技术,进而大幅提高了会阴整形的效果。

激光手术的优点

代替传统的手术刀而使用激光的理由是术中操作准确,相比其他的切开、切除和止血器械对组织的损伤小,止血效果好。医院可以根据实际情况采购设备,但为了正确的使用,需要进行培训,另外,价格比较高也是一个缺陷。阴道整形中使用的激光对组织的切断和止血,阴道肌肉与筋膜等的剥离效果显著。

2）手术主要部位

①阴道下部 1/3

②性刺激 G 点

③阴道外 1/3 及外口

④会阴体

通过手术有效的改善阴道的紧张度和张力、调节力，减少阴道内、外部的直径，强化会阴体。

3）手术主要步骤

①设计切口与局部麻醉

②会阴皮肤切开

③阴道黏膜切开

④分离肛提肌和直肠前筋膜

⑤缝合肛提肌和阴道黏膜

⑥会阴体成形术

手术部位局部麻醉要点：

首先对患者进行静脉麻醉后施行手术部位局部麻醉。此时使用 2% 的利多卡因 10ml，生理盐水 10ml 中加 0.2ml 1% 肾上腺素，使用 22G 腰穿针 20ml 注射器，从会阴体开始沿阴道壁下手术部位注射，一般阴道后壁手术时用药量为 40 ~ 60ml 左右。

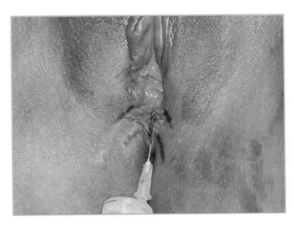

▲ 图 6-10　局部麻醉

经阴道手术整复其他伴随病症：①直肠脱垂的完全修复；②阴道裂隙修复；③会阴体重建。

手术步骤详解：

①缩阴手术的设计

a. 消毒与标记

在会阴和阴道内进行碘伏消毒，防止术后感染，特别是会阴部的情况，使用酒精进行 2 次消毒，使用标记笔做标记。

b. 确定预先设计的皮肤

作为手术最重要的过程，确定处女膜环与减少的阴道外径相关的小阴唇，此处是重要的解剖学位置。因为这个空间对于今后的性交痛或者性快感满意度起着非常重要的作用。

设计同时矫正与阴道相关的变长的小阴唇皱纹，效果会更好。

首先用组织钳夹住后阴唇系带中间部位向下拉，可以确认手术部位的对称与否，同时可以准确的确定小阴唇的两侧点。先用组织钳夹住中央部位，再次把两侧部位往下拉，确认两侧为同一位置。

此时，观察设计手术后抬高的会阴体部位，设计时需要注意的是要排除因为过分剥离会阴部位皮肤导

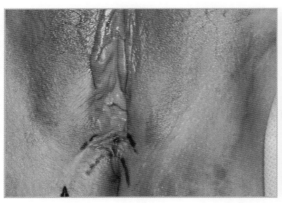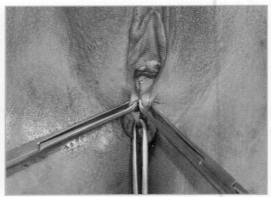

▲ 图 6-11　设计手术切口

致的手术后缝合部位切口分离的可能性。

阴道黏膜切除程度的设计

　　若阴道腔内黏膜本身不多,去除两侧黏膜1cm左右,即使仍有阴道黏膜松弛,对于所需要的阴道紧缩是没有影响的。除非有非常严重的阴道松弛症,总共切除2cm以上的黏膜会导致阴道狭窄或失去阴道皱襞引起性交困难的可能性。需要注意。

　　确定阴道内径的原则是以手术者两指可以轻松的插入进去,此时重要的一点是阴道入口不要有紧绷的感觉。提前预测患者需要减少的尺寸很重要,过去是依靠测定丈夫性器官的大小来预测,根据肌肉的增强提高性快感和阴道紧缩,从现今发展趋势来看,这个方法本身没有大的实际意义。

　　设计的时候一定要通过图像文件来保管资料。可以同时切除伴随会阴的其他问题如伤口、瘢痕、色素痣等,尽可能一起做切除设计,不要忘了事先与患者做充分的沟通后再决定。设计时使用记号笔、消毒尺、龙胆紫等准确地标示。

　　重要的是在设计缩小阴道内径与修剪周边组织时,不要让阴道口太小或太紧绷。为此,手术还需设计维持阴唇系带的形态。形态设计上为了合乎上述条件,与旧式的三角形设计相比,更偏向选择六角形或由此演变出的菱形等,但这也需要根据患者状况不同而做出相应调整。

▼旧式设计　　　　　　　　　　　　　　　　　▼新型设计

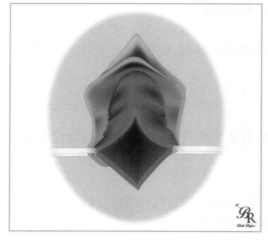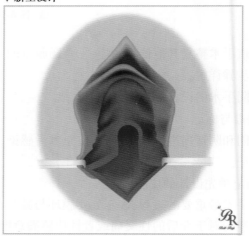

▲ 图 6-12　手术切口设计。左图:旧式设计;右图:新型设计

　　c. 暴露手术野

　　用丝线缝合或星状牵引器或拉钩将小阴唇固定于大阴唇上。

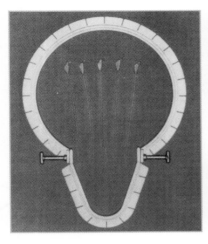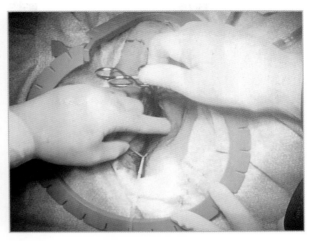

▲ 图 6-13　外阴牵拉器

②切开和切除（会阴体和后阴唇系带）皮肤

在不能熟练使用双极激光的情况下，为避免手术皮肤灼伤的可能性，先用 11 号、15 号刀片切开皮肤的表皮后，再使用激光切开皮下组织。此时，应考虑到要切开的皮肤与会阴体的关系，决定切开的深度。

使用 400～600μm 激光刀片，安装双极激光，辅助人员与主治医生用 2～3 个 Allis 钳夹住相互向相反方向拉，在充分的张力状态下，尽可能的使皮肤浅薄地剥离，此时如切割较深，会发生损伤会阴横纹肌的情况。

为了得到平整的手术切面，需要适当的张力，方法是由阴道内侧用手指往外侧推。在小阴唇事先夹住的 2～3 个 Allis 钳之间阴道口附近的黏膜，后阴唇系带黏膜皮肤交界处做横向切口（宽度 12～15mm）。

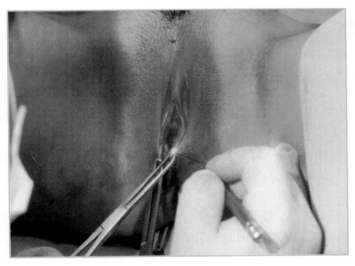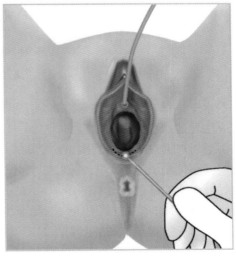

▲ 图 6-14　激光切口

使用激光的过程中于术野间断性喷洒盐水，尽可能不要使黏膜受到灼伤。

需要去掉的组织一侧用激光照射，剩余的组织尽量不要照到激光，否则会对手术效果造成影响。作为第一个切开点，明确小阴唇的形态较重要，此时会阴部皮肤切除的太宽，就会造成缝合时张力过大。另外，会阴部皮肤切开时，一定要暴露其他会阴肌肉与筋膜，包括肛门括约肌和中心肌腱。

③切开阴道筋膜

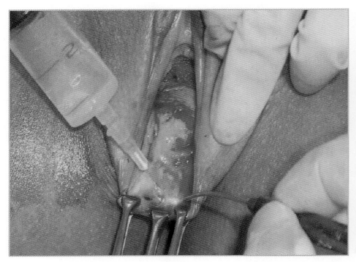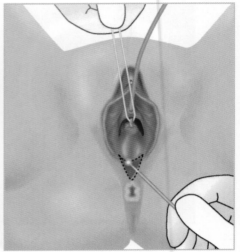

▲ 图 6-15　设计切口并分离

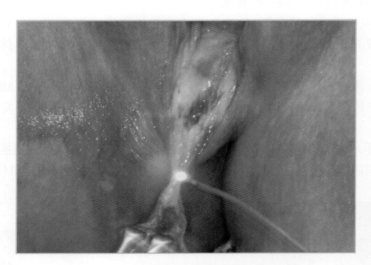

▲ 图 6-16　激光切除皮肤黏膜

　　手术中将双极激光用在最需要显示手术效果的地方,其他地方尽可能减少使用激光,降低副作用,术中需要生理盐水湿润保护术野。

　　阴道切口上端至少达到阴道后壁的 2/3,另外,最好分离到直肠突出以上的位置。当然,性快感作用最重要的部位是阴道下 1/3,特别是此部位位于肛提肌或 G 点等性满足感重要的位置,是阴道裂孔内阴道腔内径最重要的部位,长约 3～4cm。

　　所以,作者的基准是从阴道口开始至少 5cm 以上,即需要剥离一半以上的黏膜以使肌肉增强。而由后穹窿的手术扩张本身单一的引起深部阴道腔的狭窄,从改善性快感层面来看没有大的意义。因为从认识女性的性反应来看,阴道上部 1/3 部位是女性性兴奋以后扩张、保留精液的部位,与性交无直接相关性。总体来看,自阴道口开始以内 5cm 的部位是直接影响性快感的,这是肛提肌的位置,暴露此部位的肛提肌和直肠前筋膜很重要。

　　切开黏膜的初始部位是处女膜缘,在阴道的中间部位(此点的确认是看两侧皱褶固定点)用 Allis 钳夹住,再向两侧约 1cm 夹住拉开,保持此状态向上侧垂直进行手术。

　　每次向上约 2cm 的程度,向旁侧剥离阴道黏膜合计约 1～2cm 以内。此时需要避免阴道黏膜的过度切除,即手术的目标是减小阴道黏膜损伤,而非单纯的缩小阴道腔,因为肛提肌的加固是手术最重要的关键部位。

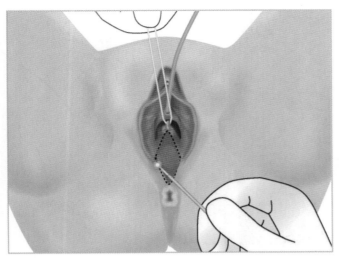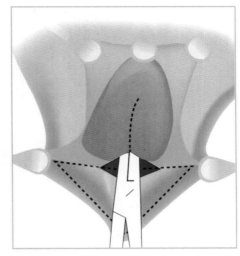

▲ 图6-17 标志切除阴道黏膜及会阴皮肤

适当地使用超锋利组织剪剪开阴道黏膜下的肌肉和筋膜也是一个好的方法,可以便于下一步把阴道黏膜从肌肉分离。分离肌肉的时候把黏膜用力向上提拉,向下用镊子夹住肌肉,以激光照射分离,这种分离法可预防出血。

④分离切开直肠阴道筋膜暴露肛提肌

在此部位使用激光的效果更佳,可以轻柔浅薄地剥离黏膜,充分的分离肛提肌。首先使用激光从阴道黏膜切开部位下端开始准确地找到组织平面,此时用约15W功率分次从黏膜开始向肌层部位在张力状态下作剥离。

首先把阴道黏膜中央切开,向上的时候先切开肌肉一部分,这个过程比较容易且可以快速进行。然后切除剩余的阴道黏膜,在黏膜的后端用湿纱布,在配置安全措施的状态下,使用激光照射,在阴道黏膜底端使用 Allis 钳来估计距离,切开一定程度的阴道黏膜。激光照射的方向从内往外,可以防止直肠穿孔。

⑤缝合肛提肌和阴道黏膜

a. 肛提肌成形

如果只缝合直肠阴道筋膜和球海绵体肌,经过一段时间,阴道后壁往往会脱垂,导致直肠膨出复发或阴道松弛再次发生。

盆底重建的目的:①缩窄阴道口;②重建肛提肌平面;③提升阴道远端,重建正常阴道轴。

所有步骤都必须准确施行,才能获得期望的手术效果和术后满意度。其中重要的解剖学结构是耻骨直肠肌、肛提肌止点。

单纯修补直肠阴道筋膜的手术是为了矫正直肠膨出。直接提升肛提肌而人为制造的提肌成形层面的手术,必然会提高性感觉。事实上这种"肛提肌成形术"只是在没有办法改善伴随有非常严重的筋膜损伤的情况下而使用的手术技法。据笔者的经验,缝合时调节张力或达到肌肉层的连续性,在性快感提高层面上是必需的。

此时使用的缝合线是可吸收性的较粗的 1-0 薇乔线。确认分离肌肉的准确位置后,缝合位于阴道腔外侧的大部分肛提肌,然后把分离部位最上层的肌肉向外侧方向深度掀起,此时找到与针穿出位置一致的相对侧肌肉的支点,再拉起拔出后,辅助者向上拉 Kelly 钳,找到下层肌肉,这样可以降低直肠穿孔的可能性。此时使用手指伸入直肠辨认也是防止直肠穿孔的有效方法。随时确认直肠,如果需要可直接用手指插入直肠,实行缝合。直肠穿孔发生在缝合部位的最上侧位置时可能性最大,依次向下递减。近会阴体部位行紧密缝合,手术后会阴体可自然地缩小。若缝合非常松散,则难以维持阴道腔的自然构造,肌肉的坚实度的效果也增加不佳。针距大概每1cm间隔4~5个,可尝试行8字缝合,让两侧肌肉间没有多余空隙,通过这样紧密的缝合使肛提肌平面抬高。

141

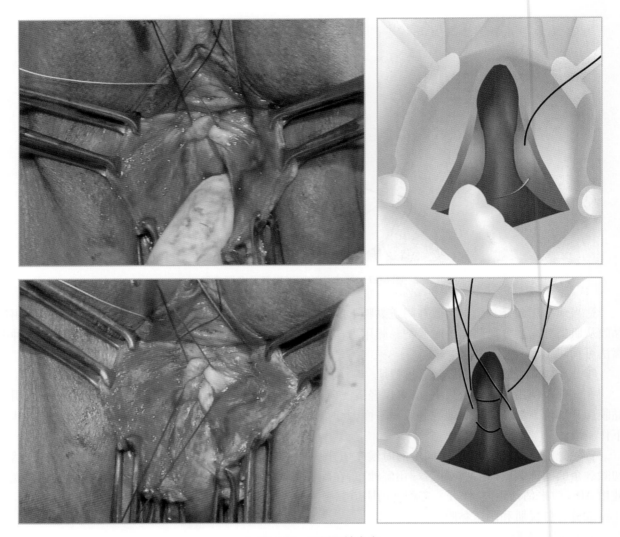

▲ 图 6-18　肛提肌缝合术

b. 缝合直肠与阴道筋膜

用 2-0 的薇乔线进行间断缝合或连续锁边缝合。阴道黏膜包括可能的点状缝合,但是直肠前及直肠侧壁筋膜应该一同充分被缝合包裹。直到阴道口之前为止,均需要实行以上缝合,此时缝合器械的选择很重要。行间隔紧密的缝合,特别对于阴道上部与中部交界的 2/3 之间很重要。此段不用打结,一边切除一边缝合。

c. 阴道黏膜缩紧缝合

缝合肛提肌后阴道腔已经非常狭窄,使用激光在手术中阴道黏膜的切除阶段予以止血,术后出血的可能性小,用比较粗的缝合线只在近肛提肌边缘缝合也是可行的。利用 3-0/4-0"快薇乔"线的连续缝合至形成新的处女膜环为止。

缝合的时候需注意的是不要过多包含两侧切口边缘部位,否则会有阴道硬化的可能性。但是,非常表浅的缝合也会使切口裂开,所以对肌肉、筋膜的缩紧缝合比任何步骤都重要。

此后缝合新形成的小阴唇,需要把黏膜以下的皮下组织调整缝合,防止术后出现阴道口硬化。

缝合后最终做好后阴唇系带的自然环状形态是非常重要的。此时处女膜应高于后阴唇系带,这是为了性交时阴茎自然地插入及产生对 G 点的刺激。

⑥激光会阴切开及成形

定义:通过增强中心肌腱,重建会阴体的手术。

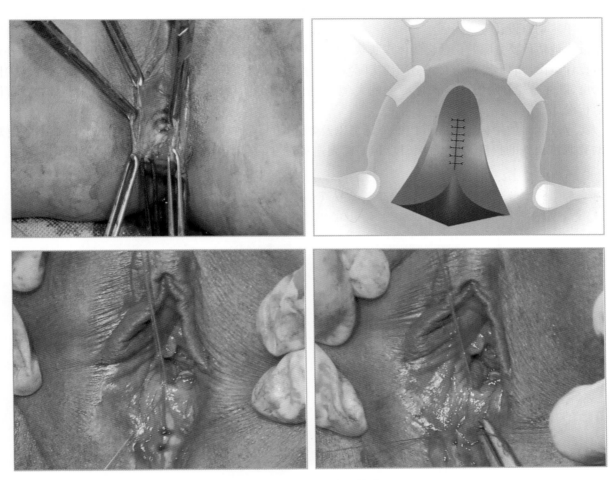

▲ 图 6-19　缝合直肠筋膜

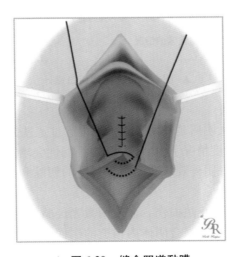

▲ 图 6-20　缝合阴道黏膜

a. 手术部位及重要结构

b. 手术原则

球海绵体肌,会阴横纹肌,肛门外括约肌,垂直褥式缝合:"重建泌尿生殖膈"。

c. 手术方法

i. 手术切口设计

准确地估计要去除的松弛会阴体皮肤状况对于手术设计很重要。需要综合全部会阴部手术后的外观进行设计。设计的形态根据女性会阴体实际状况而各不相同。麻醉后详细检查会阴体,考虑要缩减的阴道长度,既往分娩外阴切口的部位、延长的大/小阴唇的形态、会阴体肌肉及中心肌腱部位损伤或松弛等因素再行设计。

实际设计时使用标记笔在肛门的外延部以及要缩减的阴道内径等 2 处画连接线,此时根据需要矫正的会阴体松弛的程度调整线的长度,但是需要避免过度的会阴体皮肤损失会影响手术后伤口缝合。

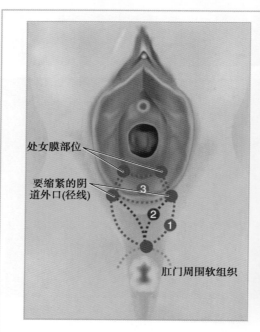
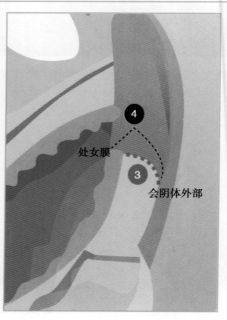

1. 大阴唇变长下垂情况的设计
2. 只是会阴部表层肌肉的松弛矫正为目的,外部的弹力正常的情况
3. 手术后性交的重要空间
4. 错误的手术后会阴部皮肤拉得太紧的情况

▲ 图 6-21 会阴体切口设计

ii. 根据设计切除外阴多余皮肤

会阴皮肤切口不要过宽,此时大阴唇延长明显正确地去除过宽过长组织是合适的,但一定要考虑缝合后拉紧的皮肤张力。此部位张力过度情况下,切口裂开的可能性会增加,并且需要对好切口两侧的水平,不要扭曲的切除皮肤,这样最终的外阴外观才会美观。过度的切除和由此产生过大张力会导致大阴唇轮廓变形。

使用激光的时候一定特别注意防止热损伤。在使用激光经验不足的情况下,可先用冷刀切开皮肤后再用激光做内切口。确认需要矫正或增强会阴体内构造的层面,要尽可能进行浅薄的剥离。先在后阴唇系带部位的地方用两把 Allis 钳夹住,横向切开此处,提起向肛门方向剥离组织,用激光照射皮下组织,以行止血及切除,直至肛门下部全部去除为止。

iii. 会阴中心腱周边肌肉的缝合

首先将球海绵体肌、会阴浅横肌等用 2-0 以上的粗缝合线牢固地进行 2 ~ 3 针的间断缝合打结,此时用 Kelly 钳或 Allis 钳等拉起肌肉确认位置准确,并最终确认大阴唇的外形,特别是近肛门部位认真确定外形是最重要的,然后对皮下组织行多层而紧密不留死腔的缝合。

皮肤切除范围大,如考虑手术后有切口裂开的可能,用粗的缝合线牢固地缝合,或者用不可吸收的 3-0 尼龙线进行保持张力的缝合。若有可能伴有其他会阴缺损(外阴切开伤口)时应同时修复。特别在会阴体修复时尽可能使用粗的缝合线,只有全层紧密的缝合才能预防切口裂开。特别是使用激光行皮肤切除的情况,用 3-0 以上的黑丝线或尼龙线需要 5 层左右拉紧缝合。会阴浅横肌对性交很重要,缝合时要认真地对合好球海绵体肌、大阴唇和小阴唇。

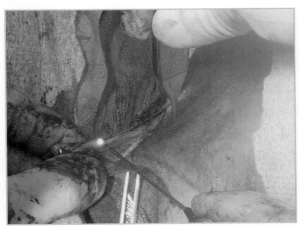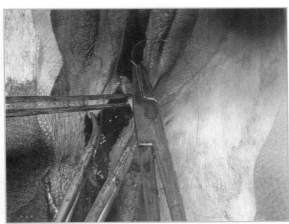

▲ 图 6-22　会阴体中心腱缝合

阴道前壁整形术

(1) 手术目的

作为矫治膀胱尿道膨出或治疗 SUI 目的,以及要求 LVR 的患者,解决阴道松弛症主要是解决阴道黏膜的松弛,对此,紧缩阴道比起切除阴道后壁、阴道前壁黏膜效果更好,患者对阴道内径缩减的手术后效果的满意度会更高。但是,事实上阴道前壁是产生性快感、存在 G 点、靠近与排尿相关的尿道、膀胱重要部位,手术时应该小心不要切除或剥离以上部位。在术后患者的管理上,阴道前壁手术时需要临时插入导尿管或排尿观察。

(2) 手术准备及步骤

1) 术前准备

计划阴道前壁手术的情况,术前应插入导尿管。通过术前尿路检查等发现可疑尿路感染等,建议使用 3~5 天的抗生素。

2) 局部麻醉

与阴道后壁手术相同的方法,使用局部麻醉。此时把宫颈用拉钩夹住的状态下,用阴道壁牵开器把膀胱往上推,在阴道前壁全层均匀地注射局部浸润麻醉剂。与阴道后壁不同,阴道前壁手术视野困难,为了快速应对出血,需用牵开器暴露好手术视野,准备吸引器设备。阴道前壁黏膜下麻醉时使用的麻醉剂量为 40~60ml,同时起到水垫分离与麻醉的作用。

3) 激光切开阴道壁

首先在子宫颈管的宫颈内口部位用 Allis 钳夹住两侧做 1~2cm 横行切口,然后在阴道内侧向外侧方向到尿道口下方约 1cm 为止切开阴道壁的正中央,接着从阴道两侧周围组织开始进行黏膜分离。

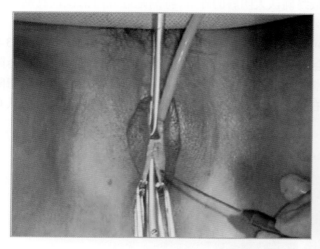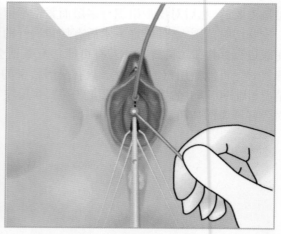

▲ 图6-23　分离阴道前壁黏膜

4）激光分离膀胱和阴道壁

此时，黏膜剥离的程度要考虑到手术后阴道壁缩小程度，不要超过目标尺寸外侧1～2cm以上，这是为了防止阴道狭窄。剥离黏膜时使用Allis钳，施行手指分离，重要的是避免手术中损伤膀胱。特别是TOT手术患者，考虑行GSAV者，不要进行大范围的剥离。

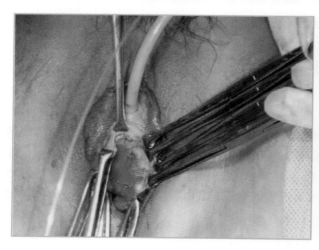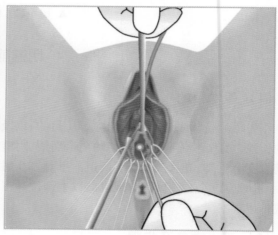

▲ 图6-24

5）缝合筋膜及切除多余的阴道黏膜

通过双腔气囊导尿管辨认尿道的完整性和连续性，在尿道两侧用kelly钳夹住尿道旁筋膜，再以2-0薇乔线施行褥式缝合，修补加强该部位。然后用1-0/2-0薇乔线加固，可以精细少痕地矫正膀胱尿道膨出。

筋膜缝合后，用激光切除多余阴道黏膜，此时切除的黏膜部位应为Allis钳夹处起0.5～1cm的程度。

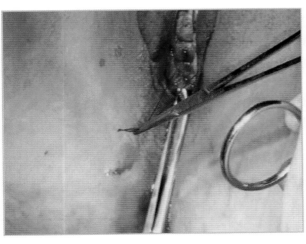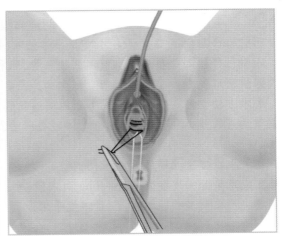

▲ 图 6-25

6）以 3-0 薇乔线由内向外连续缝合，最后确认出血处，以 3-0 薇乔缝合线对应切除边缘进行连续缝合，此时的缝合力度要大于筋膜的张力。

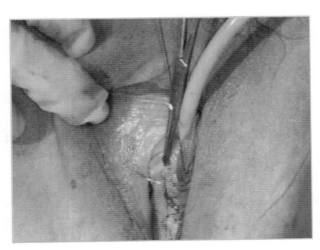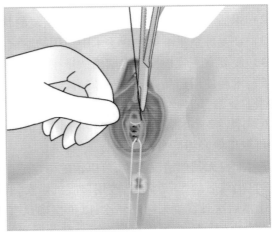

▲ 图 6-26

7）术后管理

2～3 张止血棉条填塞阴道，双腔气囊导尿管留置 4 小时，而后鼓励自主排尿并进行残余尿测定。

阴道整形术对治疗尿失禁的作用

阴道整形中阴道前壁整形也是治疗盆底脱垂引起较轻的压力性尿失禁的方法。对有适应证的患者较有效果，门诊患者手术成功率为 86%。但是，随着压力性尿失禁手术术式的改进，其疗效好并发症低。LVR 尤其 LAC 不再是压力性尿失禁的首选治疗方法。但是，提高性快感的阴道紧缩术中阴道前壁矫正术不仅能防治尿失禁，而且能改善尿失禁症状，这一点是肯定的。

阴道黏膜免切除整形术

手术时处女膜切口的选择：目的是解决阴道腔内肌肉松弛的情况；剖宫产后单纯希望解决阴道松弛的情况；闭经后阴道黏膜萎缩伴随肌肉松弛需要修补加强的情况。

为了修补加强提肛肌裂孔（levator hiatus）先需要从处女膜附近切开阴道黏膜。比起阴道口外皮肤切开更好，尽量不要切除或损伤阴道 5cm 以内的阴道黏膜，切开缝合后，视情况再施加椭圆或梭形切口。然后剥离阴道黏膜和肌肉，缝合黏膜加强肌肉。部分医疗机构也在没有剪掉多余黏膜的状态下进行缝合，以形成阴道纵形嵴样皱褶，以此来提高性快感。

147

阴道黏膜下植入体整形

已有为矫正阴道松弛而使用 M 型吊带植入（M-sling implant）行阴道整形术的报道。

M 型吊带植入是整形外科使用的植入物，即利用硅胶（silicone thread）的弹性特性，形成贴合阴道黏膜内部随阴道弹力大小变化而产生形变的产品。

手术方法主要是在阴道下段 1/2 的阴道黏膜筋膜处作 2～3 个小切口，在阴道黏膜下放置 M 型吊带并调整适当的弹力和长度，固定植入体后再缝合阴道切开的部位，以 U 字或 O 字形态放置 1 到 2 个植入体。

这种手术方法具有不用切除阴道壁，并能增强阴道弹性，手术时间短，恢复快的优点。但因有植入体暴露或感染等并发症发生，M-sling 尚未能获批作为阴道整形产品用于临床。另外，通过这类手术并不能解决严重阴道松弛的情况，且该类手术能否提高女性性功能还有待考证。

术 后 管 理

阴道紧缩术后管理要点：

1）施行手术后，必须在阴道腔内填塞消毒纱布约 2 小时，防止术后创伤出血，这段时间患者在复苏室病床上静卧，确认生命体征和意识恢复程度，有无术后并发症等。

2）术后 2 小时，在静脉麻醉已完全恢复的状态下可以喝水或流质饮食等。

3）在复苏室里继续注射手术中使用的输液。

4）复苏室主管护士应定期确认排尿情况、手术部位有无疼痛、水肿、出血。

5）术后使用药品：不宜应用麻醉类止痛剂，手术时间在 1 小时以上或手术创面较大的情况下应使用抗生素。

6）术后 2 小时，遵医嘱观察，判断恢复情况。如还有渗血等情况考虑再次填塞纱布止血，施行 24 小时内再取出填塞物。

7）如再无其他情况发生，可以留院休息或回家休养。

8）出院后约 5～7 天内，改用口服抗生素，或辅以非麻醉性止痛剂，同时酌情使用预防便秘药物等。

手术后次日常规来医院复诊，以再次确认有无手术相关问题或其他情况发生。平均每 1～2 周为间隔，定期随访检查，直至能行性生活。在此期间，除了创面管理以外，也需要进行盆底肌肉强化或性功能强化锻炼，全面地改善性功能障碍，以提高性生活满意度。

韩国贝乐居医院女性私密整形术后性功能强化 6 周的项目：

> 盆底肌肉强化，心理辅导，药物疗法
> 生殖整复术后，坐浴、保温灯、氦氖激光、增强性欲的按摩
> C/B：强化盆底肌力/凯格尔训练/自慰/亲吻/性感集中训练
> 体位/性交训练
> 关爱教育：性器官卫生知识，避孕方法，性反应周期认识，妊娠指导

手术风险/并发症

> 1. 对手术结果不满意：美容方面/性方面不满意，松弛复发（<10%）
> 2. 切口问题：缝合部位的延迟缝合，切口感染、瘢痕、手术部位组织瘢痕增生、所致感觉低下或感觉超敏
> 3. 出血（发生率<1%）

4. 周围脏器损伤可能性(膀胱/直肠)

5. 手术后疼痛

6. 使用麻醉剂,其他药剂的副反应

7. 手术后阴道过窄带来的性交痛

8. 暂时性的排尿障碍或短期下尿路感染

阴道干涩症及正常的阴道分泌物

阴道干涩症是阴道渗液减少或宫颈分泌物减少而出现的阴道干燥、刺痒、性交痛症状,会导致女性性反应阶段性刺激减退或性兴奋障碍。另外,由于女性激素分泌降低,还可出现阴道黏膜萎缩、阴道尿道炎等表现。

来院的患者存在阴道干涩、灼热等症状,需行阴道分泌物涂片显微镜检查,或行阴道细胞成熟指标等检查,来确认萎缩性变化及感染与否。治疗方法上首先劝其在性生活时使用水溶性润滑剂,对于闭经女性宜进行激素替代治疗。其他导致性兴奋障碍的原因最常见的是精神因素,对此可进行性心理咨询或药物疗法来解决。

矫正因阴道缩紧术导致的阴道口狭窄的重建手术

过去有这样的案例,进行了不恰当的"阴道紧缩术",导致阴道黏膜萎缩,分泌物减少,阴道口内径过度狭窄,手术后数年内夫妻性生活困难,进而出现性功能障碍、忧郁症、夫妻关系障碍等。这样的女性闭经后阴道萎缩会更严重,完全不能进行性生活。这种情况下使用激光准确剥离组织后对阴道口和会阴部进行整形,构建出适合性生活的阴道宽度。特别重要的一点,这个手术是需要充分考虑的,对性对象的性器官大小及患者的年龄而进行个性化设计的手术。大部分再次手术的情况,手术部位的组织粘连和新生血管有导致术后并发症的可能(肠穿孔、出血、伤口感染等)。所以,适合的设备及医生确定合适的手术时期比任何都重要。根据患者的状态而决定手术方法以及恢复过程的时间。详细的内容根据阴道口狭窄及重建整形手术的要求进行处理。

作者对阴道缩紧整形术的见解

阴道缩紧整形术是会阴整形专科门诊中患者数和手术量最多的一个手术种类。患者的要求也各种各样,手术主刀医生需要慎重地决定手术,并准确地研究手术技术。比起有"美丽手术"之称的阴道后壁手术,阴道缩紧整形术为了提升性满足感、改善性功能,其重点在于肌肉的修补与强化。然而,比任何都重要的是,手术需要明确阴道松弛与影响女性性快感的心理因素间的比重,认识到性生活双方心理交集或亲密感的程度,在手术前后为患者提供各种性治疗。

3. 阴道口狭窄与重建手术

最近女性对阴道整形的关心度高涨,另外,跟以前相比,很多手术有时会因手术方法或手术后的感染等并发症而需要再手术,今后随着时间的推移,这种手术量还会增加。

(1) 再次阴道缩紧整形手术

希望再手术患者的情况是,第一次手术时没有达到患者的期待,或者存在没能通过手术解决的其他原因,特别是心理精神层面的,这时需要慎重考虑。对于提出上次手术没有效果,考虑再手术的时候,需要有明确的矫正状态。

因为过去的手术导致阴道黏膜已丢失相当一部分,再次手术的时候黏膜切除要最小化。对于前次手术没能矫正的情况,再次手术需要优先增强盆底肌肉,预防阴道腔狭窄。在此原则下施术,若有在前次术后影响恢复的因素,也需要重新考虑手术。

另外,对于前次手术导致骨盆软组织瘢痕化和严重粘连,在黏膜分离过程中有导致直肠损伤的可能、出血多等情况需要做好完善的术前(肠道)准备。

（2）阴道与阴道口狭窄的诊治

阴道外口性交痛或性交姿势变换也无法获得满意性交的情况属于阴道口狭窄,通过手术治疗使阴道口扩大达到能自如地性交。

1）分类

根据狭窄的位置不同分为两种,①阴道前庭型狭窄;②阴道中上段型狭窄。因阴道前庭狭窄而行松解术的情况最多,而因妇科癌症造成中上段狭窄行紧缩松解手术的情况次之。一般来讲阴道前庭狭窄容易矫正,而位于阴道上段狭窄的松解术就比较复杂。

2）原因

①会阴体或阴道口手术的后遗症

由于阴道口部位整形术导致阴道口单纯狭窄是行阴道紧缩松解手术的主要原因,出口狭窄也有在分娩损伤(会阴切开)的恢复过程中自然诱发的。此外,过去在民间治疗子宫脱垂等,使用养生水等的化学性烧灼治疗的副作用等导致手术后组织萎缩,或者妇科手术中的囊肿剔除、尖锐湿疣等治疗后部分患者在治愈过程中产生萎缩性瘢痕,也同样会发生阴道口狭窄。

②放射线照射组织挛缩

宫颈癌或直肠癌等患者在治疗过程中进行放射线治疗,这种情况不仅会造成阴道口的狭窄,而且导致阴道腔的整个部分发生萎缩性变化。

③闭经后的阴道缩窄

在①②情况下,加上闭经引起的继发性雌激素减少,会导致更严重的阴道缩窄。

④其他

先天性下生殖道畸形的原因,需要与性功能障碍中的阴道痉挛(vaginismus)相鉴别。另外有外阴炎症频发或性暴力所致如阴唇融合的后遗症,白塞病、扁平样苔藓和硬化症等外阴阴道营养不良或外阴癌症所致的缩窄。

3）临床症状

根据狭窄的程度不同,有完全不能进行性交到性交痛,或者可以完成不满意的性交等。患者希望减小或消除引起性满意度降低及性交痛的障碍。严重者需要考虑是否合并有忧郁症。

4）体征

可以观察到既往手术的痕迹,阴道口部位特征性的后阴唇系带的正常结构消失,也可以确认到频繁的性交导致的持续性的裂伤和恢复过程后的痕迹。部分患者如进行肛交,可伴随肛门的裂伤。其中最常见的原因是阴道紧缩术后的后遗症,性器官通过严重狭窄的部位,即处女膜内侧时的症状会更明显。闭经女性伴有阴道黏膜萎缩或点状出血等的阴道萎缩症状。

5）治疗

①使用雌激素制剂;

②使用阴道扩张工具行渐进式扩张术;

③手术治疗:根据狭窄部位的不同而选择不同的手术方法。

（3）阴道口缩窄重建术

1）阴道口狭窄重建术

可以在门诊进行的简单手术,矫治程度有限,患者的选择很重要。大部分"阴道紧缩术"引起的阴道口狭窄可以通过本手术矫治,但是,术后1~2个月期间的创伤管理很重要,为了防止这个时期内再次发生狭窄,需要使用扩张器,抗生素治疗预防感染等治疗。

麻醉方法为静脉用丙泊酚、局部浸润用利多卡因。

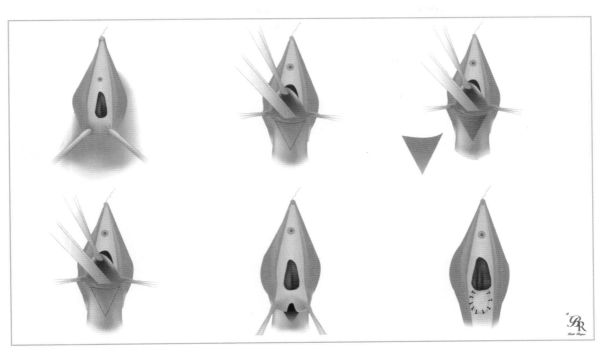

▲ 图6-27 手术示意图

手术步骤：

使用 Allis 钳夹住阴道口部位5点,7点钟方向,在后阴唇系带处行纵形切口。

充分剥离阴道后壁(约5~7cm),注意黏膜下出血。切开会阴体部位的皮肤,暴露表面的会阴横向肌肉。

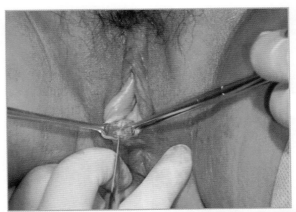

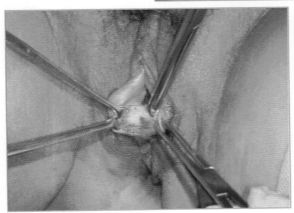
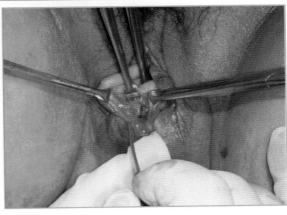

▲ 图6-28 分离阴道黏膜

151

确认会阴浅横肌后,使用激光或电刀在 2~3 点处直接切开。此时,助手往两侧拉,充分暴露手术野使手术顺利进行。

剥离后夹住阴道壁黏膜对合,充分的盖住暴露的会阴浅横肌。

图 6-25 用 3-0 薇乔线缝合阴道后壁和会阴体部位。此时留意黏膜下层组织与剥离的黏膜的缝合。

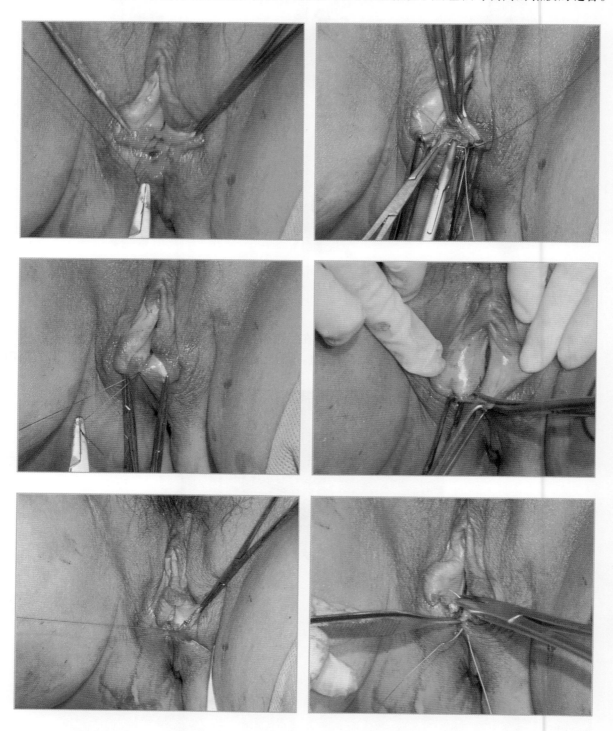

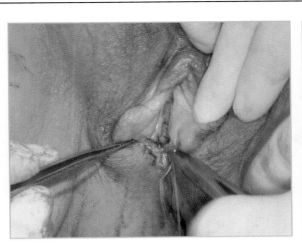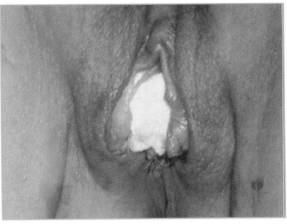

术后5周的情况

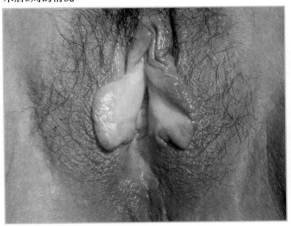

▲ 图 6-29 缝合阴道黏膜、会阴皮肤

2）阴唇粘连融合的松解术

　　小阴唇粘连是指在青春期之前,因小阴唇局部炎症或雌激素不足,或者因性暴力等的损伤未获得适当的治疗的情况下出现。两侧小阴唇的粘连导致在阴唇中央相互粘连闭合,造成性交时疼痛或性交障碍。这种状况下,患者还会因尿液或阴道分泌物堆积导致炎性症状的出现。

　　治疗方法上,针对青春期之前女性激素不足,可在局部使用女性激素(外阴阴道用的雌激素膏剂),一天两次,使用2周后,进行手法分离,大部分情况下都可以得到矫治,如果这样治疗没有效果,则需要进行手术。

　　手术前重要的过程是,通过肛门指诊和阴道内手指检查准确地确认会阴体部位变形的小阴唇皮肤。如果需要,使用子宫内窥镜等确认阴道腔状态。在确认没有特别的重要结构的情况后,在粘连的腔内插入辅助工具,进行充分的纵行切开。切开面止血后,用3-0、4-0薇乔线进行间断缝合。

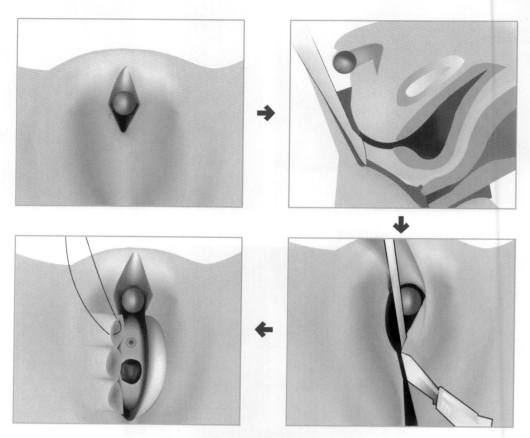

▲ 图 6-30　小阴唇粘连症手术示意图

3）切口设计与选择

①单切口技术

作为简单的手术，狭窄部位切开后，从狭窄部位瘢痕组织开始分离阴道黏膜，去除一部分瘢痕组织。切开部位不需缝合，或者沿原来切口的垂直方向以 3-0 薇乔线行无张力间断缝合。

②多个小切口和反向缝合技术

上述单切口需在进行阴道口充分扩张的情况进行，若无法扩张则需要在其他的位置上施加几个小的纵形切口，对此做横向缝合，在阴道口狭窄时手术效果会很好。此方法也应用于因阴道紧缩术导致的阴道口狭窄松解中的手术方法。

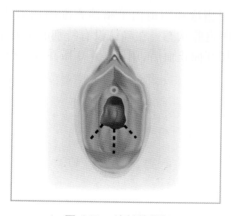

▲ 图 6-31　放射状纵切口

4）Z 形缝合技术（垂直/横向）

标准术式常选择在狭窄严重的部分施行横向切口,从上到下形成 Z 形切口后 2cm 长,60°角(如图所示),切缘相互交以 3-0/4-0 薇乔线缝合。垂直型:根据患者情况,在阴道口的两侧 4 点、8 点钟方向施行 2 个 Z 形切口后缝合。横向型:不论哪种方式,缝合时如产生"狗耳缺损"一定要整理干净,追加缝合不要产生断续,这样可以预防性交痛,并能带来良好的术后效果。

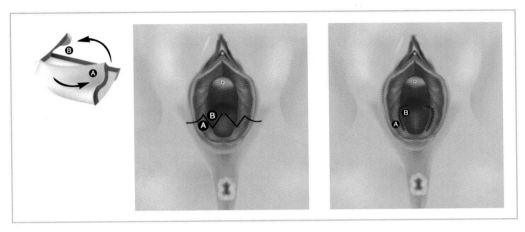

▲ 图 6-32　Z 形切口

（4）中上段阴道狭窄的手术治疗

1）皮片移植

不仅是会阴部组织,任何组织都可以使用移植皮片。比起去脂肪的单层皮瓣,使用包括真皮和表皮的全层皮瓣可减少手术后再次狭窄。方法是:在狭窄部位施行切口,去除下部瘢痕组织后缝合移植组织。这种情况术后至少需要 24 小时以上的湿敷。

2）会阴皮瓣移植法

①单侧皮瓣

②双侧皮瓣

阴道腔狭窄位于内侧很深的情况下,在超过狭窄部位之上做切口,通过狭窄部位黏膜剥离打开后,为了血液循环顺畅,包括大阴唇旁边皮肤的一部分从下部组织开始剥离,往阴道腔内切口位置推,确定止血后放置引流管后再缝合。然后将会阴侧切除皮瓣的切缘相互对上,缝合 2 层。为了手术的成功,术后至少需要卧床休息 5~7 天,至少留置导尿管 2~3 天。

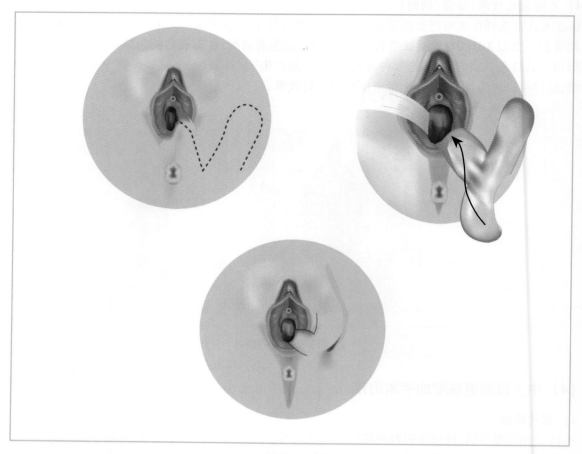

▲ 图 6-33　单侧皮瓣

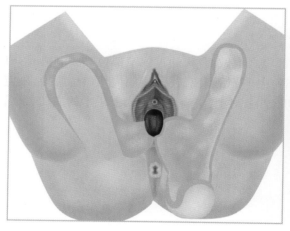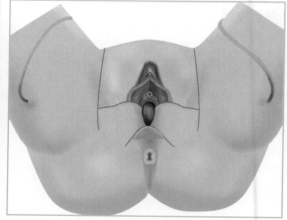

▲ 图 6-34　双侧皮瓣

3）腹壁肌皮瓣移植法

在上述所有手术方法失败的情况，腹壁皮瓣移植可以作为最终选择，特别对于因妇科癌症导致的阴道腔狭窄的情况可进行这种方法。这类手术是剥离腹部的腹直肌肌肉和脂肪、皮肤，以及带有腹壁上血管等。这是松解狭窄部位后再植入肌皮瓣的大型手术。大致分为垂直腹直肌皮瓣（VRAM）和横向腹直肌皮瓣（TRAM）两类。

4. 盆腔脏器脱垂伴阴道松弛

所谓阴道松弛事实上是盆腔脏器脱垂症的初级阶段,如不进行治疗,可导致整体的盆底松弛,最终增加盆腔脏器脱垂的可能性。换言之,阴道松弛是导致盆腔脏器脱垂的必经之路。

所谓盆腔脏器脱垂是指肛门、直肠、子宫、膀胱、尿道等从阴道脱出,导致阴道松弛的结果。最终由脏器脱垂导致阴道的更加松弛,此时,不是需要阴道整复(vaginal rejuvenation),而是需要阴道重建(vaginal reconstruction)。因此,针对因阴道松弛就医患者,医疗团队需要在准确的检查后对盆腔脏器脱垂做出适当的治疗。这句话的意思是压力性尿失禁等的治疗不能靠单纯的阴道前壁矫正术来解决,需要进行 TOT 等积极的治疗。

需要对盆腔脏器脱垂进行简单的了解。

盆腔器官(膀胱、阴道、子宫、直肠)的位置和功能通过肌肉,筋膜以及韧带来维持。若这些支撑组织受损,器官会下垂,有时会从阴道内脱出来,这些情况称作盆腔支持结构缺陷(pelvic support defects)、盆底松弛(pelvic relaxation)或盆腔器官脱垂(pelvic organ prolapse)。例如,分娩中盆底的肌肉、筋膜和韧带等各种支撑结构分离而变弱,若不进行适当处理会逐渐变得更弱,进而导致盆腔脏器脱离正常的位置。骨盆内的脏器从正常的位置往下方或前方移位主要表现为膀胱、子宫、直肠等的移位,这些影响到女性排尿、排便、性交等功能,出现膀胱、阴道、直肠、肛门过度活动,以及膀胱瘤、直肠瘤、肠瘤、阴道和子宫脱垂症等问题。

(1) 盆底松弛症的病因及危险因素

多产、老化、女性激素缺乏、肥胖、骨盆部位神经性功能不全、结缔组织成分异常、极限运动、骨盆脏器手术史、便秘等也是影响盆底支撑结构功能的高危因素。

(2) 盆底松弛症的种类

盆腔脏器从其正常的位置脱离,根据不同脏器受到的影响而产生不同的临床症状。如盆底坠胀感,或尿失禁症状变严重,这些实际上是由盆腔脏器从阴道口脱出而产生的情况。

1) 膀胱膨出

膀胱膨出是指膀胱脱离其正常位置,与其最具相关性的症状是压力性尿失禁。患有 SUI 的患者难以完全排空膀胱,这个病症与膀胱炎有关。膀胱膨出起因于生育、提重物,或与肠运动减少引起的便秘,反复腹压增加有关。另外,绝经女性因雌激素减少使阴道和膀胱周围肌肉变弱也可以导致膀胱膨出。医生通过了解症状和检查,观察膀胱部位在阴道的哪一个位置做出诊断。膀胱尿道排空图(VCUG)是在排尿期间行 X 线检查膀胱外形,了解小便正常流出受阻的原因,为决定手术提供帮助。

2) 尿道膨出

大多与膀胱膨出同时存在。这两个状态导致在步行,咳嗽,打喷嚏,大笑,突然运动引起腹压增加时有不自主尿液流出的症状。

3) 直肠膨出和小肠膨出

直肠膨出是直肠向阴道壁方向突出,小肠膨出是小肠从阴道侧壁突出。直肠膨出和小肠膨出是由于盆底肌肉因怀孕、阵痛、分娩、盆腔手术及肌肉老化而产生的病症。这两种状态在肠运动腹压增加的情况下会更加严重。这种状态大多同时出现,特别在接受过子宫切除术的女性中更为常见。

(3) 盆底松弛症的临床症状

1) 排尿症状:下尿路功能障碍

尿失禁,腹压排尿,尿潴留,尿液异常,急性尿闭症,膀胱感觉异常,急性膀胱炎,复发性膀胱炎,尿道炎,急性肾盂肾炎。

2) 盆底脏器脱垂引起的性功能障碍占 17%。

3) 排便障碍:便秘,粪失禁,直肠脱垂。

4) 其他症状:阴道部位堵塞感,坠胀感,疼痛,有异物脱落的感觉,下腹部疼痛。

（4）盆底器官脱垂的 POPQ 分期（ICS,1996 年）

0:没有脱垂的情况

Ⅰ:脱出的脏器的最远端在处女膜位置1cm 以上的状况

Ⅱ:脱出的脏器的最远端在处女膜位置上方1cm 和下方1cm 之间

Ⅲ:脱出的脏器的最远端在处女膜位置1cm 以下,但是下降的距离不到阴道总长度的2cm

Ⅳ:子宫阴道完全脱出到阴道口外部的情况

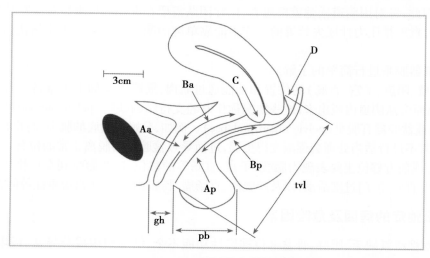

▲ 图6-35　PO-P-Q 分期示意图

POPQ 体系的标准点(6 个点,3 个测定值)

名称	定　义
Aa	从处女膜开始3cm 位置的前阴道壁
Ba	休息时前壁脱垂症的最底部(Aa 与阴道前部之间)
C	子宫颈
D	阴道后穹窿(道格拉斯陷窝)
Ap	从处女膜开始3cm 开始的后阴道壁
Bp	休息时后壁脱垂症的最底部(Ap 与阴道前部之间)
tvl	阴道总长度
gh	从尿道口的中央开始到处女膜后方中心线间的长度
pb	会阴体(gh 的后缘沿到肛门中间的长度)

（5）盆底松弛症的诊断

诊断通过病例和盆底检查可充分确认,也可以另外进行包括阴道镜、棉棒测试、尿流动力学、尿道膀胱镜和 X 线等在内的检查。

（6）盆底松弛症的治疗

症状轻微的情况下首选定期的检查和去除让其状态继续恶化的因素等,症状严重的情况下则考虑手术治疗。手术治疗的目的是缓解症状,维持与恢复排尿功能、性功能以及脏器功能,将盆底脏器恢复至正常解剖位置,预防其他盆底脏器脱垂症的发生,治疗伴随的其他盆腔内疾病。为了维持手术后器官正常的位置,手术的种类可根据盆底脏器脱垂的位置与程度不同而选择。比如经阴道的全子宫切除术(VTH)、曼氏手术、尿道固定术、阴道壁缝合术、会阴体成形术、阴道切除术等。

【阴道整形手术图解】

▼ 阴道整形准备

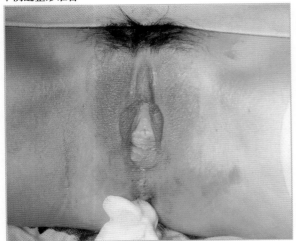

▼ 狭窄部位的确认

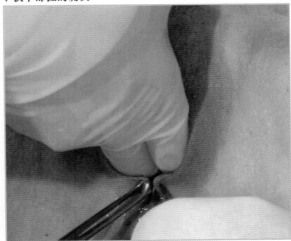

▼ 切开表层1

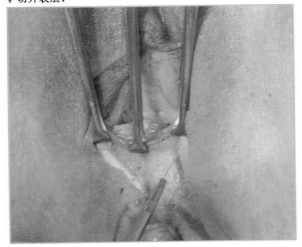

▼ 切开会阴体皮肤2

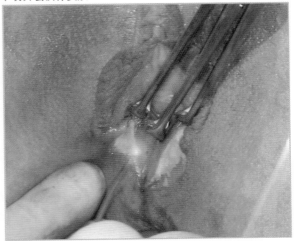

▼ 切开会阴体皮肤4

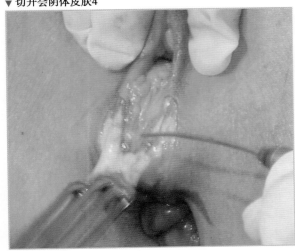

▼ 切开会阴体皮肤6

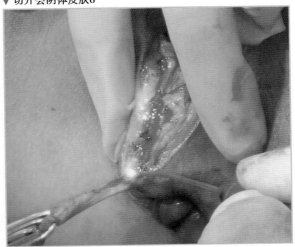

▼ 会阴体皮肤切开后止血

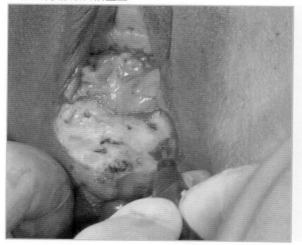

▼ 切开阴道黏膜3

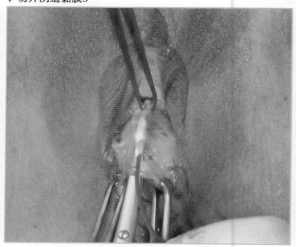

▼ 切开阴道黏膜6

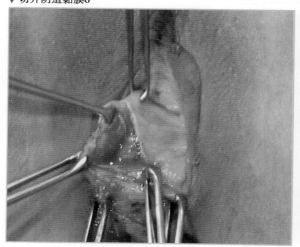

▼ 分离阴道黏膜9

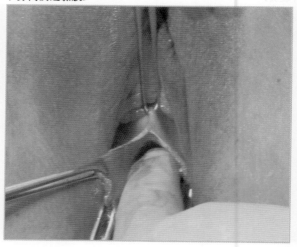

▼ 分离肌肉1

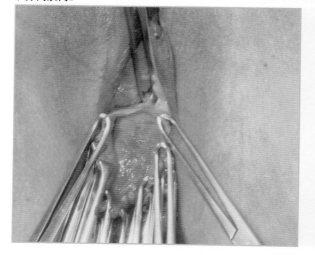

▼ 分离肌肉4

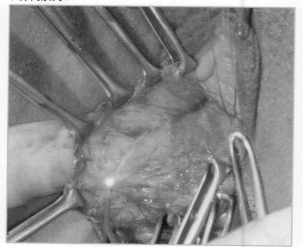

▼ 切除黏膜1

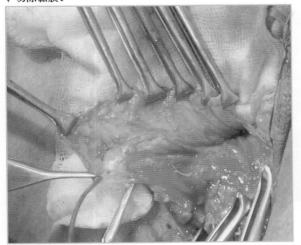

▼ 切除的黏膜

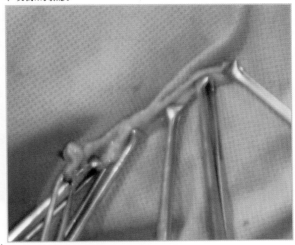

▼ 加固肌肉1

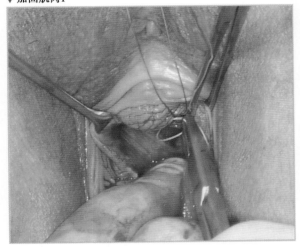

▼ 加固肌肉2

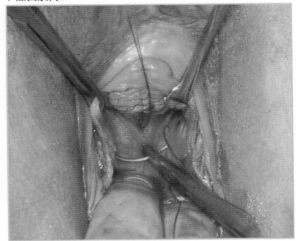

▼ 加固筋膜1

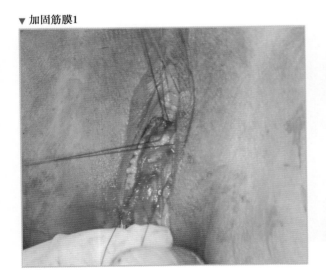

▼ 加固筋膜3

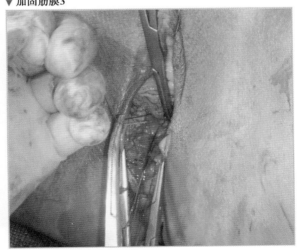

▼ 缝合阴道黏膜3

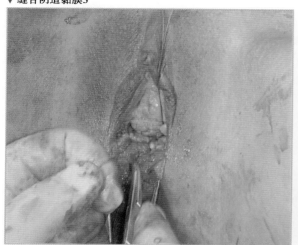

▼ 缝合阴道黏膜4

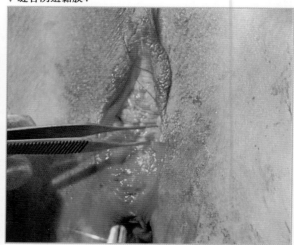

▼ 缝合阴道黏膜5

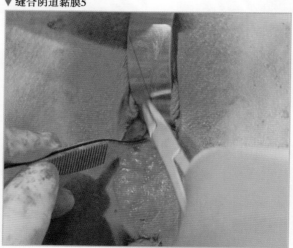

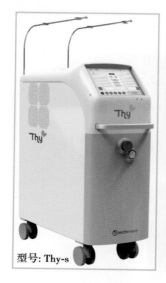

型号: Thy-s

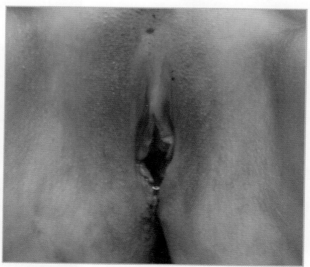

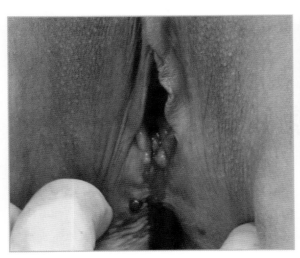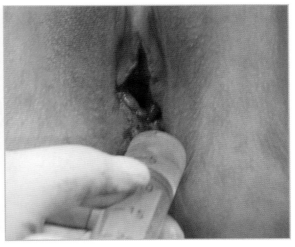

（尤超 译，罗新 校）

第七章 G点和G点增大术

1. G点

G点位于女性的膀胱侧阴道壁内,离阴道口3~5cm处。即指在耻骨下部和宫颈之间椭圆形约10美分硬币大小的、手指可触及的一块组织。这个区域的解剖学构造由复杂的血管网状结构、尿道及其腺管、神经末梢、环绕膀胱颈的组织等复合构成,它与男人的前列腺相似。据统计,30%~40%女性存在着此组织。

如果对G点加以一定的刺激,该区域就会隆起。女性平卧时难以亲手触及,但蹲位时较易触到。在性生活中,采用女上位将有助于阴茎对G点的刺激。女性因该区受刺激可以产生性高潮。女性刚开始有尿意,持续加以适当的刺激会立即进入性高潮阶段。很多女性声称此性高潮比刺激阴蒂获得的高潮来的更强烈、更深刻。这应该就是 Freud 所说的"阴道高潮"。据说,此时大约每10个女性中会有1个从她们的尿道中分泌出像牛奶一样的液体,该液体的化学成分中含有大量的酸性磷酸酶。这与男性性高潮时射出的精液分泌物——尤其是前列腺分泌物相似。由于射出的液体量为2~3滴,最多可达60g。有些医生认为这是高潮前憋尿最终导致的尿失禁现象。因此,G点连同阴蒂可使性满足感达到最高点,而且,由于G点是保障女性获得多发性高潮的地方,如果性生活中能找出它并加以刺激,女性的性生活会更加和谐及美满。

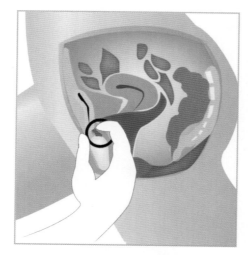

▲ 图7-1 G点的确认

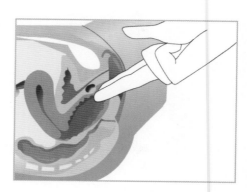

▲ 图7-2

G点的大小差异较大;如10美分硬币或黄豆大小
位置:耻骨和宫颈之间的阴道前壁内,距离阴道口3~5cm处
概率:30%~40%的女性可存在G点
构造:尿道和阴道黏膜之间,称尿道海绵体
盆腔/腹下神经

（1）　G点是否存在及其功能，关于女性射精的研究

G点的概念是由 Ernest Grafenbergy 医生于 1950 年在 International Journal of Sexology 上首次提出并以其命名，此区域被认为是女性获得性快感的根源。Grafenberg 发现了阴道内的高度性敏感区，当受到刺激时能够引起高度性兴奋及强烈的性高潮，这时从尿道也会分泌出少许液体。但是之后的许多研究报道及后续学者对 G 点和女性射精的看法都不完全相同。Whipple 认为每个女性都有 G 点，而 Hines（2001）则认为 G 点根本不存在。Lundberg（2001）和 Heath（1984）提出没有所谓明确的 G 点，而离阴道口 2~3cm 处确实聚集较阴道其他部位更多的敏感的神经末梢。以色列 Hoch 指出阴道前部皆敏感，当受到刺激时女性都会兴奋。意大利 L″Aquila 大学的 Emmanuele Jannini 等专家在英国科学专业杂志 New Scientist 发表的报告表明：G 点确实存在，PDE-5 的蛋白质或酶在促进女性性高潮中起重要的作用，该蛋白质在男性的阴茎勃起中也发挥重要的功能。专家通过对 14 具女性尸体解剖研究发现，大部分 PDE-5 蛋白质集中分布在 G 点周围。但是他们发现其中 2 个女性仅存在极低密度的 PDE-5，又表明了她们没有斯基恩氏腺，推断她们生存时没有感受过生理性的性高潮。Jannini 认为有高密度的 PDE-5 和大的斯基恩氏腺的女性才会感受到强烈的性高潮。由此专家们相信男性阳痿患者所服用的 Viagra 类的药物对女性也有疗效，因此研制出 Viagra 的医药公司 Pfizer 等已经在积极研制开发针对感受不到性高潮的女性专用的 Viagra。

下面对女性射精和 G 点的多年研究进行简介。

Josephine Lowndes Sevely：自 17 世纪女性射精即被发现并讨论，包括其来源组织女性前列腺的调查与记载，以历史考察为主的论文。

Federation for Feminist Women's Health Care Centers：性敏感区聚焦于阴蒂上，表明了身体里敏感部位还是以阴蒂为更大。

Ladas，Whipple，Perry：查明在阴道里引起射精的敏感部位，并借 Dr. Ernest Grafenberg 的名字命名为"G 点"。表明了 G 点的肌肉和神经支配，该点位于比 Grafenberg 所指更高的位置，且可以产生一种特别的性高潮。

德国 Karl Stifter：记载了关于女性射精的历史文化研究，在世界其他地区有女性射精被认识到且被赞的事实以及女性射精的化学分析。

1997 年西班牙 Francisco Santamaria Cabello：虽然当女性射精时大多数会往膀胱逆流，但是揭示了所有女性存在射精的可能性。他们通过检测 24 个女性在性高潮前后的膀胱内容物，检测到前列腺的特殊抗原（PSA＊）。虽然受试者 24 个人中只有 3 个人被观察到有射精现象，但是在没有观察到射精现象的女性中，75% 在性高潮后尿液中的 PSA 值上升。由此认为，女性性高潮时一般向膀胱内分泌液体，而不是往体外射出，Cabello 认为女性会经历"逆流性射精"。部分学者推定与男性一样逆流性射精可能是女性膀胱感染的原因。

斯洛伐克 Milan Zaviacic：G 点是女性的前列腺，且通过查明其构造和射精液的细胞学成分，认为女性前列腺不仅有生成激素的作用，还在妊娠期中起作用。

（2）　G点的神经分布

G 点跟阴蒂一样具有固有的神经分布体系，通过摩擦阴道受到刺激。阴蒂的感觉由外阴神经支配，而 G 点的感觉则受身体里最强的神经之一——盆神经的支配。各个神经由独特的感觉来引起兴奋和性高潮，女性随着受刺激的部位不同而感受到不一样且明显可分的两种性高潮或达到混合的性高潮。

多年来解剖学家和妇科医生都曾认为女性的性感受局限于外阴神经和其支配的阴蒂、阴部和耻骨尾骨肌的 1/3 段等区域。但《G 点》的作者 Ladas，Whipple 和 Perry 等对女性射精和 G 点的研究使这些理论有了很大的变化，他们认为盆神经支配尿道、女性前列腺、G 点、膀胱和包括子宫肌肉及耻骨尾骨肌的后

2/3,且在女性性感受中发挥重要的作用。外阴神经和盆神经虽然都能够引起性高潮但其性质完全不同。根据能明确的区分阴蒂高潮和 G 点高潮的女性的个人经历,她们相信由盆神经引发的 G 点性高潮可以使人感受到更好的性爱情趣。

参与性功能的外阴部神经与盆神经属于调控舌部运动神经的第 12 对颅神经——舌下神经的部分神经。据说调控知觉与运动功能的第 10 对颅神经——迷走神经也与 G 点高潮有关。舌下神经与迷走神经均起始于脑干延髓的第四脑室灰质。延髓调控人体最基本功能,即感觉和运动,如躲避、打击、饮食以及性高潮等。相反,占有大部分大脑组织的大脑皮质则调控幻觉、想象、梦幻甚至人的意识。

（3） G 点作用

据至今的研究报告,可以把 G 点定义为包含女性前列腺和勃起组织网络的复合体。这样的勃起组织分布在超过 G 点界限的阴蒂、阴蒂脚、肛门周围（会阴海绵体肌）和阴部下面（尿道海绵体）,当受到适当的刺激后,即充血增大。勃起组织包绕女性前列腺和尿道的大部分,当 G 点受到的刺激增大,勃起组织开始充血,前列腺分泌腺内会聚集女性射精液。这时从阴道壁易触摸 G 点。因此,G 点就是一个从阴道壁可以感觉到、可以刺激的器官。

女性外阴部存在个体差异,G 点的大小也因人而异。在部分女性 G 点较细小,当受到强烈和持续刺激时才会向阴道壁凸出而被辨认。另一部分女性该点又大又坚韧,当受到刺激时,从阴道壁可以明确地看到凸出的一块。我们讨论 G 点时经常提到的不满是"找不到",我想这是因为女性性生活时,只寻找高度兴奋或性高潮的感受。其实,据说 G 点由无法感受的女性到很敏感的女性,其感觉非常多样。G 点感觉差的原因是多样的,而增强感觉的方法也存在多样的研究。

（4） 寻找 G 点

平时没有性兴奋的状态下 G 点的位置比较隐秘,当女性自慰（用振动子或阳具）或性生活在兴奋的阶段时本人或伴侣可以触摸到。但是大部分的女性没有 G 点的概念或对自慰本身较排斥,很难找到该点,且需要相当的时间和精力。为做 G 点增大阴道成形术（GSAV）来医院的女性,施术者可以试着触、视诊找到该点,但是现实上并没有这么理想,会有一定的难度。

1） 女性自己寻找 G 点的方法

①首先排尽膀胱。

②坐在马桶上,把食指和中指放在阴道内 2～3cm 处,往 12 点方向（耻骨方向）上提给予刺激。

③为了便于 G 点受到更大的压力和刺激,下腹部往下用力,另一手压耻骨和有阴毛的部位。

④G 点受到刺激后开始肿大,感觉类似柔软的海绵垫。

2） 伴侣寻找 G 点的方法

男性比女性更容易刺激到 G 点,且更有效。因此,女性自己找到 G 点后给伴侣同等体验,有助于夫妻性生活。若难以一只手刺激,可用振动器或假阴茎来找出 G 点。在躺卧位伴侣把两个手指放进阴道内找出 G 点时,让女性躺在床上,男性在床下跪下的体位较方便。女性放松的躺在床上,两只手举在头上。这时女性的腿放在男性的肩膀上,使女性集中于男性的动作,可以提高两人之间的身体接触感。而且男性在女性的下面,更仔细的看见女性的身体。除了在床上还可以在台阶上用枕头或坐垫垫在女性的背下,躺在上面也是不错的方法。

①女性放松的躺着,把两只腿打开抬起她的臀部,手指插入阴道刺激前壁。

②男性伴侣把两指插入阴道寻找 G 点。这时手掌朝上,两指滑动寻找"G 点"。

③另一只手轻压耻骨和有阴毛的部位。

④确认女性 G 点位置后,性交时让男性的阴茎刺激到该点。

性交中如何有效地刺激G点

只靠阴茎刺激G点很难。因为其位置比较隐秘,且难保证阴茎的运动如此精巧。

采用女上位或后进位时才有助于对G点的刺激。女上位是因为女性可以自己调节其深度和方向,引导最快感的位置。另一个有助于刺激的体位是女性趴着,臀部往上翘的体位。后进位时男性的阴茎直接刺激阴道前壁,易刺激G点。即阴茎向上约60°弯曲,压着阴道后壁插入时已刺激到。若采取女下位,女性应把膝盖拉到腹部,男性顶住女性的双腿。女性在上位或后进位时易感受性高潮的话,该女性很有可能存在G点。

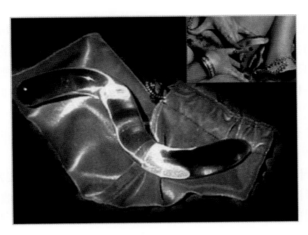

▲ 图7-3

（5）作者对G点理解

"G点不是普遍存在的,甚至现实上该点是否存在还不清楚。但是,只需试图努力寻找该点就足以有效地提高女性的性快感。"

在门诊看病时,有些女性易找出她的G点,而有些女性无论怎么努力也找不到。急迫寻找G点欲追求美满性生活的女性,因为太执着反而增大性生活的压力和焦虑。找到G点是好事,若找不到,通过寻找G点的体验过程还是会有助于掌握性的专业知识,并且与伴侣一起下功夫的过程中也会让性生活更加亲密。由此,元铁医生认为只需试图寻找G点的过程已经足以满足夫妻性对话和交流。

事实上,我们可以见到周围很多没有找到G点的女性也感受性高潮,且享受着满意的婚后生活。因此,女性不仅可以通过刺激G点,还可以通过刺激分布在阴道口周围的神经末梢或集中刺激阴蒂来感受性高潮。元铁医生认为不应该只依赖一种方法来得到满意的性生活,而是为夫妻关系更加多样、幸福的同心协力的态度更为重要。

2. 什么叫女性射精?

所谓"女性也射精",古代希腊亚里士多德曾经提过。在印度的最初性爱圣经《欲经》也写道"性交的从头到尾,女性与男性的射精方式一样持续性的分泌精液"。但直到1950年德国妇产科医生Granfenberg才首先科学地提出了G点和女性射精的具体的解剖学基础。

据性生活时采用能够反复刺激G点体位的女性说,她们性交时可以感受多次的性高潮,而且多次经验过"女性也射精"。

她们所感受到的性高潮比阴蒂性高潮更深层、更强烈,分泌的液体与尿液不同,它无异味,呈淡的牛奶色。Zaviacic（2001）分析了这些液体的化学成分，发现这是与尿液完全不同的前列腺液体（与男性前列腺分泌的液体成分相同）。有些报道认为"女性的射精"只是为没有排尽膀胱内的残存尿液而已，但部分专家认为女性一旦 G 点被刺激而获得性高潮时都会射精。因为流出不多，且性交时习惯采取女下位，所以很少从尿道口流出，而是留在尿道内。其量虽然因人而异，但最多时可达 2 个大勺。有报道射精量大约 1/8 杯至一杯，但射精量达一杯半以上的女性也不少见。在持续的刺激下，射精可以不止一次，而是可以多次发生的。

（1）　不是每个女性都在性高潮时射精

一个对 23 位女性的研究中，发现 54% 女性性交时有过液体分泌的经验，14% 女性每当性高潮时都会射精。女性的精液是透明的，密度与润滑液差不多，但不滑而较湿，与阴道内的润滑液和尿液不同。男女精液虽然都是前列腺液，但只有看不见的一小部分才像男性精液呈乳白色牛奶样。精液的味道随着女性月经周期而变。有时如盐一样咸，有时如森林的泥土带清新的香味。精液有时无味，或稍微有如尿液的味道。

虽然女性的射精液不含有精子，但是男女前列腺液的化学成分相似。女性射精液主要是前列腺体液，混合着葡萄糖和尿液。

男性与女性生殖器属于同源器官，女性前列腺在女性性解剖学中占有重要地位，且女性射精液也拥有其生物学功能。尿道底部好比阴道的屋顶，射精液中的葡萄糖被阴道内部吸收，这样，女性射精液中的葡萄糖加上男性精液给精子创造了适合的环境。由此看来，它很可能具有支持生殖的作用。

男性的前列腺包绕着尿道的基底部，呈大的栗子样，由分泌腺和分泌精液的管道构成。像男性前列腺一样，女性前列腺也是由具有功能的分泌器官和把它排至尿道的管道构成。但是女性前列腺明显比男性的小，埋在尿道壁内。女性的前列腺约有 40 个分泌腺和管道，为男性前列腺的三倍。当从女性前列腺沿着尿道放出精液后，它的流向有两个，从尿道口流出（可见的射精）或流至膀胱（逆流性射精）。

1672 年荷兰解剖学家 Regnier de Graaf 讨论及描述女性"前列腺"，他特别关注到许多射精管。尽管 De Graaf 第一个提出女性射精源于前列腺，但是把前列腺认为是一个功能性女性器官则应归功于斯洛伐克的 Milan Zaviacic 博士，过去 20 年来积累了广泛又专业的研究成果。他在 1999 年出版了《人类女性前列腺：从退化的尿道旁腺到女性功能性前列腺》。他在这本书上指出女性前列腺是具有特殊的组织结构、功能及病理生理的一个独立的功能性泌尿生殖系统器官。"与男性相比，女性前列腺具有类似的结构及前列腺标志物或酶……"。Zaviacic 博士相信女性前列腺存在两种功能，即外分泌功能（前列腺液，合成女性射精液）和神经内分泌功能（合成激素）。

综上所述，女性前列腺最主要的功能为合成、储存及分泌射精液，次要功能是合成激素。前列腺管沿着神经内分泌细胞内壁广泛分布，而且还生成肽类激素。女性前列腺所分泌的激素仅证实的有 5-羟色胺，依赖雄激素的前列腺的特征鲜为人知。

（2）　帮助女性射精的盆腔肌肉

《G 点》的作者 Alice Ladas，Beverly Whippie 和 John Perry 精通于 Grafenberg 和 Sevely 的研究，因此非常了解 G 点作为前列腺的特性。他们不仅采用了虽然在急速扩散普及但那时仍鲜为人知的有关女性解剖学核心内容的术语，而且对相关肌肉和神经研究透彻，还明确了与 G 点相关的特异性高潮的类型。他们的书将大众的关注点转移到了 G 点和女性射精这一概念，并在过去的 20 年内在这一领域做出了最具影响力的研究。他们对女性性反应的研究，尤其是有助于女性射精的肌肉的研究也处于世界领先水平。

妇产科医生 Arnold Kegel 博士是对女性尿失禁治疗作出突出贡献的人物，他于 1947 年为了达到练习并强化女性盆底肌肉的效果，研制出了被称作 Kegel 会阴收缩力计力的器具。将此器具插入阴道内，收缩盆底肌肉,能显示出阴道收缩强度的数值。以此来让女性自己可以看到阴道收缩力量与时间的增加,有助于独立地鉴别并使用这一群肌肉。我们将这样的耻尾肌运动称作 Kegel 运动,现在适用于尿失禁的预防或治疗,还作为提高性感觉的手段。

1975 年,《G 点》的作者兼性医学者 John Perry 博士延续了 Kegel 博士的研究工作。他将 Kegel 生物反馈机器改良,开发出了 Perry 会阴计量器。此设备利用电磁场传感器,能够精确测定耻尾肌力量,因此有很多诊所都在用此装备。强力又健康的耻尾肌不仅能增加高潮反应并有助于女性射精,而且还有助于治疗尿失禁和其他多种盆底疾病。性禁忌、丧婚或消极的性行为会使绝大多数女性产生性抵抗感,结果导致肌肉本身慢性紧张,可诱发多种女性生殖器疾病。

有一段时间,女性射精被错以为是尿失禁或排尿现象,因此也发生过以治疗这种疾病为目的的外科手术,导致损伤了女性前列腺的情况。也发生过妇科多种疾病施行子宫切除术后导致对女性前列腺的巨大损伤,甚至是消除。分娩中实施的会阴切开术虽然有助于胎儿娩出,但也损伤了勃起组织的会阴海绵体肌,结果可导致阴道内感觉减弱。如上所述,过去没有认识到尿道是与女性性反应相关联的器官,对女性前列腺的本身更没有认识,也不知道多种妇科治疗会损伤女性的性反应。现在有必要认真考虑这一些问题。

Zaviacic 博士的研究指出女性射精液不仅对尿道,还可能对阴道也提供治疗与防御的能力。考虑到妇科患者中 50% 有膀胱和阴道的感染,而且其中 20% 是慢性感染,这些感染非先天引起,因此这个问题可能与女性耻尾肌的状态有关。Zaviacic 博士通过研究,认为紧张的耻尾肌会诱发感染,导致局部血液循环障碍,结果使阴道和尿道的微生态变弱,造成适于各种病原菌生长的环境。耻尾肌的过度紧张可导致对女性射精的过度抑制。也就是说,若没有耻尾肌的适度松弛,女性射精是被处在绝对抑制的病态中,可发展成性功能障碍、性感觉减退,甚至多种妇科疾患。

综上所述,为了预防妇科疾患,女性射精应被重视并被保护。女性的性功能与整体健康有着重要关系。

3. G 点增大阴道成形术

G 点增大阴道成形术(G-spot augmentation vaginoplasty,GSAV)是通过增大 G 点而使性感觉增强的方法。所注射的主要成分为不需要做皮肤反应试验的胶原或自身脂肪。自体脂肪移植术需要抽取自身脂肪导致手术时间和危险性的增加,但由于利用自身脂肪,也具有成本减低和无排斥反应的优点。最近,随着人类自身胶原精致处理过程的发展,大大降低了不良反应的发生,其持久性方面也得到了改进,加之在门诊能够方便地使用胶原蛋白的使用率将越来越高。使用胶原蛋白的优点还在于不形成肉瘤,而且不引起远处移动。同时,排斥反应或者炎症反应也很弱而且注射时能在较低的压力下进行。

(1) GSAV 如何增加性快感

GSAV 不仅可以改善 G 点的大小和敏感性,还可使做过手术的妇女正确地理解 G 点和性高潮发生机制。

从女性的性满足感方面来看,女性很难通过单纯的生殖器摩擦和刺激达到性高潮。与性伴侣之间的亲密感和爱情是女性达到性高潮的先决条件。在具有此先决条件的情况下,当与性伴侣做出适当的性行为时,通过爱抚等引起性兴奋以及给予持续又适当的性刺激,才能最终达到性高潮。

GSAV 的作用机制

直接效果:性交中性器官插入阴道做抽插运动时,位于尿道周围 G 点中弥漫的充填剂因阴蒂勃起和充血等原因而使 G 点变得更大,这样可增加性器官间的接触面积,在男性器持续摩擦下,使性交对阴道内性敏感部位形成持续刺激以致有的女性在 G 点受刺激后能够增加高潮中出现射液现象。

间接效果:可以说是赋予女性寻找性兴奋的动机之一,也是性满足感亢奋获得的效果。即,为了确认 G 点需要适当的性刺激与性兴奋诱导,然而这并不是自然而然就可以生成的,而是需要持续适当的性刺激。可以尝试多种方式进行性刺激,比如性伴侣间的各种行为和对话、音乐、视觉性刺激与肉体直接刺激。通过这样的过程,可以互相理解彼此性取向,积累有关性刺激的各种知识,亦对性生活和性满足感有所帮助。但是要注意,过度的性刺激或唯独确认 G 点的性生活,只会让性生活失去其自然性。

通过一系列过程获得的性满足感,在以后的性生活中,可以起促进性思考与性幻想的效果,使其更容易达到性兴奋状态。一旦兴奋后,性欲会更加旺盛。在这种性生活的满足层面来看,GSAV 会带来更加多样和积极的疗效,而且在女性性功能障碍、性兴奋障碍、性高潮障碍方面也值得尝试。有助于教导性治疗中的自慰性行为,与其他任何教育相比,女性都会更加确切地理解自身勃起组织的充血程度。

(2) 手术适应证

有明确的性功能障碍者先行性功能障碍治疗,即原则上 GSAV 是对性功能正常的人使她们获得更大,更强,更持久的性高潮的手术。当然,手术之前务必明确患者具有 G 点。其他问题,尤其存在阴道松弛时,应同时进行治疗才能得到 GSAV 期待的效果。选择手术患者时特别要注意女性患者的精神状态,还需注意患者是否对手术抱着太大的期待,这些都是必须要注意咨询的内容。

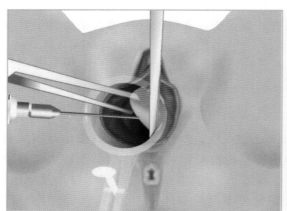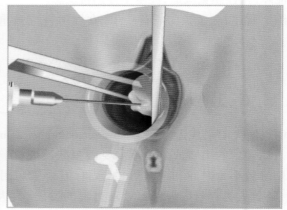

▲ 图 7-4

(3) 治疗成果

到目前为止,学界还没有准确的统计资料。根据美国的一所研究所(LVRIA)报告,做过 GSAV 手术的87% 女性表示在性刺激和满足感方面有改善。

这包括性高潮的频率和持续时间以及多次性高潮和对性交的欲望。其缺点是永久性差,由于胶原被机体吸收导致只能够持续 6 ~ 12 个月,尽管如此,因能反复补充注射胶原,从而可以持续地改善性刺激和满足感。

(4) 用于 GSAV 的胶原蛋白稳定性的考察

胶原蛋白第一次被人类所利用于临床是在 1980 年初,它一直被认为可以在体内使用,它的通用性及兼容性较高。阴道内注射胶原是一种为了治疗内括约肌功能障碍型压力性尿失禁的方法。即,用于因内括约肌功能障碍导致尿道括约肌松弛而引起尿失禁时，通过注入生物注射剂使尿道内腔缩小，从而达到治疗尿失禁的目的。到目前为止关于上述内容已有许多临床研究，这些研究结果告诉我们在阴道内注射胶原是一种安全的方法。第一次利用胶原于尿失禁患者的是 Shortliffe（1998）。Press 和 Badlani（1995）的研究每三个月注射一次，得到 50% 左右的效果。另外，通过大量研究，如 Eckford 和 abraham（1991）、Gorton（1999）、steele（2000），现已取得了对尿失禁的治疗成果及效果。

至于性功能，美国权威会阴修补术专家 Dr. Matlock 首次利用胶原蛋白以提高性感（被称为 G-Shot），而且根据他自己的发表，其效果很明显。不过，目前资料不足，还需要更多的追踪调查。

最近在韩国的创业研究所获得专利的胶原蛋白加工技术是在没有任何胶原蛋白和真皮层细胞外基质变性的情况下，除去免疫反应靶细胞的技术。因而被加工的真皮层已除去了可引起免疫排斥反应的细胞，可促进新生血管长入及细胞再生。经过上述处理的胶原蛋白，有利于体内移植并且以患者自体组织的形式存活。

（5）利用胶原蛋白的注意事项

- 有结缔组织自身免疫性疾病者，感染部位。
- 有抗生素不良反应的病史：以同种组织生产时利用含有抗生素的培养基，因此产品内含有少量抗生素。
- 在用胶原蛋白前 2 周内服用过非甾体类抗炎药（如阿司匹林等）者，因有出血危险，故禁用。
- 避免会在注射部位诱导炎症的物质。

（6）手术并发症

1）利用胶原蛋白本身的副作用或者植入率减低而导致的早期消失

人胶原蛋白被正确地利用时患者的周围组织细胞可以移动并植入于此，妨碍植入过程的因素如下：

①周围组织血管发育差而导致组织坏死/植入率减低；

②局部或全身性感染；

③不良的营养状况和医疗条件；

④对产品的特异性或非特异性免疫反应；

⑤利用消毒剂和防腐剂的问题；

⑥致癌作用，突变的发生，受精能力障碍的可能性。

2）其他少见并发症，如注射部位少量出血或一过性尿潴留及其继发的尿路感染。疼痛及水肿不严重（1~2 日消失），不予特殊治疗。

（7）GSAV 手术前与患者交代

术前确认患者病史、性功能障碍等，以及给患者交代清楚关于 G 点的解剖学位置、生理作用、术后效果、费用、安全性、可能出现的术后并发症等。让患者对组织移植有充分的理解后，签署手术知情同意书。除此之外，为了达到患者所要求的目标，告知患者需要至少一次以上的手术。

（8）GSAV 术

GSAV 术是在局部麻醉下妇科门诊可进行的无痛手术。除去与病人的充分谈话和为了确认 G 点而进行的诊查时间，实际注射用的时间只要不到 5 分钟即可完成。

若使用特别设计的带灯透明窥镜，具有能直接对 G 点注射适量胶原蛋白的优点。G 点增大术能使 G 点变得宽 2cm，厚 1cm。这是术后便于寻找 G 点，并使之变得敏感以提高性刺激和性满足的最小单位。

术前准备用品

人胶原蛋白产品+利多卡因混合液

Bella Gen™:人类脱水胶原蛋白2ml in 5ml B/D 注射器

25G 针头带 3ml B/D 注射器;利多卡因渗透液

连接器,适配器,注射插管,光滑圆头 14～16G

foley-导尿管,包扎套装,皮尺,马克笔,透明窥镜

4cm×4cm 纱布

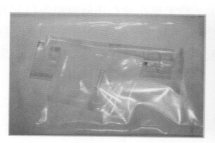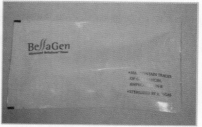

▲ 图 7-5　常用物品

1）G 点确认

术前必须确认正确的位置。

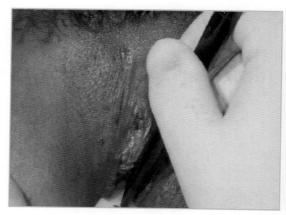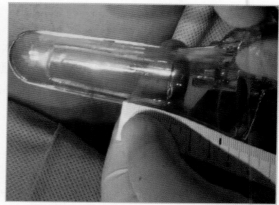

▲ 图 7-6　确定 G 点位置

2）胶原蛋白产品的准备（再水合）

①用带 21G 针头的 3ml 注射器,根据胶原蛋白的用量,抽出所需 1% 利多卡因。去除针头,接上适配器。

胶原蛋白	1ml	0.5ml	0.3ml
1% 利多卡因	1.5ml	0.8～1ml	0.5～0.6ml

②取出 5ml 胶原蛋白注射器,向后抽出活塞 1～2ml,用另一只手轻弹以集中气泡并使成团的胶原蛋白分离均匀混合。去除注射器盖头。

③使含 3ml 利多卡因的注射器头朝向上,推入活塞直至使连接着的适配器内充满利多卡因。

④将 5ml 注射器与充满利多卡因的适配器对接。

迅速注射使 3ml 注射器内的利多卡因充分浸润对面注射器内所有的胶原蛋白,可轻弹注射器使胶原蛋白成分充分浸润。

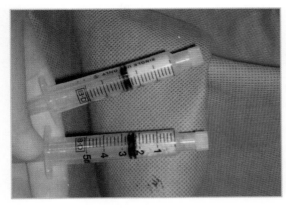

▲ 图 7-7

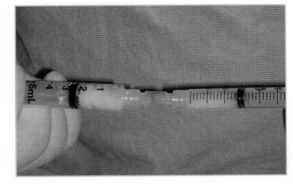

▲ 图 7-8

⑤双手各持一个注射器轻轻来回推注 10 ~ 20 次,共约 5 ~ 10 分钟直至充分再水合。

⑥向 5ml 注射器内注入经过充分再水合的胶原蛋白后,去除 3ml 注射器和适配器,为去除 5ml 注射器内存有的空气,用活塞底部敲击桌子使气泡积聚于注射器上部。

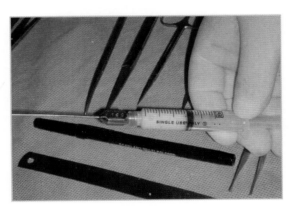

▲ 图 7-9

⑦推入活塞努力排尽注射器内的空气。此后静置数分钟使胶原蛋白完全再水合。注意若未充分再水合,可导致不满意的结果。

3)胶原蛋白的管理

再水合后的胶原蛋白须在 2 小时内使用。若针头堵塞,则更换新针头使用。注射中或注射后宜在注入部位轻轻按摩,注射后有可能出现红肿。

手术注意事项

制剂的黏度易于通过针头,若患者治疗部位对疱疹病毒具有易感性,则劝告预防性应用抗病毒药物。以未含透明质酸酶的盐酸利多卡因作为局麻药来使用。1.0% 盐酸利多卡因溶液联合再水合化的胶原蛋白做局部麻醉可实现治疗部位数分钟的麻醉状态。

根据需要进行静脉麻醉或局部麻醉。术中患者取膀胱截石位。再次确认术前确认过的 G 点位置,用阴道软镜或组织钳将施术部位拉出阴道以暴露。充分开阔阴道内视野后,向 G 点部位将针头充分刺进,随后一边拔出一边注射,此时注意针头方向应成 30 度,斜边的方向也应朝向黏膜。而且针头刺进的部位与作为主要注射部位的 G 点部位应相距一段距离才能防止充填剂的漏出。

若判断充分注入,用可吸收缝线(3-0)缝一针。

术后 1 ~ 2 小时用卫生棉棒压迫施术部位以减少出血可能性。必须确认患者排尿后才能离院,有时可有暂时性排尿困难,此时有可能需要置入导尿管。根据患者的情况可预防性应用抗生素。

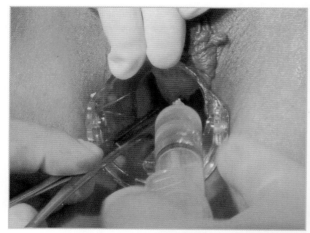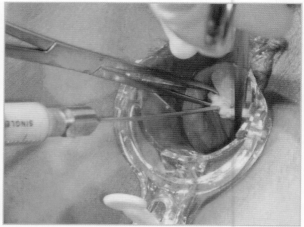

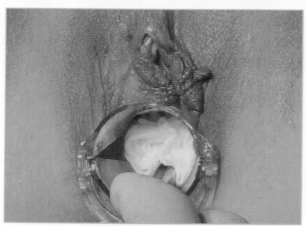

▲ 图 7-10　G 点注射

术后注意事项

　　由于手术在黏膜下进行,术后可能出现发红,疼痛或者炎症反应。偶有报告发红或者变色,但术后数周内会消失。若注射部位出现肿胀或疼痛,为避免接触水,除了基本的洗澡以外,禁止患者泡浴或直接阴道内清洗 1 周。在生物制剂未均匀弥散的时候可出现成团现象或不均一性。建议患者不要任意触摸按摩注射部位,若注射物偏向一处时适宜轻轻按摩。可使用抗生素,但除特殊情况外,勿用镇痛消炎药。术后 1 周应禁止烟酒和过劳。

　　术后第 2 天和 1 周以后应来医院检查术口和其他不适之处。1 周以后可性交,但建议 2 周以后进行,并且此后应间隔 3 ~ 6 个月定期来院检查施术部位的正常吸收情况和性敏感带的变化等,若有必要则再充填,以现在所使用的胶原蛋白来判断,6 ~ 9 个月适宜再充填。

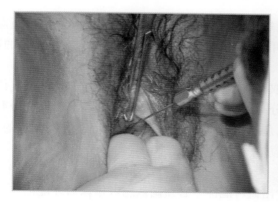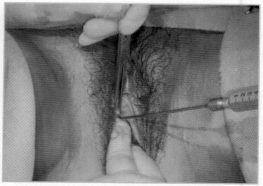

▲ 图 7-11　利用脂肪的 GSAV

与"杨贵妃手术"的差别

　　GSAV不是利用硅胶或合成橡胶插入阴道来单纯地形成阴道内突出物,而是通过全面扩大性敏感带来增加男女两者的性满足感。

　　与其相比,近年来兴起的韩国人所谓的"杨贵妃手术"实际上是没有充分的学术根据的,因为该术式只是将硅胶圆片、瓣环或圈置入阴道黏膜下来达到刺激男方生殖器兴奋感的效果,但这只是一个没有充分理解由性反应导致阴道肌肉自然松弛原理的不合常规的手术,反而可引起女性组织坏死或性交痛等合并症。

GSAV手术全过程

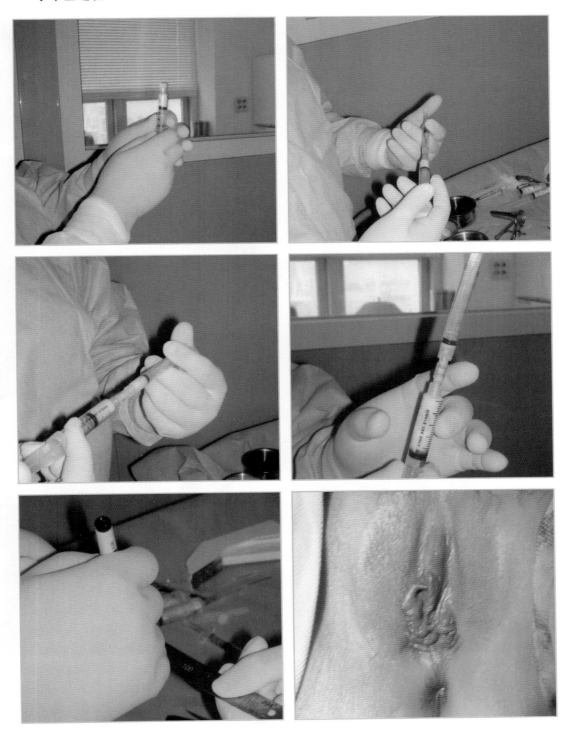

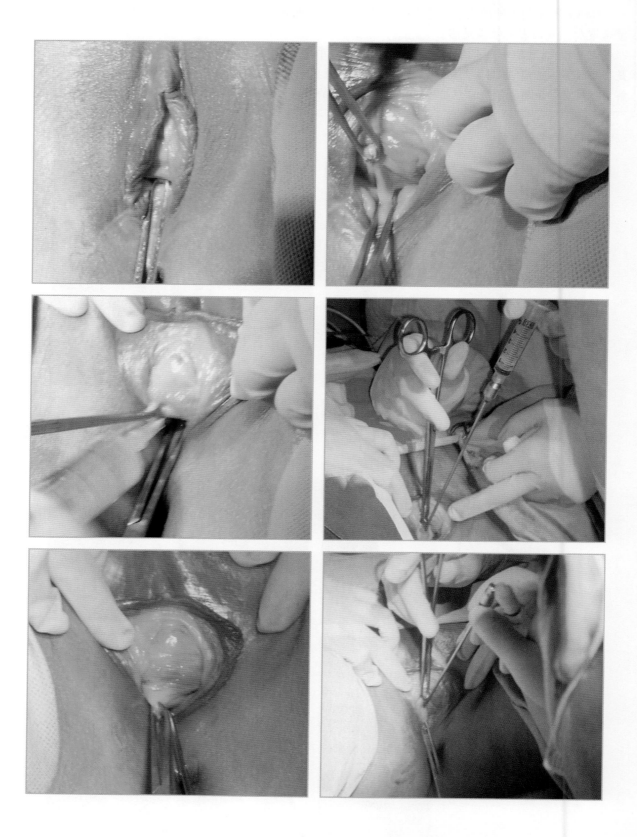

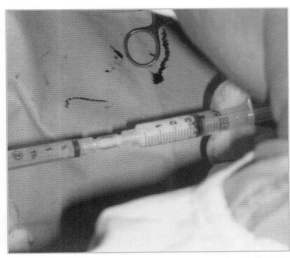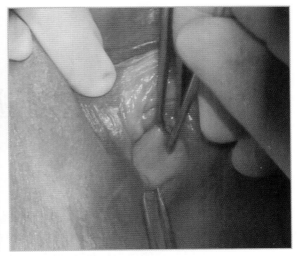

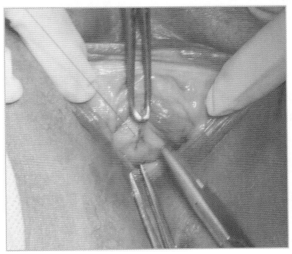

▲ 图 7-12　GSAV 手术全过程

（沈映勋 译，刘阳 校）

第八章 女性压力性尿失禁

盆底功能障碍引起的疾病主要包括尿失禁、粪失禁和盆腔脏器脱垂，尿失禁的发病率随着年龄增高而增加。国外尿失禁的发病率为14%～40%，国内的报道为14%～30%。泌尿道和生殖道从胚胎发育到解剖上都密切相关。下尿路功能异常指膀胱储尿、排尿、感觉及膀胱容量的异常。

1. 定义

国际尿控学会（International Continence Society，ICS）对尿失禁的定义为：客观能被证实为不自主的尿液流出。压力性尿失禁（stress urinary incontinence，SUI）指喷嚏或咳嗽等腹压增高时出现不自主的尿液自尿道外口渗漏。症状表现为咳嗽、喷嚏、大笑等腹压增加时不自主溢尿。体征是腹压增加时，能观测到尿液不自主地从尿道流出。尿动力学上的表现是：压力性尿失禁是在充盈性膀胱测压时，在腹压增加而无逼尿肌收缩的情况下不随意漏尿。急迫性尿失禁的症状是突然产生强烈的排尿感伴随或随之出现不自主的漏尿，难以阻止（如尿急）。急迫性和压力性尿失禁症状都存在时称之为混合性尿失禁。

2. 相关因素

1）明确的相关因素：年龄，生育，盆腔脏器脱垂，肥胖，种族，遗传因素。
2）可能相关的危险因素：雌激素缺乏，子宫切除术，吸烟，体力活动，便秘，肠道功能紊乱，咖啡因摄入，慢性咳嗽等。

3. 病理生理机制

1）膀胱颈及后尿道下移：腹压增高时所引起的压力传递仅能到达膀胱而不能到达尿道，导致膀胱与尿道间的绝对压力差增加。
2）尿道黏膜的封闭功能减退。
3）尿道固有括约肌功能下降：尿道平滑肌、尿道横纹肌、尿道周围横纹肌功能退化及受损，导致尿道关闭压下降、膀胱颈呈漏斗状，在压力作用下即可出现尿失禁。
4）盆底肌肉及结缔组织功能下降。
5）支配控尿组织结构的神经系统功能障碍。

4. 诊断

（1）病史

1）全身情况：一般情况、智力、认知、是否发热等。

2）压力性尿失禁症状：大笑、咳嗽、喷嚏或行走等各种程度腹压增加时尿液是否溢出；停止加压动作后尿流是否随即终止。

3）泌尿系其他症状：疼痛，血尿，排尿困难，尿路刺激症状，下腹或腰部不适等。

4）其他病史：既往病史、月经生育史、生活习惯、活动能力、并发疾病和使用药物等。

（2）体格检查

1）一般状态：生命体征，步态及身体活动能力，精细程度及对事物的认知能力。

2）全身体检：神经系统检查包括下肢肌力，会阴部感觉，肛门括约肌张力及病理征象等；腹部检查注意有无尿潴留体征。

3）妇科检查：外生殖器有无盆腔脏器膨出及程度；外阴部有无长期感染所引起的溃疡、皮疹；双合诊了解子宫位置和大小、盆底肌收缩力等；肛门指检包括括约肌肌力及有无直肠膨出。

（3）常用压力性尿失禁辅助检查方法

如患者合并 POP 则将膨出器官复位后再行如下检查：

1）压力诱发试验：患者仰卧，双腿屈曲外展，观察尿道口，咳嗽或用力增加腹压同时尿液溢出，腹压消失后溢尿也同时消失则为阳性。检查时应同时询问溢尿时或之前是否有尿急和排尿感，若有则可能为急迫性尿失禁或合并有急迫性尿失禁。

2）膀胱颈抬举试验：患者截石位，先行压力诱发试验，若为阳性，则将中指及食指插入患者阴道，分别放在膀胱颈水平尿道两侧的阴道壁上，嘱患者咳嗽或 Valsalva 动作增加腹压，有尿液溢出时用手指向头腹侧抬举膀胱颈，如溢尿停止，则为阳性。

3）棉签试验（Q-tip 试验）：截石位，消毒后于尿道内插入无菌棉签，棉签前端应插过膀胱颈。无应力状态下和应力状态下棉签活动的角度超过 30° 则提示膀胱颈过度活动。

（4）排尿日记

连续记录 72 小时排尿情况，包括每次排尿时间、每次尿量、每次饮水时间、每次饮水量、每次排尿的伴随症状、尿失禁时间等。

排尿日记

姓名：　　　　　　　　　　　　　　日期：

排尿时间/尿量	尿急？	漏尿？	备注？	饮水：时间、类型和量
早 6:00				
中午 12:00				
下午 6:00				
午夜 12:00				

（5）国际尿失禁咨询委员会尿失禁问卷表简表（ICI-Q-SF）

ICI-Q-LF 分四个部分，记录尿失禁及其严重程度，以及对日常生活、性生活和情绪的影响；ICI-Q-SF 为 ICI-Q-LF 简化版本。

（6）一般检查

1）实验室检查：血尿常规、尿培养和肝肾功能等一般实验室常规检查。

2）尿垫实验：方案：有<1 小时，1 小时，2 小时，12 小时，24 小时，48 小时，ICS 推荐 1 小时方案，大于 2g 为阳性。24 小时方案（日常活动）的重复性与症状相关性最佳，大于 4g 为阳性。有急迫性尿失禁时明显影响尿垫试验评估压力性尿失禁的可靠性。

（7）尿动力学检查

1）自由尿流率

定义：为单位时间内经尿道排出的液体量，其单位为毫升/秒（ml/s），最大尿流率（Q_{max}）是所测得尿流率的最大值。检查时尿量应>150ml 时，参数才有效，正常女性最大尿流率应>20ml/s。但尿流率降低不能确定是由于尿道阻力增加所致，还是由于逼尿肌收缩力受损所致，需行完全性膀胱测压以进一步诊断。

尿流率检查的指征：下尿路症状患者门诊初诊或筛选的诊断方法，下尿路梗阻性疾病及神经源性膀胱尿道功能障碍患者的初步诊断，下尿路功能障碍性疾病的手术及药物疗效指标，与尿动力学检查项目的同步联合测定。

异常尿流率曲线提示：腹压排尿（straining）：正常人的排尿习惯，尿道梗阻合并逼尿肌受损，原发性逼尿肌收缩无力，神经源性膀胱尿道功能障碍（如痉挛）；尿道外括约肌不稳定；逼尿肌-尿道外括约肌协同失调；逼尿肌收缩无力等。低尿流率和有残余尿提示尿失禁手术后可能有排尿困难。

2）侵入性尿动力检查：膀胱压力容积测定（cystometrogram，CMG），尿道压力描记（urethral pressure profile，UPP）。

尿动力学检查的指征：患者主诉有漏尿症状但检查未证实；客观发现与症状不相符；前期筛查正常或不确定；对保守治疗无效；前次手术失败需要再次手术干预；混合性尿失禁临床难以判断哪一型是症状的主要因素时；有盆腔根治手术史；患者有或怀疑有神经系统疾病（多发性硬化，椎间盘突出，脊髓损伤，脊髓发育不良）；盆腔器官脱垂达或超过处女膜；有残余尿者。

①充盈性膀胱压力容积测定用于评估受检者储尿期膀胱的功能容量、感觉功能、顺应性、稳定性等。可用于膀胱功能障碍性疾病的诊断、鉴别诊断、病因分析、治疗方法的选择以及疗效评估。排尿期主要了解患者逼尿肌的反射功能和有无下尿路梗阻。

膀胱压力容积测定的参数与定义：

膀胱内压（Pves）：指膀胱内的压力。

腹腔内压（Pabd）：指膀胱周围压力，通过测定直肠内压力而获得。

逼尿肌压力（Pdet=Pves−Pabd）：是膀胱压力的成分之一，由膀胱壁压力产生，其数值是膀胱和腹腔压力值的差。

初次排尿感觉：是测压中最初始的憋尿感觉，此感觉的出现受导管对尿道刺激的影响。此时膀胱容量约为膀胱测压的 50%。

正常排尿感觉：患者有排尿的感觉，但可以在合适的时候进行，如有必要可推迟。

强烈排尿感觉：是指持续的排尿感觉，但不会害怕出现尿失禁。

尿急：指强烈的排尿感，同时伴有害怕出现尿失禁和尿痛的恐惧感。

最大膀胱压测定容积：在感觉正常的患者，膀胱容量达到必须去排尿时的体积。

功能性膀胱容积：称排尿体积。

最大（麻醉）膀胱容积：指深度全麻或脊髓/硬膜外麻醉下，膀胱充盈后测得的容积。

膀胱顺应性:正常的膀胱在从完全排空到充满的过程中,膀胱内的压力几乎无变化。膀胱顺应性指膀胱压力增加 $1cmH_2O$ 时膀胱增加的容量(ml/cmH_2O)。

腹压漏尿点压力(abdominal leak point pressures,ALPP)测定:又称为压力性漏尿点压(stress leak point pressures,SLPP),为患者进行各种增加腹腔压力的动作过程中出现尿液漏出时的膀胱腔内压(腹压与逼尿肌压的总和),其实质是测量造成漏尿所需的腹腔压力的最小值。用于评价压力性尿失禁(stress urinary incontinence,SUI)患者的控尿功能,代表和定量反映尿道固有括约肌功能的完整性,并为 SUI 的诊断与分类提供标准。

女性膀胱功能的近似正常数值

项　目	数值
残余尿量	<50ml
初次排尿感觉	150 ~ 250ml
强烈排尿感觉	>250ml
膀胱压测定容积	400 ~ 600ml
在达到膀胱压测定容积后 60 秒测量膀胱顺应性	20 ~ 100ml/cmH_2O
在充盈期无逼尿肌收缩	
无压力性及急迫性尿失禁	
自主的和持续膀胱逼尿肌收缩引起排尿	
排尿时尿流率>15ml/sec,逼尿肌压力<$50cmH_2O$	

②尿道压力描记

可用于评价尿道控制尿液能力,分为静态尿道压力测定(rest urethral pressure profile,RUPP)、应力性尿道压力测定(stress urethral pressure profile,SUPP)。RUPP 主要用于反映储尿期女性近端尿道的尿液控制能力,可为各种近端尿道和膀胱颈梗阻的诊断及梗阻定位提供参考。如器质性及功能性膀胱颈梗阻、逼尿肌尿道括约肌协同失调等。也可用于尿道功能的药理学神经支配、排尿生理等试验研究。SUPP 则主要用于评估女性压力性尿失禁患者应力状态下尿道的控尿能力。由于测量结果变异较大,目前仅作为参考指标用于临床分析。最大尿道闭合压<$20cmH_2O$,则可能为Ⅲ型压力性尿失禁。

(8) 残余尿检查

目前还没有排尿后残余尿量的正常标准值。残余尿量少于 50ml 提示膀胱完全排空,而多于 200ml 提示膀胱不能完全排空。据排尿后残余尿量的值很难作出临床决断,尤其是残余尿量为 50 ~ 200ml 时。因为残余尿量偶尔一次升高其临床意义不大,如果该值异常增高时需要重复该试验。

(9) 膀胱尿道镜检查

膀胱尿道镜检查有助于鉴别膀胱病变和异物,以及尿道憩室、瘘管、尿道狭窄和内括约肌缺陷。膀胱输尿管镜检查常是尿失禁手术的重要步骤,也是评价术后尿失禁,以及其他术中和术后下尿道并发症的重要部分。

5. 尿失禁的程度

(1) 临床症状分度

轻度:一般活动及夜间无尿失禁,腹压增加时偶发尿失禁,不需携带尿垫。
中度:腹压增加及起立活动时,有频繁的尿失禁,需要携带尿垫生活。
重度:起立活动或卧位体位变化时即有尿失禁,严重地影响病人的生活及社交活动。

（2）国际尿失禁咨询委员会尿失禁问卷表简表（ICI-Q-SF）

（3）尿垫试验

ICS 1 小时尿垫试验：试验开始前无需排尿，安放好已称重的尿垫或卫生巾，15 分钟饮水 500ml，散步和爬梯 30 分钟，最后 15 分钟，下蹲起立 10 次、原地跑步 1 分钟、剧烈咳嗽 10 次，弯腰在地板上拾小物体 5 次，洗手 1 分钟。大于 2g 为阳性，2～10g 为轻度到中度漏尿，10～50g 为重度漏尿，大于 50g 为非常严重漏尿。

6. 分型诊断

（1）解剖型/ISD 型

影像尿动力学可将压力性尿失禁分为解剖型/尿道固有括约肌缺陷（ISD）型。$ALPP \leqslant 60cmH_2O$，最大尿道闭合压（maximum urethral close pressure，MUCP）$< 20～30cmH_2O$ 提示 ISD 型。

（2）腹压漏尿点压（ALPP）分型

Ⅰ型压力性尿失禁：$ALPP \geqslant 90cmH_2O$
Ⅱ型压力性尿失禁：$ALPP\ 60～90cmH_2O$
Ⅲ型压力性尿失禁：$ALPP \leqslant 60cmH_2O$

7. 非手术治疗

（1）保守治疗

1）盆底肌训练（pelvic floor muscle exercise，PFME）
通过自主的、反复的盆底肌肉群的收缩和舒张，增强支持尿道、膀胱、子宫和直肠的盆底肌张力，增加尿道阻力、让松弛的盆底肌得以恢复，达到预防和治疗女性尿失禁和生殖器官脱垂的目的。盆底肌训练对女性压力性尿失禁的预防和治疗作用已为众多的 meta 分析和 RCTs（randomized controlled trials）所证实，适用于各种类型的压力性尿失禁，但必须要达到相当的量才可能有效，如每次练习盆底肌收缩（提肛运动）10～15 次，每次收缩时保持 2～6 秒，休息相同时间，每天 3～8 次，持续 8 周以上或更长。停止训练后疗效的持续时间尚不明确。

2）生物反馈
借助置于阴道或直肠内的电子生物反馈治疗仪，监视盆底肌肉的肌电活动，指导患者进行正确的、自主的盆底肌肉训练，并形成条件反射。疗效与单纯盆底肌肉训练相当，或优于单纯盆底肌肉训练。

3）减肥
肥胖是女性压力性尿失禁的独立危险因素。减轻体重有助于预防压力性尿失禁的发生。

4）改变饮食习惯
尚无明确证据表明饮水量，咖啡因，酒精与压力性尿失禁的发生有明确关系。改变饮食习惯可能有助于治疗压力性尿失禁。

5）阴道重锤训练
为阴道内放入重物（20 或 40g），为避免重物脱出而加强盆底肌收缩，以训练盆底肌，疗效尚有争议。副作用有腹痛，阴道炎，阴道出血等。

6）电刺激治疗
电流反复刺激盆底肌肉，增加盆底肌的收缩力，反馈地抑制交感神经反射，降低膀胱活动度。尚需大样本、长期随访的随机对照研究。电刺激疗法无绝对禁忌证。但戴心脏起搏器者、妊娠、重度盆底器官脱垂、阴道炎症和出血等为相对禁忌证。

（2）药物治疗

药物只能改善功能状态，而对解剖学变化无作用，主要作用原理在于增加尿道关闭压。目前常用的药物有以下几种：

1）选择性 α_1-肾上腺素受体激动剂

刺激尿道平滑肌 α_1 受体，导致肾上腺素能神经末梢释放去甲肾上腺素，以及刺激躯体运动神经元，增加尿道阻力。疗效：有效，尤其配合使用雌激素或盆底肌训练等方法时疗效较好。常用药物：米多君。副作用：高血压、心悸、头痛、肢端发冷，严重者可诱发脑中风。

2）β-肾上腺素受体拮抗剂

可以阻断尿道 β 受体，增强去甲肾上腺素对 α 受体的作用。疗效：开放队列研究证实有显著疗效，但目前尚无任何相关 RCT 研究。副作用：体位性低血压；心功能失代偿。

3）β-肾上腺素受体激动剂

一般认为兴奋 β-肾上腺素受体将导致尿道压力减低，但研究表明它可以增加尿道张力。主要机理可能是通过释放神经肌肉接头间的乙酰胆碱来加强尿道横纹肌的收缩能力，还可在储尿期抑制膀胱平滑肌收缩。用法：克仑特罗 20mg，2 次／日，服用 1 个月。疗效：一项 RCT 证实 β_2-肾上腺素受体激动剂克仑特罗（Clenbuterol）可以有效治疗压力性尿失禁，且效果优于盆底肌肉锻炼。副作用：房颤，心动过速，头痛。

4）丙咪嗪

抑制肾上腺素能神经末梢的去甲肾上腺素和 5-羟色胺再吸收。可以增加尿道平滑肌的收缩力；并可以从脊髓水平影响尿道横纹肌的收缩功能；抑制膀胱平滑肌收缩的同时缓解急迫性尿失禁。用法：50～150mg/d。疗效：尽管有数个开放性临床试验显示它可以缓解压力性尿失禁症状以及增加尿道关闭压。副作用：口干、视物模糊、便秘、尿潴留、体位性低血压等胆碱能受体阻断症状；镇静、昏迷等组胺受体 1 阻断症状；心律失常、心肌收缩力减弱；有成瘾性；过量可致死。

5）雌激素

促进尿道黏膜，黏膜下血管丛及结缔组织增生；增强 α 肾上腺素能受体的数量和敏感性。口服雌激素不能减少尿失禁，且有诱发和加重尿失禁的风险。阴道局部使用雌激素对尿失禁有益。

8. 手术治疗

（1）主要适应证

1）非手术治疗效果不佳或不能坚持，不能耐受，预期效果不佳的患者。
2）压力性尿失禁程度，严重影响生活质量的患者。
3）POP 伴有 SUI 需行盆底重建术者，应同时行抗压力性尿失禁手术。

（2）无张力尿道中段吊带术（tension free vaginal tape，TVT）

DeLancey 于 1994 年提出尿道中段吊床理论这一全新假说，认为腹压增加时可引起尿道中段的关闭压上升，是控尿的主要机制之一。据此，Ulmsten（1996）等应用无张力尿道中段吊带术治疗压力性尿失禁，TVT 最大优势在于疗效稳定、损伤小、并发症少。TVT 与其他类似吊带手术的比较显示治愈率无明显区别，短期疗效均在 90％ 以上。TVT 的长期随访结果显示其治愈率在 80％ 以上。TVT 治疗复发性尿失禁时治愈率与原发性尿失禁相似，治疗混合性尿失禁的有效率为 85％。对固有括约肌缺陷患者有效率达 74％。

TVT 的并发症有：

1）膀胱穿孔：易发生在初学者或以往施行过手术的病人。术中需行膀胱镜检查。如果术中发现，应退出穿刺器及吊带再重新安置，检查无损伤后可留置吊带，并保留尿管7天；如术后发现，则应取出吊带，留置尿管7天，待二期再安置TVT吊带。

2）出血：出血及耻骨后血肿并不罕见，多因穿刺过于倾斜或存在瘢痕组织。当出现耻骨后间隙出血时，可将膀胱充盈2小时，同时在下腹部加压，阴道内填塞消毒纱条，严密观察，一般能自行吸收。最严重的是髂血管损伤。

3）排尿困难：多因悬吊过紧所致。术后保留尿管24～72小时。术后5～10天不能排尿，可局麻下打开尿道切口，将吊带网片下拉。10天后仍不能排尿，则可通过局麻下打开阴道切口，从中线剪断吊带。

4）其他并发症：包括对置入吊带的排斥反应或延迟愈合，吊带侵蚀入尿道或阴道，肠穿孔，感染等。

（3）经闭孔无张力阴道吊带术（TVT-O或TOT）

TVT-O或TOT手术原理与TVT相同，但吊带是经闭孔而非耻骨后通过，理论上排除了损伤膀胱或髂血管的可能（TVT-O为自内向外，TOT自外向内穿过闭孔，有专家认为TVT-O术式安全性高于TOT）。适合于有耻骨后手术史，肥胖者。治疗压力性尿失禁的近期有效率为84%～90%，疗效与TVT基本相当，经闭孔吊带手术的术中并发症要明显少于TVT手术，少见的严重并发症主要有吊带阴道侵蚀和闭孔血肿、脓肿形成及下肢疼痛等。

（4）Burch阴道壁悬吊术

分为开腹和腹腔镜手术两种术式。是经耻骨后将膀胱底、膀胱颈及后尿道两侧之阴道壁筋膜缝合于Cooper韧带，以上提膀胱颈及后尿道，从而减少膀胱颈的活动度。主要优点：①疗效确切。初次手术时，治愈率在80%以上。二次手术时治愈率基本与初次手术基本相同。长期随访显示其控尿效果持久。②损伤膀胱颈及后尿道机会小。③可同期行子宫及阴道脱垂修复手术。

主要不足点有：①手术创伤较大；②松紧度不易掌握；③并发症发生率较高。主要有排尿困难（9%～12.5%，处理方法有间歇导尿、尿道扩张等）、逼尿肌过度活动（6.6%～10%）、子宫阴道脱垂（22.1%，其中约5%需要进一步重建手术）、肠疝等。

腹腔镜较之开腹手术出血少，损伤小，耐受好，恢复快，但手术操作时间长，技术要求高，费用高。主要的术中和短期并发症有膀胱尿道损伤、肠道损伤、血管损伤、出血、耻骨后间隙脓肿形成。长期并发症有手术失效、新发尿失禁、逼尿肌过度活动、排尿困难、膀胱阴道瘘等。

（5）注射疗法

即将填充剂注射于尿道内口黏膜下，使尿道腔变窄、拉长以提高尿道阻力，延长功能性尿道长度，增加尿道内口的闭合，达到控尿的目的。注射材料有自体脂肪或软骨细胞、透明质酸/聚糖酐、肌源性干细胞等自体材料，以及各种胶原、硅油等异体材料。

优点是创伤小，严重并发症发生率低。适合膀胱颈部移动度较小的Ⅰ型和Ⅲ型压力性尿失禁患者，尤其是伴严重并发症不能耐受麻醉和开腹手术者。

不足之处主要有：疗效有限，尤其远期疗效差。短期并发症：排空障碍，感染，尿潴留和血尿，个别材料可能过敏，颗粒的转移等；严重并发症：尿道阴道瘘。

（6）阴道前壁修补术

修补阴道前壁，以增强膀胱底和后尿道的支撑组织，使膀胱和尿道复位，并减少其活动。主要优点有：可同时治疗脱垂，并发症发生率较低。逼尿肌过度活动发生率小于6%。本术式远期疗效差，近期控尿率约60%～70%，5年有效率约37%。

9. 合并症的处理

（1） 合并膀胱过度活动症（overactive bladder，OAB）

2005 年 ICI 指南建议对混合性尿失禁首先应评估急迫性尿失禁的诊断,并采用膀胱行为治疗、盆底肌训练和抗胆碱能制剂等相应措施,待急迫性尿失禁控制满意后,再对压力性尿失禁诊断、尿失禁严重程度,以及对患者生活质量的影响进行评判,以确定是否采取相应处理。

OAB 的一线用药：M 受体拮抗剂。

逼尿肌的收缩通过激动胆碱能 M 受体介导,因此,M 受体拮抗剂通过选择性作用于膀胱,阻断乙酰胆碱与介导逼尿肌收缩的 M 受体结合,抑制逼尿肌收缩,从而改变膀胱储尿功能。M 受体拮抗剂分为非选择性和选择性两种,非选择性 M 受体拮抗剂主要包括托特罗定和奥昔布宁,选择性 M3 受体拮抗剂主要有索利那新。M 受体拮抗剂理想的适应证是盆底肌肉功能正常、低膀胱容量、逼尿肌反射亢进和逼尿肌不稳定,或有尿急感的患者。

托特罗定（tolterolterodine）是非选择性毒蕈碱受体拮抗剂,是目前对逼尿肌组织选择性最强的药物,且副作用较少,耐受性较好。

索利那新（solifenacin）是新一代 M3 受体拮抗剂,与同类药物相比对膀胱选择性最高,因此疗效更强,与传统抗胆碱药（如托特罗定和奥昔布宁）相比,本药的不良反应（如口干、便秘、视物模糊等）减少,耐受性较好。

（2） 合并盆腔脏器脱垂

压力性尿失禁常常与盆腔脏器脱垂合并存在。
1） 盆腔脏器脱垂部分无需手术治疗者,压力性尿失禁的治疗按单纯的压力性尿失禁处理。
2） 盆腔脏器脱垂部分需要手术治疗者,建议同期行 TVT、TVT-O、Burch 等抗压力性尿失禁手术。
3） 对于盆腔脏器脱垂而无尿失禁症状患者,诊断和处理尚存在争议。术前诊断出盆腔脏器脱垂合并隐性压力性尿失禁,应同时进行抗尿失禁手术以预防术后压力性尿失禁的发生。

（3） 合并膀胱出口梗阻（BOO）

应先解除 BOO,待稳定后再评估和处理压力性尿失禁。

（4） 合并逼尿肌收缩力受损

逼尿肌受损较轻,无明显残余尿、平时无明显腹压排尿状态时,可先行保守治疗和药物处理,无效时再考虑行抗压力性尿失禁手术,但术前应告知清洁自家间歇导尿的可能性。逼尿肌受损严重,或有大量剩余尿量或平时为明显腹压排尿者,应注意有无其他尿失禁合并存在的可能,此类患者不建议或慎重行抗尿失禁手术。

（杨欣 编著）

第九章　会阴脂肪整形术

1. 会阴部脂肪整形的历史

脂肪整形（lipoplasty）是指通过去除或注入局部脂肪组织塑造美丽身体轮廓的手术过程,并非单纯治疗肥胖的手术,而是以改善身体外形为主要目的。

自 1893 年 Neuber 通过自体脂肪移植矫正面部凹陷以来,脂肪移植经过不断地发展完善,终于进入生殖器整形领域。针对男性患者,1993 年 Dr. Hernandez-Ferezep 采用脂肪移植扩大阴茎手术成功后,1996 年开始尝试以美容整形为目的的女性大阴唇和阴阜脂肪移植手术。在泌尿外科领域,针对男性生殖器扩大,很多医院都在尝试脂肪移植术。但是由于移植后脂肪存活率问题以及手术并发症等原因,未能广泛开展。近年来,学术界在提高脂肪存活率的研究层出不穷。在 2004 年的脂肪整形学术会议中,韩国学者首次介绍了自体脂肪移植大阴唇美容整形手术,目前在会阴整形专科医院已广泛施行此术式。

2. 会阴部脂肪整形的特征

会阴部脂肪整形手术是利用自体脂肪进行会阴整形,具有无排斥反应及过敏反应、手术操作简单、手术效果好等优势。此外,会阴部脂肪整形术不使用专门的脂肪抽吸术,仅通过一次性注射器来实施。

采用一次性注射器抽吸脂肪,抽吸更加精确,并节省成本,能够保护抽吸局部的脂肪细胞,使出血大大减少,以及神经、组织损伤最小化,并减少麻醉意外或出血性休克和输血的发生率。另外,注射器抽吸脂肪能够减少脂肪与空气接触时间,降低脂肪细胞的损伤或蒸发,多余的脂肪还可用于面部等其他部位的注射。

3. 患者的选择

手术时间选择与女性的其他手术相同,推荐在月经干净后前半期施术。

当然,与其他所有脂肪整形手术一样,在患者体重无大幅度改变的前提下,患者越年轻,皮肤表面张力越好,手术效果也更满意。

患者术前要通过咨询师或者专家的会诊后方可施术。通常,大部分患者对会阴部脂肪移植手术缺乏足够了解,因希望全面改善会阴部和外阴部的外形和形态,在接受咨询后,才提出同时附带增加施行会阴脂肪整形术。通常,女性生殖器的脂肪移植术,多以达到外生殖器美观,提高自信心为目的。

4. 会阴部脂肪整形的分类

◆ 会阴体、阴阜、大阴唇增大术

适用于过度减肥后遗症、先天性大阴唇菲薄、分娩损伤导致大阴唇会阴体变形或粘连，从而导致的性交痛，尤其导致性伴侣疼痛或不适。可以抽取自身腹部、大腿部或者臀部的脂肪，将抽吸的脂肪组织注入会阴体、阴阜或大阴唇，从而改善患者和性伴侣的性体验及自信。

尤其适用于非小阴唇肥大者，此类患者双侧小阴唇对称，无小阴唇肥厚，此时单纯切除小阴唇，会导致患者小阴唇过小，因此，通过丰满大阴唇自体脂肪移植，从而形成大小阴唇适当的比例，达到矫正小阴唇的效果。

▼ 施术前　　　　　　　　　　　　　　　　▼ 施术后

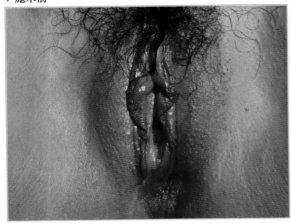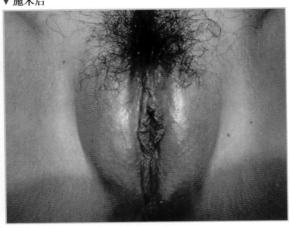

▲ 图 9-1　阴阜及大阴唇脂肪整形术前后比较

◆ 阴阜、大阴唇脂肪整形复位术

因凸出的阴阜/大阴唇，男性生殖器很难插入时，尤其是性伴侣生殖器偏小，为此术适应证。施术时要避开患者经期，尽可能抽取最少量脂肪以预防术后并发症的发生。

（1）会阴部脂肪移植

根据会阴部（大阴唇、阴阜）脂肪移植手术目的可以将手术分为下列类型：
1) 美容
- 小阴唇增大术
- 大阴唇增大术
- 阴蒂周围除皱术
- 会阴瘢痕修复术
2) 性欲
- 阴道内部脂肪移植术
- 阴道 G 点增大术

1）会阴部脂肪移植术概要

大阴唇脂肪移植术在会阴部脂肪移植中占有最大比例。大阴唇能够吸收外部冲击力而具有保护作用，同时其本身可以给对方性刺激。因此，当大阴唇由于衰老或其他原因导致失去弹性、皱纹加重、凹陷等情况时，采用大阴唇脂肪移植术能够改善和纠正上述情形。

大阴唇脂肪移植术的适应证包括：大阴唇的外形失常、萎缩或因体重快速下降后导致大阴唇脂肪过少引起的患者大阴唇形态和精神上的问题。大阴唇脂肪移植术不仅仅能够改善大阴唇的外形，同时能够改善患者及性伴侣的性体验。手术方法也比较简单，局部麻醉或静脉麻醉下抽吸患者腹部和臀部等多余的脂肪，处理抽吸后的脂肪组织，使用脂肪注入器注射于大阴唇局部。多余的脂肪组织可以冷冻保存。总体上，手术需要 1～2 小时，不需要用刀切开，因此无需考虑术后瘢痕等问题。该手术利用自身自体脂肪，无排异反应等副作用，但术前需向患者充分交代术后由于注入的脂肪组织自体吸收而需要再次注入的可能性。

大阴唇脂肪移植术的目的

- 增强自信
- 改善情侣配偶间关系
- 提高性满意度
- 阴道性交中的缓冲作用

大阴唇脂肪移植术的适应证

- 绝经后的外阴/大阴唇萎缩
- 肥胖症治疗后大阴唇脂肪过少
- 先天性大阴唇菲薄
- 改善性满意度

2）手术前准备

①术前评价

详细了解患者要求进行会阴整形的原因是实施手术的必要前提。由于会阴部整形手术部位的特殊性及私密性，因此术前必须评估患者的心理和精神状态。查体前，主治医生要向患者详细讲述手术过程和治疗部位、麻醉、手术风险和副作用。

②体检

会阴部脂肪移植术与其他会阴整形手术不同，由于需要采集脂肪，术前必须进行全身的体格检查。

评估要点包括：

- 会阴脂肪轮廓及分布
- 会阴异常轮廓、脂肪凹陷、橘皮脂肪团
- 评价会阴两侧是否对称
- 皮肤紧张度和弹性

通过完善术前评估，发现需要进行会阴脂肪整形的异常部位，避免遗漏，同时与患者进行充分沟通，从而取得更好的手术效果。

③术前沟通

与其他整形手术不同，患者自身主观满意度对于会阴整形的手术效果具有更多的影响。因此手术前，需详细告知患者手术相关的信息，包括手术方式的选择、手术过程、术后管理、远期手术效果等一系列信息。主要包括如下：

- 原则上手术对象应为身心及性健康的女性
- 患者意识清晰、精神正常，有自主手术意愿
- 患者有明确的手术目的与要求，并签署手术同意书
- 手术前务必评估患者精神状态，需警惕抑郁症、躯体变形障碍等精神心理的问题患者
- 完善术前基本检查及妇科检查

- 评估会阴部的其他问题后,若有必要可以同时施行阴道紧缩术
- 至少术前 2 周停止服用阿司匹林、布洛芬等药物
- 至少术前 2 周戒烟
- 必要时,术前服用抗生素 3 天
- 术前备皮及保持会阴部清洁
- 明确术前检查结果,再次确认麻醉安全和是否合并贫血及凝血障碍疾病等问题
- 务必做好手术前后的照片记录

会阴部脂肪整形的设备

①抽吸套管
　　远端双孔钝头抽吸管若干,规格 4mm×25cm,3mm×15cm
②肿胀液注射器 15G×15cm
　　可选择输血器、自动注射泵、注射器
③吸引系统
④脂肪注射针 15G×10cm,12G×7cm
⑤注射针帽
⑥气密式微量注射器(旋锁接口)1ml,5ml,移植用;10ml,20ml,抽吸用
⑦抽吸手柄与抽吸陶罐的消毒设备
⑧脂肪注射管

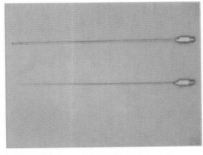 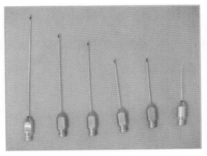 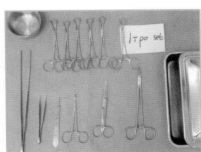
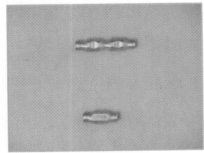 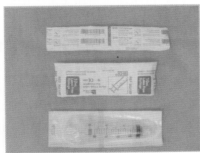 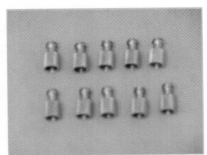

▲ 图 9-2　脂肪注射所需器械及物品

3）手术操作

手术前注意事项:

- 术前禁食 6~8 小时,建议患者术前当日洗浴,聚维酮碘清洗会阴局部
- 若不施行其他手术,无需剃掉全部阴毛
- 局部麻醉或静脉麻醉
- 术前预防性应用抗生素,或术后静脉注射抗生素一次
- 术中持续心电监测,备心肺复苏设备

①选择采取脂肪部位

非纤维成分的躯体部位均可作为脂肪供区,主要包括下腹部、大转子部、耻骨、股内侧、膝盖内侧等部位,其中臀部和大腿部位的脂肪细胞偏大,对外部抵抗力强,适合脂肪移植。

会阴部脂肪移植术所需脂肪量最少为100ml。虽然存在个体差别,推荐最好选择腹部或大腿部脂肪,尽量避免采取胳膊或两肋等作为供区。

元铁医生采取脂肪也是首选从大腿部开始,之后才选择腹部。

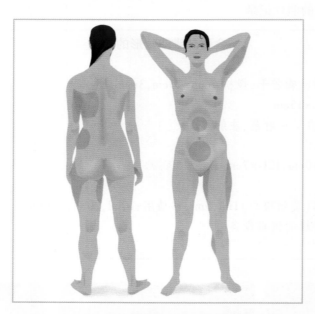

▲ 图9-3　身体部位中适当的脂肪供区图

②患者手术体位以及切开部位

● 俯卧位

用柔软的棉毯铺在下腹部和耻骨部位,充分暴露出要进行手术的大腿部位。同时还要支撑胸部,以防压迫受损,尤其是女性患者更要注意不要伤及乳房和乳头。

患者的胳膊要利用手术台的护垫固定,以防神经损伤或组织压迫,面部也是同样要使用具有缓冲作用的护垫保护好眼睛和防止呼吸障碍。

切开部位的选择最好是沿着臀线切割2~5mm,必要时可以考虑沿髋骨上部边缘的瘢痕进行进一步切割。

● 仰卧位

依照一般的腹部手术,确定手术位置之后,要以柔软的棉毯使腹部肌肉放松,两臂处于90°以内,防止臂丛神经的损伤。而且,在小腿部位要用枕垫将患者膝部屈曲30°。

选择切口时,考虑到瘢痕,最好是要选择肚脐以内,如果需要追加切开,可选择阴毛线以下部位,尽可能减小瘢痕。

③麻醉

一般使用异丙酚等静脉麻醉,必要时可以追加使用芬太尼等药物。

④肿胀液

肿胀液的选择,每位施术者都有着自己的浸润方法和专有技术,所以目前没有一个固定的方法。

希望每位专家会以自身的经验和知识,探索出最适合操作的方法。

元铁医生是既使用过经典的肿胀液,也使用过改良后的肿胀液,但在这里想介绍一下目前使用最广泛的肿胀液。

● 肿胀麻醉液(tumescent solution)

乳酸林格液,1L

2% 利多卡因,40ml(800mg)

1:100 000 肾上腺素,1ml

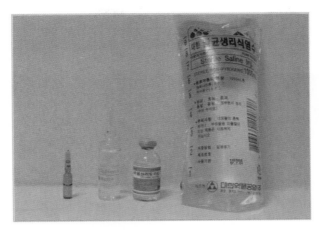

▲ 图9-4　获取脂肪的浸润液

● 取脂部位肿胀液注入的要点

患者取舒适的体位,用11号刀片切开后,使用加热后的肿胀液在中间层和深层进行浸润。

如果在浸润过程中,过度移动插管便很难均匀浸润,反而会使皮肤烧伤。所以务必要慎重稳定地逐渐浸润。

记录每一个解剖点的浸润量,预防相应部位的不对称。

笔者通常是将浸润量与吸入量视为1:1,浸润时常常选择超湿技法。当达到均一的皮肤苍白度和紧张度时可以停止浸润。(仅供参考,元铁医生以一侧大腿部约400ml的浸润量为基准。)

浸润过程结束后,要按摩浸润部位15~20分钟,使浸润液充分扩散。尤其是腹部,务必要做好此按摩过程。

- 浸润时要取适量注入。即1ml溶液对应$1cm^2$脂肪。
- 按照原则,注入与所要抽取脂肪量相等的量,最后全部抽出。
- 利用钝头注射器预防血管损伤导致的出血。
- 尽量避免浸润到与表皮相近的脂肪层。

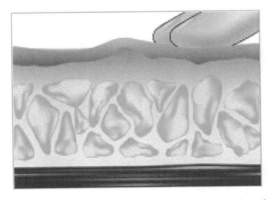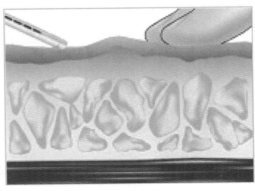

▲ 图9-5　肿胀液注入方法

⑤切口

毕竟是整形手术,要避免发生色素沉着,术前与患者充分的沟通,经患者同意后决定切口部位。

为了防止擦伤,定位时取适中切口(0.5cm),同时要考虑到瘢痕,使用11号刀片逐步切割。根据情况,可以使用皮肤保护装置、处理脂肪后的油脂、缝合线与插管预防皮肤擦伤。

元铁医生为了尽可能预防擦伤,施术时尽量避免插管的移动,缝合时去除真皮层的杂质。

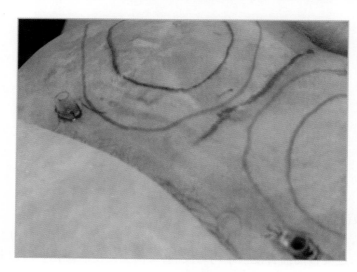

▲ 图9-6　皮肤保护措施

⑥抽吸操作

由于本术式抽吸脂肪的目的是为脂肪移植,由于机械脂肪抽吸装置的高负压容易导致脂肪组织损伤,为尽量保障术后移植脂肪的存活率,并减少购买脂肪抽吸设备的费用,因此,通常不使用机械装置抽吸,推荐使用注射器抽吸法施术。此外,选择抽吸套管很重要,负压高有利于抽吸脂肪,但会降低脂肪存活率,因此,尽可能不要选择双向开口的抽吸套管,而是使用单向2~3开口重合的抽吸套管。

抽吸脂肪使用10ml或20ml的螺口注射器,负压小于10ml。即10ml注射器的柱塞要向后拉1~2cm,方开始抽吸。但是,如果需要更多的脂肪移植,可选择20~60ml的注射器。

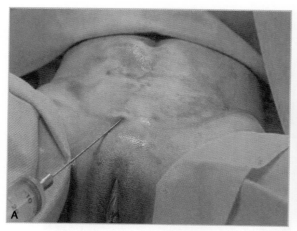
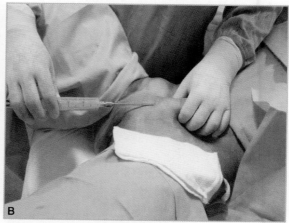

▲ 图9-7　注射器抽吸脂肪

⑦脂肪的处理

目前为止,如何处理移植用脂肪仍无定论。处理脂肪是为了去除抽吸脂肪时混合的血液成分而进行洗涤、离心和分离,针对这一过程仍然存在赞成和反对的意见,今后仍需不断补充和完善。

参考多项临床经验与脂肪存活率的论文,整理如下:
- 脂肪移植存活率的相关影响因素
  - 抽吸负压值
  - 有无肾上腺素
  - 有氧或无氧
  - 是否离心
  - 如果离心,转数及离心时间
  - 是否冷冻
  - 是否塑型
  - 是否固定
  - 移植部位
  - 注射孔大小及注射次数
- 提高脂肪存活率的新试验
  - 白蛋白
  - 富含血小板的血浆
  - 维持间质蛋白
  - 脂肪自体移植肌肉注射
  - 延迟移植
  - 胎盘

因此,这部分内容还是要根据术者的临床经验和自己的判断。以下内容是元铁医生的常用方法之一。

- 使用注射器(10ml、20ml 螺口注射器,50ml 以上)抽吸脂肪后,静置 10 分钟,脂肪层基本上会分离。
- 洗涤:若采取的脂肪内没有过多的血液成分,尽量不要洗涤。
- 脂肪层充分分离后,去除底层的杂质,为了离心将脂肪层转移至 10ml 螺口注射器。此时尽可能避免与空气接触,使用转移连接器时要谨慎缓慢地移动脂肪。
- 用塞子塞住含有脂肪的 10ml 螺口注射器并竖立放置。
- 若离心机的 10ml 螺口注射器上方盖子是打开的,则要提前做好去除油层工作,避免与空气接触。

⑧离心
- 离心 300rpm,2~3 分钟。

离心机很容易污染,务必消毒后使用。

- 只使用离心后分离的 3 层当中的中间层 30%~70%。首先去除最上层的油质,这些可以额外收集后作为润滑剂使用。

打开塞子后,去除下层的血液、水、利多卡因。

- 为了达到完美的脂肪层分离,可以使用强生/欧米诺离心仪。
- 最后将只含有脂肪的注射器的柱塞向内推,直至脂肪层在最低端。即做好了脂肪移植的准备。

按照需求转移和分配脂肪的过程中,尽量避免损失脂肪。

⑨脂肪移植

女性会阴部中任何部位都可以进行脂肪移植,最常见的部位包括阴阜、大阴唇,也可用于阴道内 G 点或其他黏膜层的注射,以提高性敏感度。

　a. 移植创面麻醉方法

可选阻滞麻醉、局部麻醉、静脉麻醉等方法。其中,由于局部麻醉可能影响脂肪着床和外阴外形,因此尽可能避免局部麻醉。

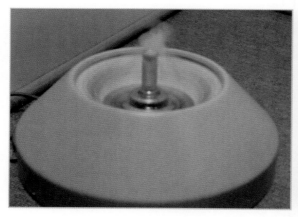
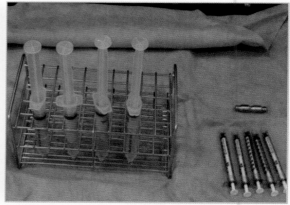

▲ 图9-8　离心及离心后分离的脂肪

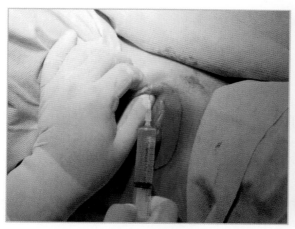
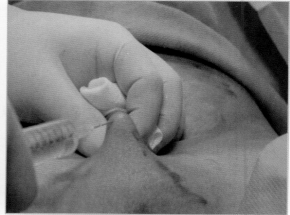

▲ 图9-9　大阴唇的两侧上端及阴阜

b. 大阴唇脂肪移植术

大阴唇脂肪移植术使用的注射器选择同颜面部移植时使用的1ml注射器,若要移植较多量的脂肪也可以使用5ml,10ml注射器。注入脂肪时难免会破坏脂肪细胞,因此注射时需谨慎缓慢。重点是,注射时不能将结成块状的脂肪注入进去,而是均衡地注射。此时使用的插头最好是平坦且偏钝的,以减少出血,推荐使用边注射边退回注射器的方法。

插管内直径过粗时,脂肪会结块状进入体内,会形成串珠样,钙化后会出现不良反应。所以,推荐使用直径为15G以内的插管,谨慎缓慢地均匀注射。

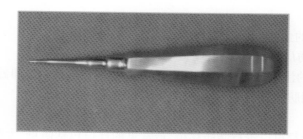

▲ 图9-10　Owl针

- 利用#15手术刀/18G针管/将穿刺部位切开。
- 注射器注射部位是大阴唇的两侧上端和阴阜右侧。

c. 大阴唇脂肪移植注意事项

首先,决定大阴唇和阴阜脂肪移植术前,术者要与患者反复沟通,确定脂肪移植后大阴唇和阴阜的外观与形态。设计脂肪注入部位形态后,上拉大阴唇皮肤组织,使大阴唇表面皮肤松弛,确保有充分扩增空间。注射器针头穿刺方向为朝向需注入脂肪的最远端,呈辐射状注入,边注入脂肪组织,边后退回撤注射器针头。这样能够减少血管损伤和脂肪栓塞症的发生。针头不要全部拔出,只是换方向以辐射状重新推入,更换注射器针筒,以同样方法再次注入脂肪。

注入脂肪后维持形态也是至关重要的。为了维持大阴唇固有的形态,要逐渐减少注射剂量,每次减少1/3 左右的剂量。

注入脂肪的过程当中,按摩大阴唇及阴阜,以便均匀分配注入的脂肪,尤其使移植脂肪均匀地分布于大阴唇全层,这对注入后脂肪组织的存活甚为重要。

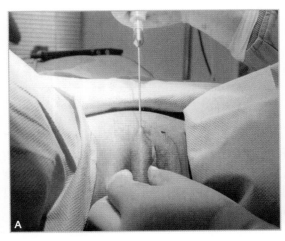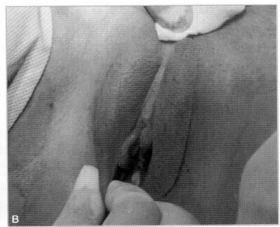

▲ 图 9-11 大阴唇脂肪移植的塑型。A. 大阴唇脂肪注射要领;B. 重点在均匀分配脂肪的塑型过程

而且,考虑到术后存在一定程度的脂肪吸收,注入时可以稍微过度矫正。脂肪推荐量为 50～100ml。若超出了此范围,可能会导致脂肪或皮肤坏死,所以可以分次注射。切口大多不需要缝合,利用皮肤胶合带或皮肤黏合剂处理以防止脂肪外漏。

d. 大阴唇脂肪移植术后护理

- 术后通常无剧烈疼痛,无需服用镇痛药物,需要时可以服用对乙酰氨基酚等解热镇痛药物。
- 会阴脂肪移植术后需给予抗感染治疗(可给予口服抗生素 7 天)。
- 术后 2～3 天内推荐冷敷,避免与外界摩擦或接触,以保持其形态,术后 1～2 周可给予温水坐浴,每日 2 次或以上。
- 术后 2 周后可恢复性生活。
- 术后数天内会阴局部可能出现淤青或肿胀,尤其是注入的脂肪变硬后,坐靠或者变换姿势时会有疼痛,但 1～2 周内会有改善,最终的手术效果判断是在 1～2 个月后。
- 术后约 6 个月左右,虽然与其他部位脂肪移植相比脂肪吸收率很低,但约有 20%～30% 脂肪会被吸收,效果不满意则可以考虑再次注射。

e. 可能发生的并发症

- 对手术效果不满意
- 瘢痕
- 局部组织坏死
- 矫正不足/过度矫正
- 会阴局部皮肤不规整
- 色素沉着
- 感染

- 脂肪栓塞、脂肪吸收
- 出血
- 形成囊肿、钙化

脂肪冷冻储藏以及再移植

- 理由:第二次、第三次脂肪注入后疗效更好
- 冷冻温度:医疗用零下20℃
  - 抑制酶、自由基的活性和氧化细菌的增生
  - 阻止脂肪细胞的降解
- 冷冻保管时间:6个月～1年
- 通过患者体温解冻,即用手握住解冻后使用
- 封闭每个1ml或10ml注射器,在密封容器内分离保管
- 记录并标记患者信息后保管
- 超过储存期限之后自动报废
- 提前告知患者冷冻储藏期限

4）阴道内自体脂肪移植术

①适应证

阴道内脂肪移植术的适应证包括:无肌肉损伤的轻度阴道松弛症,自体脂肪阴道G点增大术,闭经导致的阴道萎缩和阴道松弛。阴道内自体脂肪移植术后,可以增加性交中的摩擦面积和提高性敏感度。部分女性因为阴唇系带松弛或会阴陈旧裂伤需要缩小阴道口以及既往会阴切开术伤疤凹陷时,也可以施行阴道脂肪移植。但是,严重阴道松弛症或者伴有其他异常时,脂肪移植效果不确定。

②施术方法

术前准备以及脂肪组织准备同前。

阴道内每一部位都是可以按照不同的需要注入脂肪,但是需要提高警惕的是均匀移植少量脂肪才会使脂肪生存率升高。解剖学结构上讲,阴道前后壁是可以比较安全地移植较多量的脂肪,而阴道侧壁脂肪移植则存在血管穿孔或脂肪栓塞的可能。

阴道内脂肪移植的注射点普遍都是在处女膜层面,不需要切口,使用Owl针等器具通过小孔利用长短样式不一的针管进行移植。

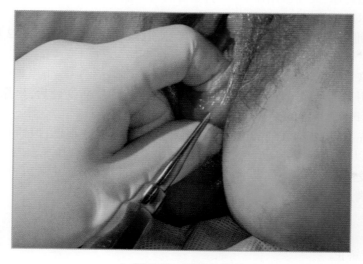

▲ 图9-12　利用Owl针

移植部位不需要局部麻醉,使用异丙酚的静脉麻醉就可以施术。注射时,需反复确认移植脂肪的量,可以移植成多个 1cm 的凸出物形态或者以横-纵方向注入成皱褶肌嵴模样。还可以将较多量的脂肪移植到阴道整体内部,达到缩小阴道腔的效果。

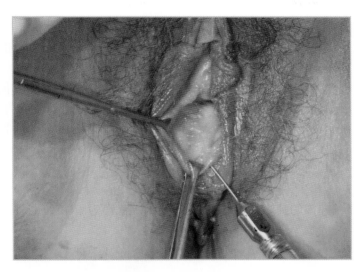

▲ 图 9-13 阴道壁内脂肪注入

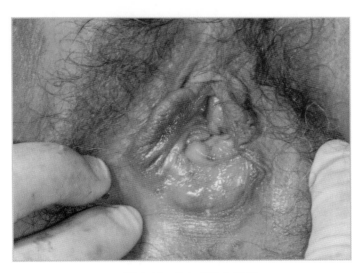

▲ 图 9-14 注入脂肪 2 周后

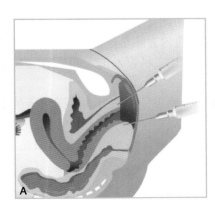 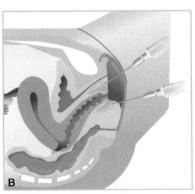 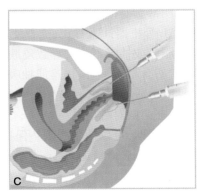

▲ 图 9-15 A. 注入前;B. 注入中;C. 注入完成

尽管术后出血的概率很低,仍需给予局部压迫止血。术后1~2小时患者需安静休息,其后即可出院,术后约1~2周后可以恢复性生活。术后无需服用抗生素等特殊药物,需定期随访决定再次注射时期。

(2) 大阴唇/阴阜脂肪抽吸术

大阴唇和阴阜的脂肪,在解剖学上来讲是下腹部脂肪的延伸,结构与其相同。即使没有其他部位的脂肪抽吸经验,因为其部位偏小,只要能完全掌握局部解剖就很容易施术。如果在正确的部位进行手术操作,通常不会出现出血等并发症,手术操作简单,1~2个小时就可以结束。

大阴唇/阴阜脂肪抽吸术大多与腹部脂肪抽吸术同步进行,运用与腹部抽吸术同样的方式。选择仅做大阴唇/阴阜部位脂肪抽吸术的患者,通常是由于阴阜部位过于凸出,穿着泳装或内衣不美观。

因此,务必在诊疗时做超声检查,测出阴阜或大阴唇脂肪厚度,必要时可以做骨盆X线检查,区分开耻骨,尤其是耻骨联合的凸出。由于骨骼结构而导致的阴阜凸出不是阴阜脂肪抽吸术的适应证,要向患者充分说明与讲解。

手术方法

注入与腹部脂肪抽吸术同样的肿胀液,选择被阴毛遮挡部位作为脂肪抽吸的入口,在两侧大阴唇下方与阴阜部位选择较容易穿刺的1个部位即可。

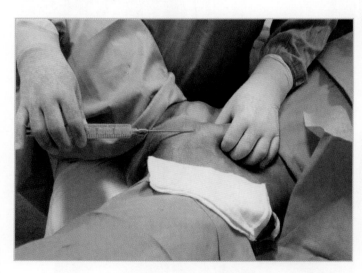

▲ 图9-16　手工抽吸阴阜脂肪

患者截石位或者仰卧位,静脉麻醉,麻醉15分钟后用15号手术刀在穿刺部位做切口,一侧大阴唇注入肿胀液10~100ml,阴阜部位根据手术范围的大小注入200~500ml。为了使肿胀液充分起效,需等待20分钟以上。

会阴部脂肪抽吸术即便去除很少量的脂肪也会取得满意的手术效果,因此为了避免过度抽吸,不建议使用PAL等机器抽吸方式,推荐使用注射器进行手工抽吸。抽吸时,需要均匀去除全层脂肪,避免发生抽吸浅层脂肪或抽吸不均匀导致皮肤过薄从而发生穿孔。以一侧大阴唇为基准,尽管术前大阴唇看起来很肥大、脂肪含量多,但是很难能抽吸出100~150ml的纯净脂肪。

抽吸大阴唇脂肪时要注意,在抽吸一定量的一侧大阴唇脂肪后,要开始抽吸另一侧大阴唇同等量的脂肪,以保证两侧对称。

术后短期,可以使用会阴垫保护大阴唇,有助于减轻疼痛,也可以局部冷敷或温水坐浴、氦氖激光、理疗等有助于改善血液循环、消除浮肿、减轻疼痛。

术后约2周,水肿、淤青逐渐消失,可以恢复性生活。

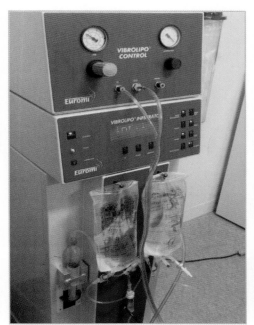
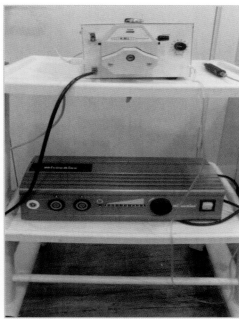

▲ 图 9-17　脂肪抽吸设备

大阴唇脂肪移植手术图示

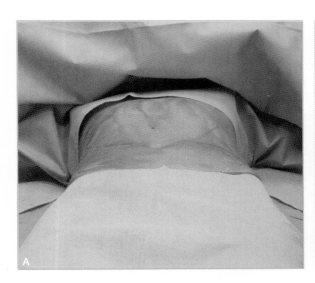
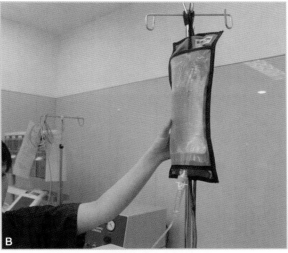

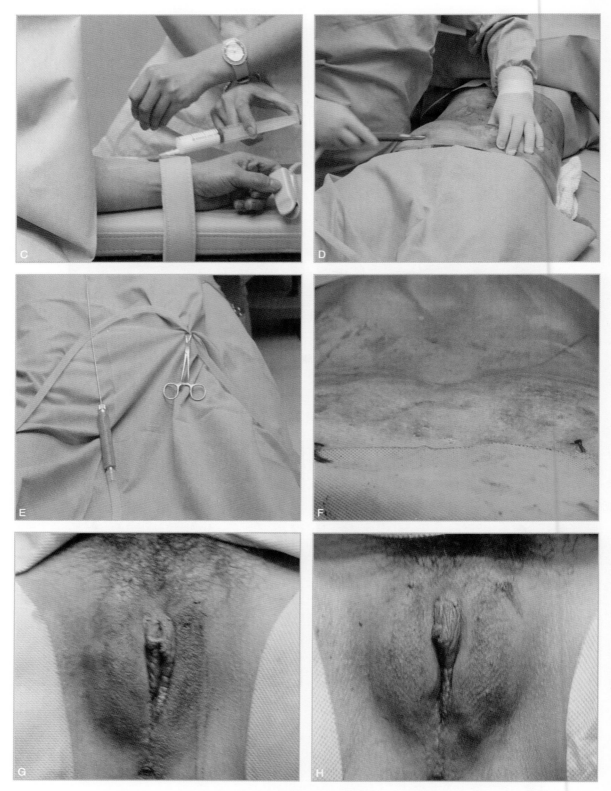

▲ 图 9-18　手术全过程。A. 体位、消毒；B. 静脉输液；C. 静脉麻醉；D. 抽吸腹部脂肪；E. 抽吸出的脂肪组织；F. 脂肪抽吸后；G. 右侧大阴唇注射脂肪；H. 双侧大阴唇注射脂肪后

（元泰皓　译，苗娅莉　李智宣　校）

第十章　变性手术简介

易性症既往被称作"性别认知障碍"（gender identity disorder，GID）而被看做是一种精神科疾病。直到20世纪，随着外科会阴整形术的发展，以及发现这些人群经精神科治疗无效，而使变性手术成为潮流。据2006年的法律规定，对于易性症患者须提供关心和治疗，因此预测要求行变性手术的异性症患者将会明显增加。

最近部分韩国医疗机构乃至东南亚一带专科医院的手术案例逐渐增多，对会阴整形和性治疗有兴趣的医师需要提前有所准备。元铁医生认为，变性手术（gender reassignment surgery）将占据会阴整形领域内重要地位。目前，韩国还没有有关变性手术的具体数据信息，本章以近来搜集的各种资料，简单介绍变性手术。元铁医生也是仅仅有参观此手术的经历和知识，目的在于共享相关知识。特此感谢东亚大学医学院校长、此领域最具权威的金硕权教授的精心帮助。

（1）性转换症和性转换者

人的生物学性别和心理认同性别不一定一致。因遗传下来的心理认同性别和外部生殖器不一致而诱发的医学问题，或个体在社会环境中以与其生物学性别相反的方式抚养而引起的心理问题等等，都会使患者对自身生殖器以及身体特征产生错误认知。因此，将不认同自己的生物学性别的现象称为易性症，把带有这种症状的患者称为易性症患者。易性症患者的生物学性别和心理认同性别之间的不一致，大部分从童年开始，其中部分患者为了转换解剖学性别而接受激素治疗或变性手术。易性症患者不承认自己的生物学性别，很难找对象得到满足。到现在，还没找到易性症的准确原因，心理治疗对消除易性症患者是无效的，最终多数易性症患者会选择变性手术。

（2）易性症患者特征

社会学性别为男性而生物特性为女性的易性症者是社会学性别为女性而生物特性为男性的三倍之多，男孩对自己的阴茎、睾丸、面部、体毛等不满，女孩对发达的乳房、小便姿势等不满，一般易性症小孩对相反性别的服装或游戏特别感兴趣。

易性症患者与同性恋者明显不同。同性恋者以和自己相同的生物学性别为性爱对象，但不否认自己的生物学性别；相反大部分易性症患者以和自己性别相同的对象为性爱对象，这点上和同性恋者相似，但他们认为自己带有和生物学性别相反的性别，不认为自己属于同性恋者。男性同性恋就是指自身作为男性而不是女性，以男性作为性爱对象，男性易性症患者是指把自己当成女性，想获得男性的爱情。

易性症患者和变态性欲易装癖也不一样。易装癖指为性兴奋穿异性服装，与性转换者不一样，他们承认自己的生物学性别。与此相反，易性症患者不是为了性兴奋，而是因为否认自身生物学性别而穿异性服装而已。即对男性易性症患者来说，穿女性服装是因为把自己当成女性，是一件很自然的事情。

与典型的易性症患者不同，某些男性因自己身体上的女性美而引起性兴奋，有时为了欣赏自己身体引起的性兴奋，而将自己的胸部整形成女性乳房。这种人也与易装癖一样，与否认自己性别的易性症患者略有不同。

词 语 解 释

变性人是换性者的同义词,词典意思为"性转换者",这是指通过手术或其他治疗,以与自身生物学性别相反的性别身份生活的人。实际上没做过手术,但为了做手术,做心理检查、激素检查或染色体检查的人也叫变性人或换性者。这两个词语之间略有差异,这是因为"性别(gender)"是指社会性别或精神性别,相反"性(sex)"是指生物学性别。

生物学中,性转换者称之为 transsexual,而变性人(transgender)是美国异装癖团队创始人 Virginia Prince 所创,其意为作为社会学角度性别相反者。原本 transgender 被广泛应用,但是 1995 年在北京举办的世界妇女大会中决定将性别命名为 gender 优胜于 sex 以后,transgender 与 transsexual 便互为同义。

---

(3) 易性症原因

迄今没找出明确答案,目前认为是由遗传因素、激素因素及环境因素等造成的。

(4) 诊断

2 年以上持续一贯地想要作为和自身生物学性别相反的性别生活,如需做手术或接受激素等治疗时需要精神科医师的诊断。

(5) 鉴别诊断

伴随易装癖、同性恋、精神分裂症、假性同性恋、职业性女装演员、性别认定障碍的边缘型人格障碍、不愿意性转换手术的性别认定障碍、癔病、身体障碍等。

(6) 发病率

综合国内外文献,男性为 1/30 000,女性为 1/100 000。做变性手术的比率根据不同的文化圈有不同的差异。在西欧 15 岁以上人群中推定为 1/50 000。在全世界,男性易性症患者比率高于女性。但是,1980 年以后比起想成为女性的男性,想成为男性的女性明显增多。自 1970 年初,依据依法施行性转换的西班牙报道统计,1980 年中期以后变性手术逐渐增多。据报告,比较男→女和女→男,1970 年初 1:1 的比率在 30 年后则为 2:1。在全世界人口中,做变性手术人口比率最多的是荷兰,在亚洲是新加坡,男女比率为 1:1。但是在韩国,男→女性的比例为 3:1 或者 4:1。

(7) 变性人是同性恋吗?

单纯从肉体上讲变性人是同性恋。但是,人体绝对不仅仅只是肉体上的存在。比肉体更重要的是灵魂。从灵魂上感觉思考互相爱慕的角度来讲,变性人并非同性恋。变性人肉体是男性,却以女性的灵魂很自然地去爱其他男性。而同性恋是指身体和灵魂,两者都完善统一的男性或者女性,去爱和他们同一性别的而非异性的对象。男同性恋者从来不会认为自己是女性,他们反而是以男性为骄傲,堂堂正正地作为社会中的男性角色。同性恋者对自身性别很满足,他们会完全否定依靠手术或者其他外科治疗来更换自身的性别。当然也会有因为克服社会偏见而选择手术的,但是这种情形与变性人显然是截然不同的概念。

(8) 变性人(变性)是疾病吗?

目前对于这个议题仍有争议。变性人自己对于他人将这种事当作疾病相当的反感。但是个人认为,这虽然不能说是一种疾病,但也可以看作是心理上或者身体上的一种异常现象。如果这一切属于正常的话,那就没有必要做任何激素治疗或者外科手术,并且这些变性人还是可以正常地活下去。但是,这些人最终还是受到各种心理上或者身体上的挫折。从小时候起,这种自我认知与性别的不合就在不断地折磨自己,随着年龄的增长这种折磨与不安往往有增无减,从而使得他们最后会通过激素与外科治疗达到适合自己心理认定的性别。

通过大量的时间与努力,最后虽然只能得到不具备女性生育能力的类似女性身形,但他们还是希望变性。因为他们认为不转换性别的话难以活下去。如果疾病的定义是折磨人类正常生存的话,变性可以说是一个很致命的疾病了。

（9）　是不是做精神治疗好一点？

有道理。但是精神治疗还是有一定的缺陷。如果让一名正常男性每天去精神科做心理治疗,那他可以变成一名女性吗？当然不可能。并且变性人已经对自己的身体有着各种疑问以及不适,通过精神治疗达到改善的人群还不到1%,所以还是激素与外科治疗更加现实,也更有效果。

（10）　是不是所有的变性人都一样？

不一样。每个个体都会有一定的区别。这跟普通人每个人的爱好、特征、生活方式不同是一回事。并且对于变性人的概念,还是很有争议的。有学者将变性人分为以下几个阶段并加以分类：

- 梳妆打扮：喜欢穿异性服装的人群（不属于变性人）
- 异装者（cross dresser）与变性人之间的阶段
- 希望外表像女性,但不愿意做手术的类型
- 相对的不希望手术的类型
- 不做手术会对日常生活造成很大的障碍的类型

当然通过这种分类方式也很难给变性人下定义。很难通过简单的描述对变性人定义。

1.　性转换症治疗过程

（1）　专家门诊与精神评价

（2）　激素治疗

要求年龄为18岁以上,在开始前至少3个月左右是以异性的方式生活的,或者3个月以上的精神科门诊后才可以实施。由男性变为女性的话,先注射雌激素、孕激素6~12个月,之后在外科手术1个月前为避免手术时的副作用而暂停治疗。治疗效果有乳房乳头增大、体脂分部女性化、肌肉减少、皮肤变化、体毛减少、掉发减少、勃起能力下降等。副作用可能有凝血功能异常、垂体异常、不孕、心理障碍、体重增加、肝损伤、胆结石、高血压、糖尿等症状。因此在做激素治疗前,必须要做激素检查、肝功能检查、胸片等。由女性转为男性的话需要注射雄激素。

（3）　变性手术

1）　手术目的

变性手术的目的是反转患者的生物学性别从而消解患者对现有性别的不满,并最终达到生理性别与心理认同性别一致而获得精神健康。一些学者提出手术对于这些患者在精神上没有任何帮助,而另一部分则是说手术是满足患者精神健康的最完美的方式。虽然学术界还是对此很有争议,但最新的研究中提出手术后的患者绝大多数对自己新的性别非常满意,只有极个别的患者对此后悔。

变性手术患者的术后分析调查

1. 由男性转为女性

- 对于新的性器的满足程度：满意40.9%；普通31.8%；不满意27.3%
- 术后性交时的感觉：与手术前基本相同31.8%；感觉有所减弱68.2%

- 术后排尿时的满意程度:满意59.1%;普通40.9%;不满意0
- 术后对于手术的想法(有无必要):绝对需要100%;其中,建议手术86.4%;无应答13.6%;不需要0
- 术后的人际关系:得到改善　72.7%

　　　　　　　　　被他人承认为女性　77.3%

　　　　　　　　　经济上得到了安定　72.7%

　　　　　　　　　精神上得到了安定　95.5%

　　　　　　　　　有自信与其他异性交往　92%

　　　　　　　　　被恋人认为是女性　86.4%

术后对于性别的看法:对自己的性别看法有了变化　18.2%

　　　　　　　　　对自己的性别的看法不变　81.8%

与家人关系的改善:比之前好了　90.0%

　　　　　　　　变差了　0

2. 由女性转为男性

- 对于新的性器的满足程度:满意48%;普通23%;不满意29%
- 术后性交时的感觉:与手术前基本相同32%;感觉有所增强59%

　　　　　　　　感觉有所减弱9%

- 术后排尿时的满意程度:满意23%;普通29%;不满意48%
- 术后对于手术的想法(有无必要):绝对需要100%;其中,建议手术100%;无应答0;不需要0
- 术后的人际关系:得到改善　100%

　　　　　　　　被他人承认为男性　100%

　　　　　　　　精神上得到了满足　94%

　　　　　　　　有自信与其他异性交往　100%

- 术后对于性别的看法:对自己的性别看法有了变化　100%

　　　　　　　　　对自己的性别的看法不变　0

- 与家人关系的改善:比之前好了　94%

　　　　　　　　比之前好了一点　94%

　　　　　　　　变差了　0

2）手术准备过程

先要有充分的时间做各种心理检查。首先,决心做变性手术的人需要先以异性的方式生活1~2年。在此期间需要在服装和生活习惯上完全按照异性的方式生活。这个期间的目的在于给予患者适应异性的时间,并给予患者最后的考虑时间,防止术后的后悔。与此同时开始激素治疗,若患者是希望转为女性的男性,便注射雌激素,从而使他的乳房增大,臀部脂肪堆积,皮肤变化。若相反,则注射雄激素,使声音变低,体毛增多,抑制月经。在这个期间,患者需要对自己的家人及亲戚说明情况,使得他们可以充分理解。一般家人对这个手术持否定的看法,可能还需要解决法律问题。目前为止,韩国国情是不承认变性手术后的性别,即便手术后,患者的生物学性别还是与伴侣一致,所以无法成为法定夫妇。要对这些问题有充分的考虑,才可以防止术后后悔做变性手术。

3）变性手术的条件

①必需条件

- 至少有2年的时间考虑过这种手术
- 以异性的方式至少生活过1年,并很好地适应了这种方式
- 19岁以上
- 不需精神治疗
- 精神科明确定义为是易性症,并且精神治疗6个月以上没有效果者术前6个月作过激素治疗,相关

性征得到体现的人（想成为女性的男性，先注射雌激素，塑造胸部等女性身材，减少肌肉，重新分配体脂肪，使皮肤柔软）

- 得到亲人的同意

②一般条件

- 术前没有结婚
- 无犯罪事项
- 没有酗酒，或药瘾等习惯
- 身体外形与变性之后的性别保持一致

4）手术方法

由女性转为男性的手术时，先将阴茎与睾丸去除，通过剥离前列腺与直肠建立阴道，最终将阴茎与阴囊的皮肤移植到新的阴道中。术后虽然可以有正常的性行为，但是由于再造阴道皮肤干涩，所以需要润滑剂的辅助。虽然没有确切的统计，但是有患者在手术成功后的性交时有类似高潮的反应。也有利用结肠而建立阴道的方式，这种方式可以使再造的阴道有适当的深度与宽度，并且有黏液分泌，所以对性行为有一定的帮助。该手术比起女性转为男性的手术要相对简单。

女性转男性手术，要切除卵巢、子宫、乳房，还需施行阴茎成形术。人工阴茎可以利用肌肉或皮肤来扩大阴蒂，也可以用硅胶粘贴等制造的阴茎和阴囊。但是，这类阴茎是无法自然勃起的。

5）变性手术的种类

①男性变女性手术方法：皮肤移植术，乙状结肠阴道成形术，阴茎皮瓣术，阴茎阴囊皮瓣术。

a. 利用阴茎阴囊皮瓣的阴道成形术

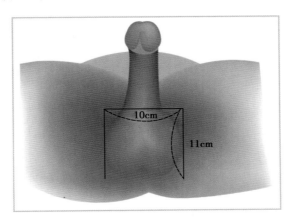

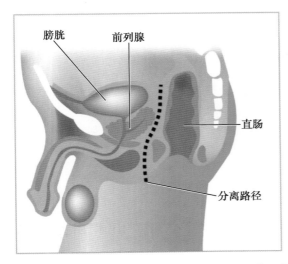

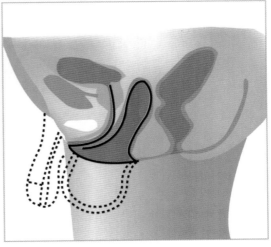

▲ 图 10-1　利用阴茎阴囊皮瓣的阴道成形术示意图

205

b. 乙状结肠代阴道成形术

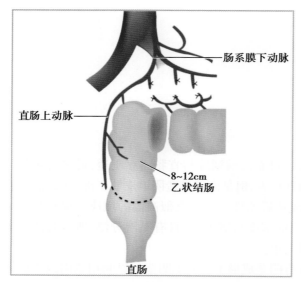
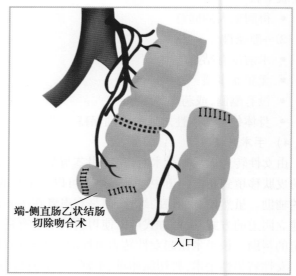

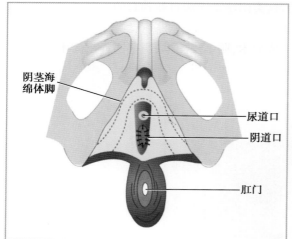
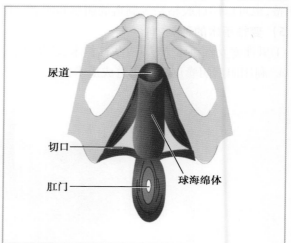

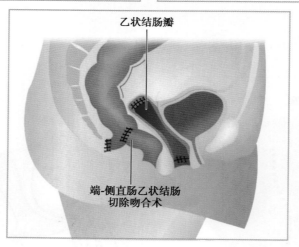

▲ 图 10-2

②女性变男性手术方法:乳房切除术及乳头缩减术,子宫卵巢切除术,阴道封闭术,阴茎成形术。

a. 乳房切除术

b. 乳头缩减术

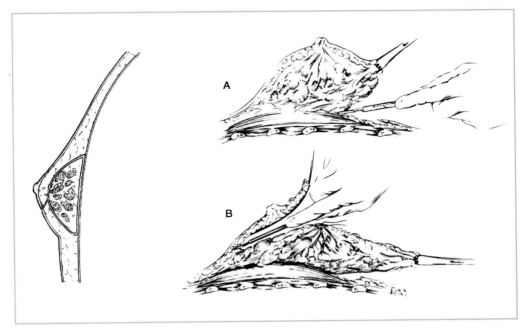

▲ 图 10-3　乳房切除术

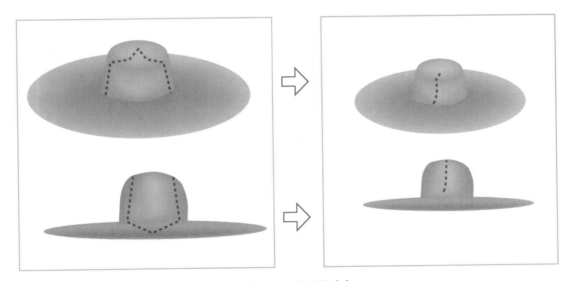

▲ 图 10-4　乳头缩减术

c. 利用前臂游离皮瓣的阴茎再造术

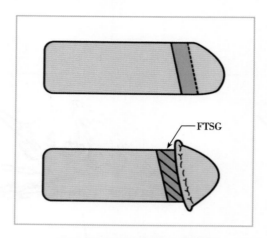

▲ 图 10-5 阴茎再造术示意图

（沈映勋 译,刘阳 校）

第十一章　阴毛美容整形

1. 女性阴毛的重要性及意义

女性阴毛有保护会阴部以及缓冲性交时对阴部的冲击作用,在其正常分布的部位较稀疏或者不长阴毛称为贫毛症或者无毛症。通过临床上与患者交谈时可了解到无毛症或贫毛症的女性由此而感到身体上的不舒适甚至心理上的自卑感。

患有贫毛症或无毛症的女性对自己的身体感到羞涩,甚至患忧郁症或者社交恐惧症,如由这种情况带来心理障碍时,应认为是需要治疗的。由于文化上的差异,亚洲与西方国家的女性对阴毛的观念有所不同,西方国家女性认为阴毛少比较性感,有时还行外阴剃毛术,而因在韩国有公共洗浴文化,使贫毛或无毛症女性经常感到羞耻。

2. 阴毛的结构

第二性征出现后,女性的阴毛呈倒三角形,其在性生活时能产生摩擦,刺激性快感,还有在性交中保护耻骨联合的作用。而男性的阴毛不仅在阴部也往脐部连续分布,向下沿着大腿的内侧面分布。

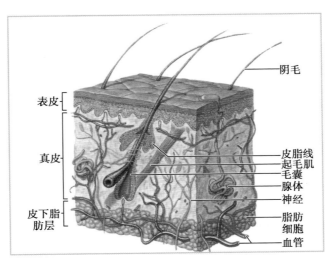

表皮

真皮

皮下脂肪层

阴毛

皮脂线
起毛肌
毛囊
腺体
神经
脂肪细胞
血管

▲ 图 11-1　阴毛的结构

（1）体毛的一般特征

体毛的根部叫毛球（hair bulb），其下方往下凹陷的部分叫毛乳头。毛乳头有血管和神经的分布，其作用是给毛母质细胞提供营养。毛母质细胞是体毛的发生原，从毛乳头接受营养，经过分裂、生长的过程，通过毛囊突出于身体的表面。毛乳头有决定体毛颜色的黑色素生成细胞。除非毛乳头或皮脂腺开口部被破坏，一般情况下掉毛之后仍可以长出。

毛干可分为三层：毛小皮、毛皮质、毛髓质。毛小皮是含有角蛋白成分的很薄的半透明细胞膜，长行鳞片状角质细胞重叠排列覆盖毛根部及全毛发，主要是抵御外界的物理、化学因素对头发的毛发的轻微损伤。特别是对水、酒精和弱酸性的物质防御能力强，但是对碱性物质防御功能差。这种鳞状物质重叠覆盖越细密毛发越润滑，可保持滋润的头发。因此洗发过多或刺激性药物引起的毛小皮的缺损就导致毛发整体的损伤。毛皮质是体毛的最主要的部分，是由柔软的蛋白质形成的。皮质层决定了头发的质量，即弹性、强度和韧性。一根毛发能承受约100g的重量，含有许多黑色素颗粒。

毛髓质也是由蛋白质组成的，毛发粗细不同而其含量也不同，婴儿的体毛里几乎没有毛髓质，毛髓质含有色素或脂肪，栖息在寒冷地的动物的体毛内毛髓质成分占50%以上，对体温的维持有很大的作用。

（2）体毛的种类

1）胎毛（lanugo hair）
是指初生的婴儿身上的短而细的毛，胎儿的全身都覆盖着胎毛。

2）绒毛（vellus hair）
出生后长出来的细而柔软的无髓质的毛，几乎不含色素。

3）终毛（terminal hair）
是指长而粗的毛，因为含有毛髓质和色素，其颜色较深。成人的头发、眉毛、睫毛、胡须、腋毛和阴毛都是终毛。绒毛替代终毛的程度受到遗传因素和内分泌器官的影响，例如，人类的头发都从软毛变到终毛，而胸毛从软毛变到终毛的演变只发生在一部分的韩国男人及很多西方国家男人的身上。成人的腋毛和阴毛都是终毛，而有些男性脱发后的头发反而从终毛变到绒毛。

4）中间毛（intermediate hair）
是指可见在白种人的身上包绕四肢的粗而硬的毛，因为不如毛发柔软，所以为了与毛发区分，叫中间毛。

（3）激素与体毛的生长

体毛在成年期与幼年期不同，体毛在成年期变粗而密，在腋下和阴部开始长出体毛。这种体毛的变化由性激素即雄激素和雌激素决定，雄激素主要促进眉毛以下的体毛的发育，雌激素主要促进头发的生长，男性脱发的原因是雄激素分泌过多而抑制雌激素。雄激素还具有促进皮脂腺分泌皮脂的功能，第二性征开始后脸上出现的青春痘是皮脂腺分泌皮脂过多导致的炎症反应。相反雌激素则缩小皮脂腺，减少皮脂分泌。如果破坏雄激素和雌激素之间的均衡就容易导致无毛或多毛症。

卵巢分泌的雄激素过多可导致男性化，即毛孔变大、皮脂分泌旺盛导致油性多而皮肤变粗糙，出现男性型体如肩膀变宽。如果男性缺乏雄激素，可出现身材变得有曲度、体毛变细等的女性化特征。除此之外，长期失眠、营养不良、精神压力等，产后、术后出现性激素失衡，皮质醇、甲状腺素、垂体激素的变化都可影响体毛的生长发育。

3. 多毛症及激光祛毛术

（1）激光祛毛术的原理

祛除阴毛可采用祛除腋毛的方法。除毛的原理是用激光射在长出体毛的皮肤后，被色素吸收的光能源变成热能源。由于产生体毛的毛囊属于黑色素类，因此，仅将吸收黑色素类的激光射在皮肤，可以选择性的破坏黑色的毛囊。激光除毛是应用激光被皮肤表层黑色素吸收后变成热能源而破坏毛根部，其优点为不损伤皮肤和治疗中几乎没有疼痛。一次治疗时阴毛不能得到一致的清除并且有个体的差异，每间隔4~8周治疗1次，共5次可完成。

激光除毛是以黑色素细胞为靶点，所以对外阴部和肛门周围等色素沉着较深的部位激光疗效不佳。一般女性常要除阴毛的目的仅为解除穿比基尼或小的内衣时的不方便和不雅致，所以如果术前充分告知手术效果后再进行治疗，可使患者得到主观满意的疗效。

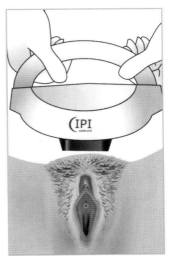

▲ 图11-2　激光除毛术

（2）注意事项

1）除毛前尽量避免拔毛，因为激光以毛干为引导破坏毛囊细胞。

2）如果会阴部等部位色素沉着特别深，建议治疗前涂美白软膏1个月，使其疗效更佳。

3）除毛当天避免桑拿浴或洗浴。

4）尽量避免搔抓皮肤，皮肤瘙痒抓破而感染会引起色素沉着。

5）孕妇或有糖尿病患者禁止治疗，建议青少年女性生长发育完善后再做激光治疗，因为第二性征之前女性的毛根还在发育，治疗后新的毛根还会再生长。

6）激光除毛的最大的副作用是色素沉着，其原因有暴露于阳光或皮肤瘙痒抓破等，术后需要注意预防。

（3）手术方法

1）除毛患者先平卧在妇科检查床上进行操作部位设计。此时，向患者告知女性阴毛分布的多样性，通过交流按患者意愿设计女性阴毛形状及除毛的部位。

2）请护士剃去要除毛的部位，此时尽量避免损伤皮肤。

3）为了减轻患者的痛苦，治疗前涂用利多卡因软膏。

4）准备好激光治疗后使用的冰袋。

5）将激光机器调到除毛模式。

6）按设计形状进行激光照射。

7）用镊子等可以除去已照射脱落的阴毛。

8）为了缓解疼痛，术后用冰袋冰敷治疗部位。

4. 无毛/贫毛症的自体毛发移植

（1）女性无毛（贫毛）症的定义

是指在会阴部少毛或无毛，一般无特殊全身疾患，大部分是母系遗传引起的。母系遗传是指母系的遗传信息传到下一代的女儿，出现这种症状的概率约为1/4。这种无毛症不但引起身体上的不方便，也引起心理上的压力。无毛症可导致个人的羞耻感，甚至可引起忧郁症，特别是在对阴毛有无的观念与社会文化密切相关的国度。韩国与西方国家的洗浴文化不同，对阴毛有无的观念大相径庭，无阴毛在性方面产生羞耻感。毛的稀疏引起贫毛症，最常见的部位是眉毛。

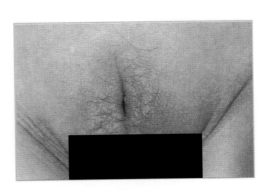

▲ 图11-3　无毛症

阴毛和腋毛一样是在第二性征出现后长出的性毛,性交时有触觉作用和像软垫一样缓冲性交时冲击阴部的作用。也在性交兴奋时可调节体温、保护皮肤免受损伤、抵御从外界来的异物、有助于引起或增强性刺激。但是第二性征出现、身体生长发育完善时仍没有阴毛或少毛,才称这种症状为"无毛症"或"贫毛症"。

（2）女性无毛（贫毛）症的发病率

主要发生在蒙古人种,无毛症约达4%,贫毛症约达8%～20%。

（3）女性无毛（贫毛）症的病因

主要由遗传因素、雄激素水平低下等内分泌紊乱原因引起。目前尚无治疗病因的方法。通常女性患者有无毛症时,其女儿也易患该疾病,少毛或无毛症的女性50%伴有常染色体遗传等家族史。

除此之外,胃炎、过敏性鼻炎、甲状腺疾病、高血压病、子宫肌瘤、卵巢囊肿、喉头结节、骨质疏松、抑郁症、关节炎、便秘及过敏性皮炎等多种疾病也可导致后天性的无毛症。

（4）女性无毛（贫毛）症的治疗

1）辅助性激素疗法及人工阴毛

毛根还存在时,性激素如睾酮软膏或注射剂有助于原有的阴毛或移植后阴毛的生长,但是不能诱导阴毛的再生。因此专家们主张只靠注射激素药物和改善血液循环的按摩疗法不能使患者得到很好的疗效。

一般来说,对于十几岁的青少年女性涂睾酮软膏来治疗,而对20岁以上女性来说,先给予药物治疗,如果效果不佳时再予阴毛移植。

通常阴毛移植术后6个月阴毛开始生长,之后2～3个月才会达到稳定的阶段。如果患者有对头皮移植术的风险或手术失败可能等引起的心理负担,或不能接受术后定期修剪阴毛者,则可以应用人工阴毛贴膜。此治疗方法不属于手术治疗,只需定期更换人工阴毛贴膜(贴一次可维持20～30日),此外应用贴膜无任何异物感,对人体无害,不给患者带来心理上压力,且很方便,但有像带假发的不适感或外观上不太自然等缺点。对手术有恐惧感的女性可给予此方法。

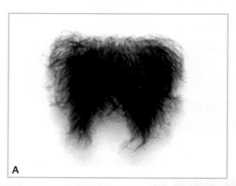

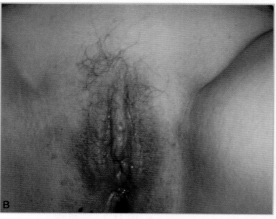
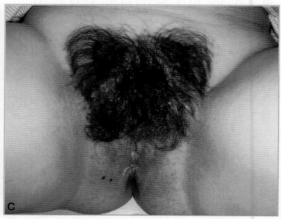

▲ 图11-4　A. 人工阴毛的模型;B. 人工阴毛使用前;C. 人工阴毛使用后

2）手术治疗：阴毛移植

"毛囊单位毛发移植术"是目前疗效最好的根本性手术治疗方法，移植术后毛发成活率约90%。此手术可以改善无毛症带来的心理压力或性生活障碍。

根据"供体优势理论"，除非移植前原有的阴毛脱落，移植后的毛发可以继续生长，因此手术时取用不易脱落的后枕部的毛发来移植效果较好。

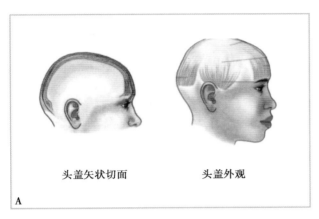
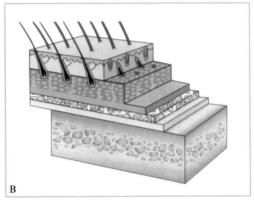

头盖矢状切面　　　头盖外观

▲ 图11-5　**A.** 头后部解剖断面图；**B.** 头后部毛发断面图

①阴毛移植时注意事项

此方法为在枕后部取1~3根毛发的毛根植入阴部。移植的毛发数约为600~1000个，少或无阴毛的女性希望得到倒三角形或梭形的阴毛形态。移植后的阴毛在内裤的摩擦作用下，阴毛会变得卷曲自然。阴毛移植后的前3个月会脱落，此后再长出新的毛，移植后约6个月可以得到正常人一样的密度及长度的阴毛。因而对无毛症的女性最佳治疗方法为"毛囊单位的毛发移植术"，基本上可以完全复原。

尤其是移植阴毛的部位，即大阴唇和耻骨部位的皮肤很薄，若种植得太深容易发生毛囊炎，一旦发生毛囊炎不容易治疗。目前阴毛移植术的成功率约80%~90%，术前需充分告知患者术后每个月定期修剪新长出的阴毛。

②毛发种植过程

除了有专业毛发移植的诊所，采取后枕部的毛发和移植过程以外的其他过程可依托专业毛发移植的医疗机构实行，以减少采购相关医疗仪器上的费用及解决技术上问题。通常手术时间为3~4小时，不需要住院。

a. 阴毛种植部位设计

通常有意愿阴毛移植的女性对此手术的疗效期望值特别高，医生为了利用有限的毛发得到最好的效果，需要相关诊治指南和对手术结果正确的预计。

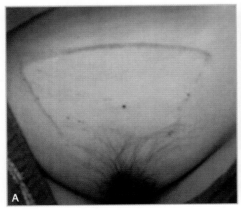
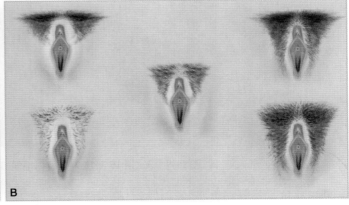

▲ 图11-6　**A.** 阴毛移植前设计；**B.** 阴毛形态的多样化

b. 术前准备

做术前常规准备。为了避免术后发生水肿，可给予肾上腺皮质激素，为了避免术后感染，可给予抗生素预防。

c. 头皮切除

后枕部的头发最不易脱落，从而此部位为最佳的供毛皮区，使用记号笔在后枕部的皮肤画线，剪取供应区的毛发约 1~2cm。

麻醉使用含利多卡因和肾上腺素的混合局麻药，麻醉后枕部，切取出一条梭形的头皮和毛发。用 20 号冷刀 90°切开皮下脂肪的中间层，但要特别注意不要进入帽状腱膜层，剥离组织时使用剪刀或冷刀，此时需要避免损伤毛囊的结构。用电刀止血，切下来的头皮和毛发转给移植的团队后，间断缝合供毛皮区，缝合时分两层缝合。由于年轻女性术后枕后部的张力较大，缝合时用可吸收线间隔 1cm 固定后，再分两层缝合，此时使用钉皮器更有效。术后 1~2 周，根据切口愈合情况予以拆线。术后切口可以用专用洗发水、喷雾器或换药。

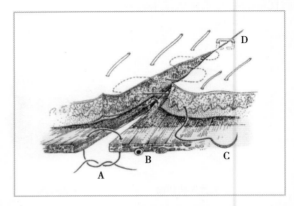

▲ 图 11-7　头后部的切口缝合法

因术后有感染的可能性，术后 7 天不能洗头，并使用抗生素预防感染。术后 7~14 天拆线，同时检查供应部位及移植部位的愈合情况。

d. 头皮内毛肌的分离

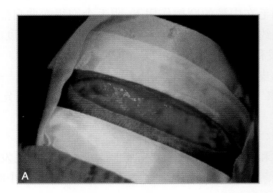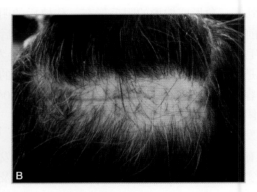

▲ 图 11-8　A. 枕后部的移植供应区；B. 移植供应区拆线后

e. 800~1500 根毛发附着在移植针头上

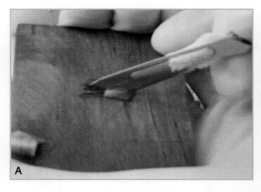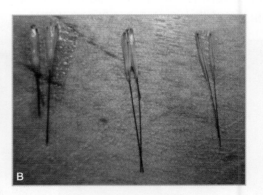

▲ 图 11-9　A. 用 15 号冷刀分离内毛肌；B. 分离后的内毛肌

f. 毛囊移植

移植前充分考虑移植部位的设计和移植的角度，保持自然的外观。种植时注意原有阴毛的方向，同时

214

维持一定的移植角度。无秩序的移植可以影响成长后阴毛方向,移植时宜从内往外方向有序地种植以保持自然外观。阴毛移植后发生出血也不能揉擦,形成血痂更有助于成活。应用吹风机吹干手术部位使其固定。如果腹部脂肪过多,移植数量可以少些,但必须掌握正确的操作,以及种植中心部位的毛囊群移植及外周部的单一毛移植使患者得到自然而丰富的阴毛分布形态。

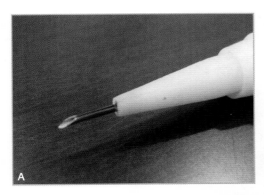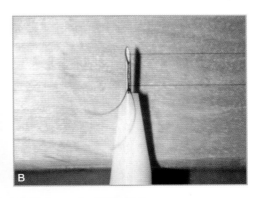

▲ 图 11-10　A. 阴毛移植用的移植针头;B. 内毛肌的附着

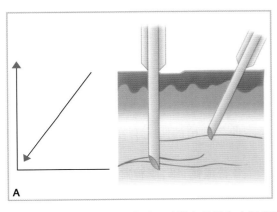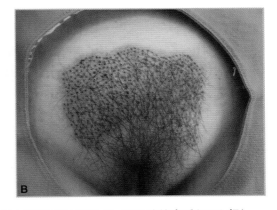

▲ 图 11-11　A. 移植后阴毛的自然性和存活率取决于其种植的方向;B. 阴毛移植术后(1000 根)

该手术在局部麻醉下施行,操作熟练时行 1000 个毛囊移植的手术时间约为 2~3 个小时。阴毛移植后大约 7~10 天毛囊可以固定,此期间不可过重揉擦植发部位,避免移植的毛发脱落。

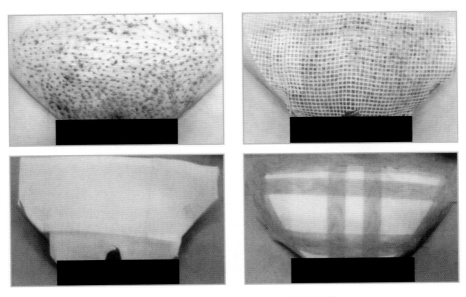

▲ 图 11-12　术后移植部位的敷料覆盖

　　种植术后 1～2 个月所有种植的阴毛会脱落,3～4 个月后再长出阴毛,约 6 个月后可以达到很好的自然效果,但阴毛随毛发的生长而生长,从而需定期修剪。一般术后 3～4 个月后毛发开始生长,变得粗而长。少数患者,术后 1 年以上种植的毛发才开始生长,因此应在术后至少 10～12 个月后再评价手术效果,如果术后 1 年后仍无效果,可以考虑再次手术。

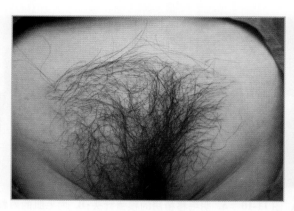

▲ 图 11-13　术后 10 个月

3)术后护理

①术后 1 个月内禁忌性生活,禁止泡澡、桑拿等,但可以淋浴。

②术后 3 个月内避免骑自行车或骑马等引起阴毛部位摩擦的运动。

③术后第 1 日起可以日常工作生活,但建议休息 1 周,必要时予口服抗生素或止疼剂。

④手术部位术后可形成血痂,避免刻意弄掉血痂。

⑤实际上头发与阴毛的形状不同,头发长而直,阴毛弯曲。种植的阴毛会在内裤的作用下变得卷曲,因而不必担心种植的阴毛达不到自然的效果。

（曹成铉 译,李智宣　王建六　罗新 校）

第十二章 处女膜修复术

▼ 1. 处女膜

(1) 什么是处女膜(hymen)

Hymen 一词来源于希腊神话中结婚的神即许米乃(Hymenaeus),是位于外生殖器和内生殖器分界处,即阴道口边缘的黏膜皱襞,它由黏膜、结缔组织、血管及神经末梢组成。中间有孔,只能容纳很细的笔,此部位富含细小血管。

处女膜有防止异物或细菌等入侵到阴道进而至宫腔内,有保护内生殖器的作用,但不管是西方还是东方国家,世俗观念认为处女膜还是"纯洁"的标志。

处女膜和其他脏器不同,随年龄生长发育的变化较小,维持青春前期处女膜孔的大小和形态,其坚韧度因人而异,其孔的直径依弹性不同从仅能容纳笔尖到两个手指不等。

(2) 处女膜的发生和演变

在胚胎第 3 个月时,子宫与尿生殖窦之间距离逐渐增加,在胚胎第 5 个月时,阴道板演变成管道。阴道末端与尿生殖窦间形成膜瓣样皱襞,即为处女膜。

(3) 处女膜的解剖学研究

- 由外层(覆盖泌尿生殖窦的上皮层)和内层(窦阴道球的薄膜层)复层鳞状上皮组成。
- 主要由弹性结缔组织和胶原结缔组织组成。
- 不含腺体和肌肉,只含有少量的神经纤维及丰富的细小血管。
- 在阴道前庭处女膜基底左右各有一个前庭大腺排泄管的开口,其前方近尿道处可见尿道旁腺的开口。

(4) 不同年龄段处女膜特征

- 新生儿:其血管丰富,因有一层膜的遮挡,从阴道口几乎看不到阴道。
- 成年女性:其厚度与形态因人而异,大多数女性处女膜的孔直径只能容纳一个手指,个别女性的处女膜韧性很强,初次阴道性交后并无出血。
- 孕妇:其上皮组织变厚,组织内糖原成分增多。一般分娩后其孔变大。
- 绝经后女性:上皮变薄,部分组织发生角化。

(5) 处女膜的外观

其形态因人而异,有很多不同的外观类型。
- 膜瓣状圆型:最常见的类型,其中以环状和弯月状最多见。四周基底部厚,膜瓣孔缘薄。

- 隔膜型(纵隔):圆形的孔之间形成隔膜,很难完成阴道性交。
- 膜状多孔型:膜上只有细小的孔,不易完成阴道性交,一般需要手术治疗。
- 无孔型(闭锁):为处女膜闭锁,表现为无月经来潮,经血无法排出,血积在子宫和阴道内,导致周期性下腹痛并逐渐加剧,确诊后应行处女膜切开术。

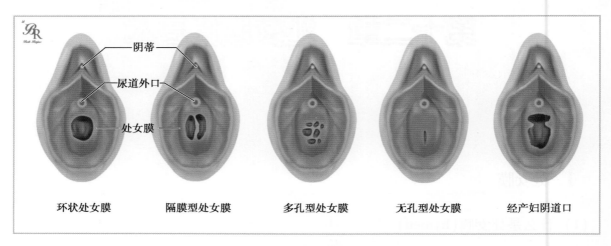

▲ 图 12-1　处女膜的形态

(6) 处女膜破裂出血及处女膜"纯洁"的性争论

自古以来不管在东方还是西方国家,完整的处女膜仍被世俗认为是女性"纯洁"的标志。70% 女性在初次阴道性交中阴道出血的原因为处女膜破裂,而在女性还没有达到性兴奋时就强硬地将阴茎插入阴道也会发生阴道出血,其原因不是处女膜破裂而是外阴、阴道撕裂。

阴道性交主要发生撕裂的部位以处女膜后半部为主,根据处女膜的形态、厚度以及坚韧度,出血量可表现为点状出血至大出血等不同。

处女膜除了阴道性交之外,骑自行车、骑马等剧烈运动或月经期间使用内置式卫生棉条、性自慰等都可造成处女膜损伤。处女膜破裂时不是损伤其中一部分而是全部处女膜缘破裂后被慢慢拉长,或处女膜的弹性好不发生破裂而不出血。因此,新婚性生活时未见红并不代表她曾有过性生活。但是对某些国家,比如伊斯兰国家、中国的一些少数民族或有些宗教信仰的人士来说,处女膜仍然非常重要,给这些地区、宗教信仰的女性对新婚性生活带来很大的压力,即新婚性生活时未见红的女性,被丈夫甚至父母歧视、离婚等,已经成为了严重的社会问题。现在对韩国女性来说,处女膜的意义已经不是这么大了,但有些女性受生长环境或自己的性格形成的处女膜观对处女膜完整的意义还是认为很重要的。医生也很难让这些女性们接受医学意义上的处女膜。对她们来说,处女膜修复手术不是单纯的复原手术,而可能是生死的抉择。因此,妇科整形医生要向女性说明处女膜与阴道出血的相关性、处女膜的意义。

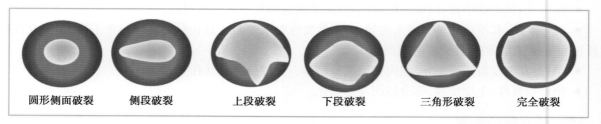

▲ 图 12-2　处女膜破裂的形态

2. 处女膜手术

处女膜切开术

此手术适于无孔处女膜或处女膜闭锁,实际上很少行此手术。此外,第一次性生活后感到难以忍受的疼痛或无法性交时可施行此手术。

处女膜修补术

现在此手术的目的并不是恢复纯洁,而是为了解除婚前性生活所导致的心理压力或为复婚准备进行此手术。与欧美国家性观念比较开放的相比,韩国对性观念方面呈逐渐开放的趋势,因此,现在韩国国内咨询处女膜手术的病人及手术量明显减少了。

(1) 处女膜修补术

1)手术目的

目的不是复原性生活前的处女膜形态,而是以术后性生活能够导致见红及疼痛为主。对性生活经验丰富的女性来说,性生活时通过性反射阴道口自然地松开,这些女性即使行了处女膜修补手术,术后还不一定破裂,因此,处女膜手术时可以同时进行会阴成形术(perineoplasty),使手术效果更好。

处女膜完整与否的观念随着时代、社会、文化的发展,认识上也有所差异,现在有些婚前女性为解除因过去被强奸、意外妊娠及分娩导致的处女膜破裂引起的精神压力,或准备再婚时为解除压力要求施术的最多见,但现在此手术量较过去明显减少了。

2)术前谈话及注意事项

术前给患者再次充分地交代处女膜的真正意义,避免进行不必要的手术。这种沟通也许对已决定做手术的女性带来一些精神上不安,但元铁医生认为这是术前不能缺少的环节。

需特别指出的是,30%～40%女性第一次性生活可能不见红,术后也会出现不出血的情况。

女性性生活时表现为阴道少量出血及疼痛,一般男性认为此次为女性的第一次性生活。因此,进行处女膜修补术时,最好同时进行缩小阴道口的改良会阴成形术(modified perineoplasty)。经过术前充分的谈话及检查,如处女膜损伤特别严重时,应告知患者手术效果有不佳的可能性。此手术并不难做且无危险性,手术时间也不长,但应向患者特别强调,是否做手术是必须由患者来决定的。根据元铁教授的经验,想做此手术的女性大多性观念不太开放,可以认为这些女性是因为种种复杂的原因而下决心做此手术。

术前教育咨询概要
①处女膜和"纯洁"的关系
②处女膜形态的多样性
③处女膜存在的价值
④处女膜破裂的多种原因
⑤适宜做处女膜修复手术的女性
⑥手术内容、术后护理、并发症及术后经过

3)手术时机

最佳的手术时机为婚前3个月,最少为1个月,且月经干净后3～5天,原因是手术部位完全愈合需要至少3个月。建议手术后婚前1周时门诊检查。

对于临近结婚与婚前有充分时间的女性,手术方法有所不同,对于术后1～2周就要结婚,且手术目的仅仅为了见红的女性而言,可以使用自己的头发或可吸收线间断缝合剩余的处女膜组织,但是此手术失败率较高。因而建议至少婚前 1 个多月进行手术,效果最佳,而且可以同时进行阴道缩紧术,使在性生活时男性性器官插入阴道时感到有握力。

4)手术准备

不同于其他会阴部手术,处女膜修补术不用静脉麻醉,而用局部麻醉即可,如果同时进行其他手术的或患者对手术有恐惧感的可以换成静脉麻醉使其安眠,此时局麻药量尽量少用或不用。最近多用的缝合线是 4-0 或 5-0 可吸收的薇乔线。

5)手术方法

手术利用激光修补已破裂的处女膜组织,暴露处女膜正常组织后进行至少 2 层以上的缝合。手术时间约在 1 小时以内,术后 1~2 小时经充分休息后即可出院返家。此手术一般分为 3 种,根据患者情况,可以几种手术方法同时进行。

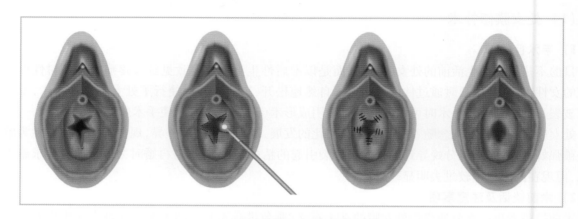

▲ 图 12-3　激光技术修补处女膜

①单纯修复(simple repair)

适合于仅有处女膜撕裂的女性,固定双侧处女膜利用激光(10W)切除破裂的处女膜边缘,后用 4-0/5-0 可吸收薇乔线单纯缝合,为了增加强度,中间部位进行减张缝合。有的处女膜血供不丰富,有愈合欠佳的缺点,不建议采用此手术方法。

②隔膜成形(septum formation)

适合于几乎没有处女膜(经产妇)或临近结婚且以见红为目的的女性。剩余的处女膜组织与其对面的处女膜缝合,形成一种人工膜,手术成功率不是很高,但手术形成处女膜中间细的隔膜,性生活时男性性器官如不顶破此膜就不能插入阴道,因而此手术比其他手术术后见红的概率要高。

③黏膜双层缝合法

适合于剩余的处女膜组织形成的裂隙较大时很难进行单纯缝合的处女膜修补术的女性,一般都可以选择此手术方法。暴露破裂的处女膜边缘后设计切口。利用蚊式钳固定住双侧,用小号的注射器以利多卡因做浸润肿胀麻醉。使用激光/#15blade/Iris 切除边缘,此过程中可见少量出血是正常的,且对切口愈合也有效。用 4-0/5-0 薇乔线间断分别缝合前壁和后壁。一般从内往外缝合,此时缝合阴道壁下段对减轻处女膜的张力较有效。

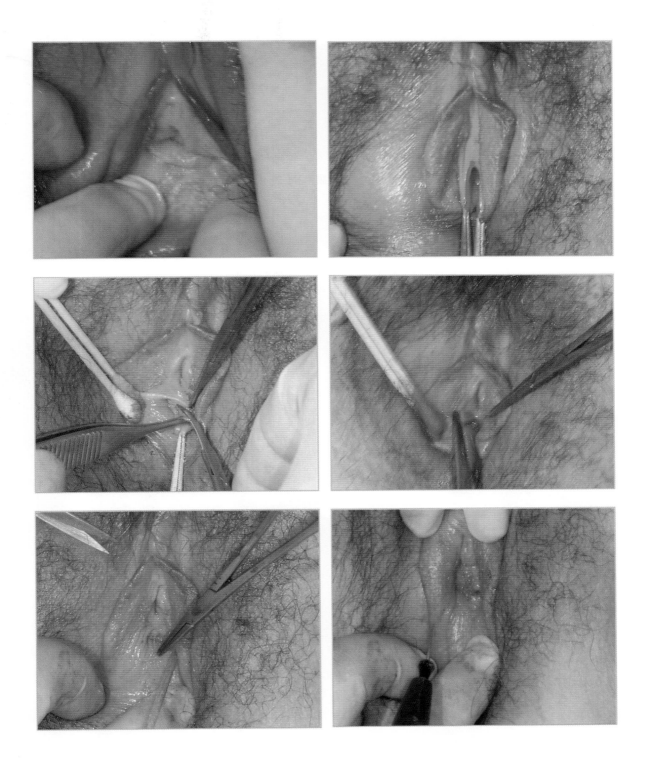

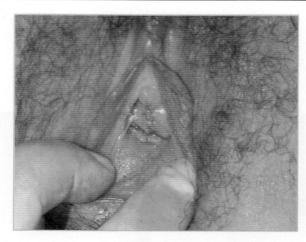

▲ 图 12-4 处女膜修补的手术步骤

④不吸收线连续环形缝合术

⑤阴道壁处女膜成形术

无论选择哪种手术，均需缩紧要缝合的处女膜下方 6 点钟处，切开阴道壁，从而尽量减少处女膜的张力。因为处女膜修复手术不仅是修改形状，还要以术后性生活时出血为目的。

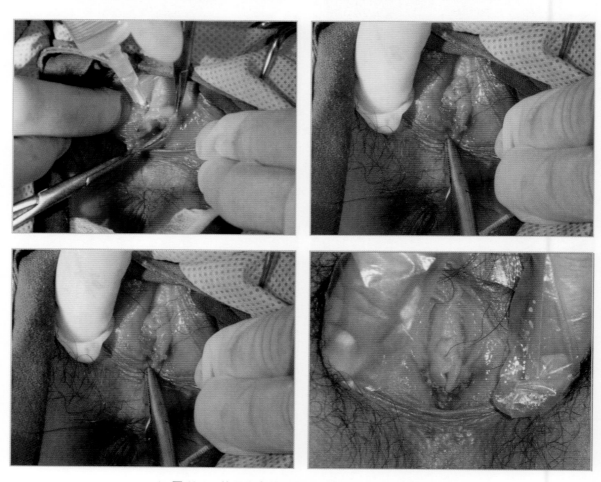

▲ 图 12-5 使用患者的头发作为缝线的处女膜修复手术

6）术后注意事项

①术后 1 个月禁忌盆浴，出院后门诊随诊时严格消毒处置外阴部位。

②术后禁用水压较强的坐便器冲洗,因为较强的水压影响手术部位的愈合,建议每日 1 ~ 2 次用温水清洗会阴部。

③禁忌剧烈运动 2 周,禁忌泡澡 3 ~ 4 周,建议术后休息 4 周。

④穿紧身的内裤会影响手术部位的创口愈合。

⑤若阴道出血多于月经量需门诊就诊。

⑥若术后疼痛明显,2 ~ 5 天内可口服止痛药。

⑦定期门诊复查,检查手术部位是否感染、出血及伤口愈合程度如何。

7)术后管理

①第 1 周

a. 有些病人表现为阴道少量出血,呈黑色或鲜红色。但如果出血量大于月经量,需就诊检查。

b. 术后疼痛一般不明显,如果术后局部有疼痛,可以口服止痛剂来缓解疼痛。

c. 必要时,口服大便软化剂 2 ~ 5 天。

d. 术后避免剧烈运动,注意休息,口服抗生素 3 ~ 5 天预防感染。

②第 2 ~ 3 周

手术时的缝合线在体内吸收过程中,可以表现为阴道流黄色分泌物,有时候因黄色分泌物会使有些患者担心,应在术前充分交代。

③第 4 周

手术切口处基本上已愈合,不影响日常生活。一般此时门诊术后复查,如果缝线尚未吸收好,可同时拆除。

(2)处女膜切开术或部分处女膜切除术

处女膜的坚韧性很强导致严重的性交痛时,可以切除部分处女膜,从而减少性交痛。

处女膜狭窄

处女膜狭窄是一种少见的疾病,处女膜开口部位的弹性差和肥厚或狭窄,导致性交困难,甚至不能用内置式卫生棉条。该疾病无遗传因素,但有些先天性因素导致发病,除此之外,还有外伤、分娩损伤或不正规的处女膜修补术后都可以发生。月经来潮后,一般被诊断,但有些女性因为性生活时出现性交困难才被诊断。该疾病应与外阴前庭炎、阴道痉挛、其他处女膜畸形鉴别。如果不积极治疗,可以引起性交障碍、性交痛继发性功能障碍,因此需要及时治疗。治疗有手法单纯扩张术,必要时行手术治疗。

---

1)手术方法

患者取截石位,对处女膜、外阴部及阴道进行消毒。用 27G needle 1cc 胰岛素注射器将局麻药和肾上腺素注入全部处女膜。

一般用激光或冷刀切开处女膜边缘,并彻底止血后,用 5-0 薇乔线间断缝合。

术后约 6 周用阴道模具防止阴道狭窄,从小号模具开始用,每 2 周换一次模具,最后用最大号模具。每天用 2 次,每次用 10 分钟。术后 4 周内不能性交,建议术后第 2 个月开始性生活,性交时可以用一些水性润滑剂。

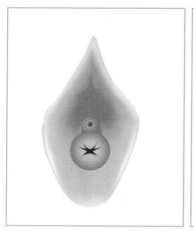
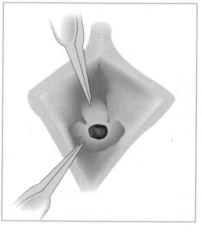
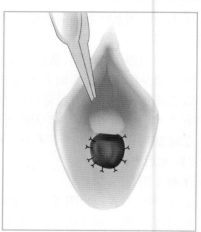

▲ 图 12-6　处女膜切开（缝合）术

（3）处女膜先天性畸形矫正

"处女膜闭锁矫正术"见第十三章。

处女膜修补术的操作步骤

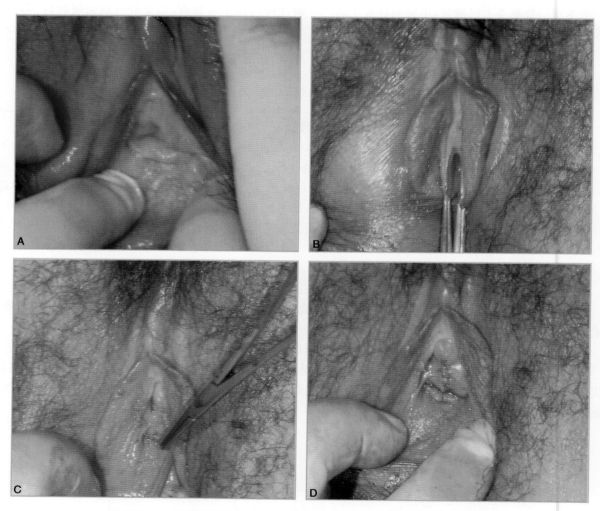

▲ 图 12-7　A. 术前检查处女膜；B. 切除处女膜边缘；C. 缝合处女膜；D. 缝合后

（李智宣 译，王建六　罗新 校）

第十三章 先天性会阴部畸形矫正术及会阴部其他手术

1. 先天性畸形矫正手术

本章将描述属于会阴整形范畴的外阴和阴道的先天性畸形,如处女膜闭锁、先天性无阴道、阴道隔畸形、阴道闭锁。对于发病率低且普通诊所不能处理的疾病及手术于本章内不予介绍。

(1)处女膜闭锁

处女膜闭锁是由于苗勒管(又称副中肾管)畸形,泌尿生殖窦的内胚叶和阴道前庭的上皮细胞间融合、生殖窦腔形成失败而导致的疾病,主要在青春期月经初潮以后发现,绝大多数患者是由于下腹部坠痛、无月经或腹部肿物等就诊而被发现。通过常规妇科检查、肛诊、经直肠或会阴超声检查及 MRI 等判断有无伴随的畸形,如阴道闭锁和肾脏畸形。最佳手术时期为青春期开始之后、乳房发育、月经初潮之前。通过及时切开处女膜,可以降低由于过晚发现而导致子宫内膜异位症等并发症发生的概率。行根治性手术之前不能单纯以诊断为目的行吸宫操作,否则有导致上行性感染和阴道积脓的危险。

1)手术方法

先用手术刀、组织剪或激光从 2 点至 8 点方向切开,然后再按同样方法从 4 点至 10 点方向切开,最终形成放射状切口。随后排出月经血等分泌物。此时,如果完全切开处女膜,以后可引起瘢痕与狭窄而导致性交痛,故不要紧贴着阴道黏膜切除,尽量留下剩余的处女膜瓣,这样可保留性功能,形态更自然。利用间断缝合技术用 3-0 可吸收缝线缝合切口边缘。

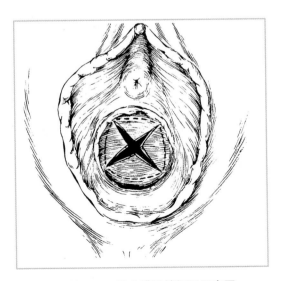

▲ 图 13-1 处女膜闭锁切开示意图

也可利用多点穿刺技术把处女膜转换成有小孔形态；此时，应注意穿刺孔必须位于处女膜中央部，且其孔的大小至少达 0.5cm 以上，才可防止分泌物等引起再堵塞的发生。术后患者于月经期时需要多次就诊，应追踪观察。由于筛状处女膜或隔膜型处女膜可诱发初次性交时出血过多或疼痛。关于处女膜的"纯洁性"的内容，需与患者明确谈话，尽量避免不必要的手术。

（2）阴道隔畸形

1）阴道横隔

阴道横隔是指由于苗勒管（又称副中肾管）和泌尿生殖窦之间不完全融合，在阴道上 1/3 部和阴道下 2/3 部汇合的部位被完全封闭的状态。其厚度一般为 1cm 以下，部分横隔存在于上部生殖道之间并有孔洞连通。横隔可发生于阴道不同部位，其发生率为：阴道上部 46%，中段 35%～40%，下部 14%～19%，且越靠近宫颈部的阴道隔膜越粗厚。该病总发病率为 1/70 000。虽患者出生时已经有这种先天性畸形，但大部分患者到了青春期以后，由于出现无月经、腹痛、阴道和子宫积血等症状方来就诊而发现此病。发病原因可能与患者胎儿期间暴露于己烯雌酚有关，一旦明确诊断应立即行矫正手术。

诊断须行妇科检查和超声等辅助检查，必要时可行 MRI，以鉴别伴随的相关生殖系统畸形，同时可明确手术计划。

术前行扩张治疗可使阴道隔膜变薄，也可增加阴道黏膜组织，有助于防止术后常常发生的瘢痕性挛缩或阴道狭窄。

确诊后患者在全身麻醉下，先在超声引导下用 12～14G 针或手术刀穿刺切开抽出积血。因其分泌物特别浑浊和黏稠，应多次用生理盐水冲洗，彻底排出分泌物。

对于随后进行的横隔切开手术，大部分医师不熟悉其解剖结构或相关手术经验不足，且部分横隔位于阴道腔的深部，难以手术探及。此外，少数病例必要时需行开腹手术矫正畸形。少数横隔特别厚的患者，甚至需要通过移植皮肤行阴道重建术，故大部分确诊患者先排出积血，如果需行根治术应转至专科医院行下一步治疗更为安全。

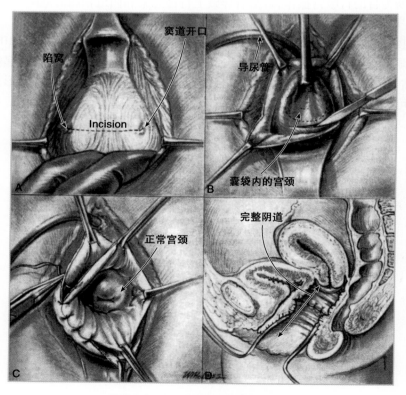

▲ 图 13-2　阴道横隔切开缝合示意图

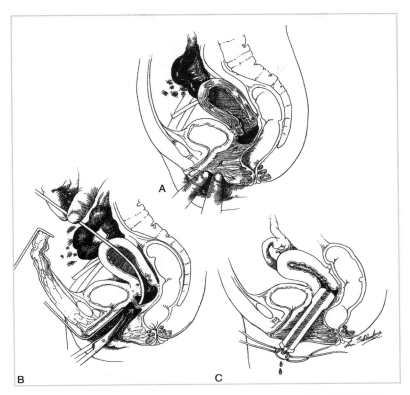

▲ 图 13-3 经阴道穿刺指引阴道横隔切开术。**A.** 手指触诊横隔部位；
B. 经子宫探针指引；**C.** 切开后放置阴道模具

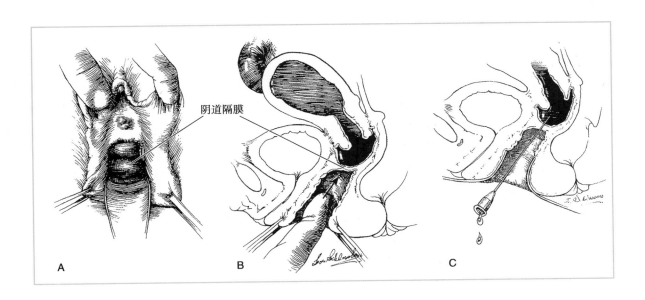

227

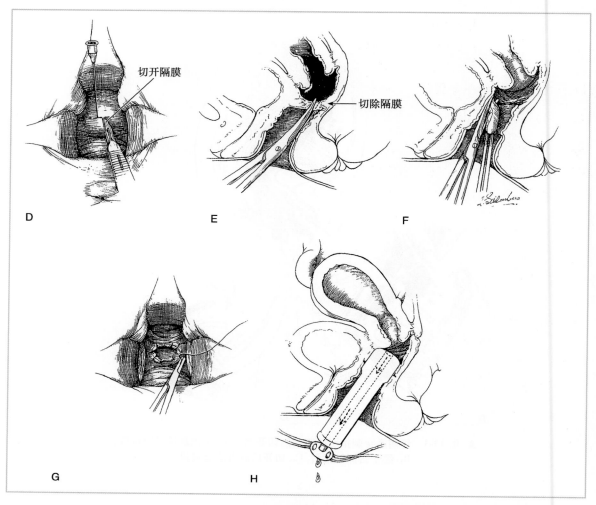

▲ 图 13-4　阴道横隔切开成形术示意图。**A.** 暴露阴道横隔；**B.** 手指触诊；**C.** 穿刺积血；**D.** 横行切开横隔；
E. 剪刀剪开切口；**F.** 剪去横隔组织；**G.** 缝合横隔切除边缘；**H.** 放置阴道模具

2）阴道纵隔

阴道纵隔是由于下腹部中肾管融合失败所致。阴道纵隔者因无临床重要性、无症状，多数为偶然发现，故无症状患者可以不做手术。但有些患者因分娩时阴道纵隔破裂导致出血、性交不适、对生殖器畸形存在心理障碍，甚至出现性功能障碍者，应该给其做手术。此时医疗人员通过详细解释使患者充分理解阴道纵隔的潜在风险及手术相关。阴道横隔很少伴有子宫畸形，但阴道纵隔常伴有如子宫纵隔和双子宫等畸形，20％还可伴有肾脏畸形。所以术前需通过详细的妇科和超声等检查确认上部生殖器官的情况。手术时期多在月经初潮以后。

手术可在门诊进行。静脉麻醉后，纵隔膜薄者行切开分离后单纯缝合两面切缘，隔膜厚者在隔膜阴道移形部位用 Heaney 钳或 Kelly 钳住并切除，两切缘用 3-0 可吸收线缝合。行完全纵隔切除手术时，为降低膀胱损伤的风险，不需彻底切除，对于阴道上部纵隔，若手术方法难以探及，则不必彻底切除。

（3）阴道闭锁

含有双子宫的女性若发生生殖道形成不全或阴道中隔吸收不全时，阴道闭锁可导致经血滞流的严重疼痛。阴道闭锁患者易并发同侧肾脏畸形。因为畸形病变结构较深，通过双合诊不能明确畸形的阴道腔结构，所以采用 MRI 影像技术做诊断对手术设计更为有利。

Ⅰ型:完全性单侧阴道闭锁

Ⅱ型:不完全单侧阴道闭锁

Ⅲ型:完全性单侧阴道闭锁伴宫颈瘘管

诊断明确后,所行手术方法较为简单,可在超声引导下切开阴道积血部位,排出血液或黏液,即用与阴道纵隔手术类似的方法切除闭锁侧的阴道黏膜。

(4) 先天性无阴道

发生率在新生女婴中约为 1/4000 ~ 1/10 000。患者中有 1/3 ~ 1/2 伴有肾发育不全、肠旋转异常、肾异位等,此外还可伴有骨骼肌系统或听觉系统的畸形。约 90% 先天性无阴道患者伴有肌性子宫结节,只有 2% ~ 7% 具有功能性子宫内膜。

先天性无阴道的首选治疗方式为非手术性的扩张,随后逐渐形成阴道。

以手持式渐进性扩张器作用于会阴凹陷处,每日 30 分钟以上,或坐于特殊的阴道扩张器械上,逐渐顶压形成阴道,其治疗成功率可达 90%;但其治疗时期为 3 ~ 33 个月(平均 11.8 个月),需要付出极大的努力。

手术疗法

1) 腹腔镜下改良 Vecchietti 阴道成形术

用约 2cm 大小的橄榄样亚克力模具放在阴道凹陷处,利用腹腔镜把其线尾端与患者腹壁上设置的牵引装置连接,每天牵引 1 ~ 1.5cm,7 ~ 9 天后形成新生的阴道。

2) 腹腔镜下腹膜代阴道成形术

是利用患者自身的腹膜形成"阴道"的方法,从阴道凹陷开始分离形成再造阴道的穴道,再利用腹腔镜在阴道入口处固定腹膜,然后把腹膜的头端荷包缝合关闭形成阴道,留置模具 6 周。

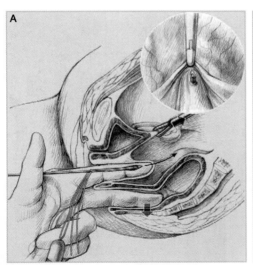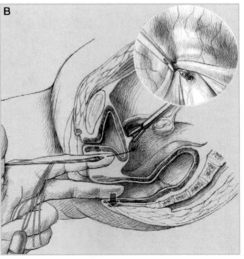

▲ 图 13-5　顶压法阴道成形术。贯穿阴道凹陷的正确(A)和错误(B)位置

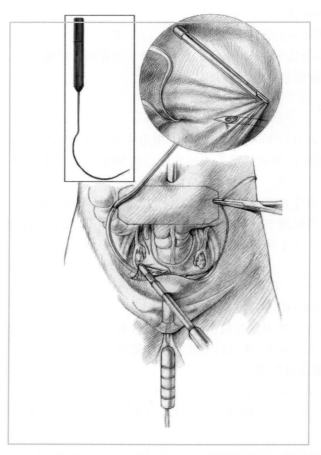

▲ 图 13-6　腹膜代阴道成形术。插入弧形导线器,下至阴道顶端

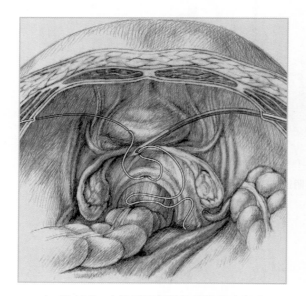

▲ 图 13-7　自腹膜下间隙将缝线穿过腹壁

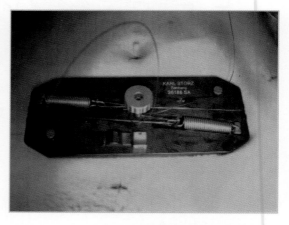

▲ 图 13-8　Vecchietti 导向器置于腹壁,导线已就位

3）改良 Abbe-Maclndod 术,使用网状厚皮片植皮,多从患者臀部切取

切开分离阴道凹陷至腹膜深处,造出适当空间,随后插入皮片和模具,将模具固定于小阴唇。7 日后去除模具,以支架代替,继续使用 3 ~ 6 个月,此后 6 个月仅在夜里睡眠时使用模具。

4）全厚植皮,使用腹直肌或股薄肌皮瓣。

5）肠代阴道成形术

一般用长约 10cm 的肠管,为保持血管蒂张力较小,最常使用乙状结肠。若使用小肠,往往牵引至会阴部较为困难,且存在肠管口径狭小和反复性交导致狭窄的可能,同时小肠黏膜过度分泌黏液也给患者造成困扰。

2. 会阴部其他手术

会阴部除了上述的手术以外还有很多种手术。尽管部分手术施行的机会较少,但对于有可能接触这类患者的会阴整形专科医生,应做好相关手术的准备。下述内容将描述在临床相对比较常见的,且主要在门诊可施行的简单手术。

(1) 手术种类

对于妇产科教材中已详细介绍的子宫切除、尿失禁手术等以治疗为目的,而非与会阴整形相关的术式,本章将不予提及。在此主要介绍会阴部美容整形手术或性敏感疾病,并在门诊可做的手术治疗。希望未来这些手术会被纳入会阴整形学的范畴。

阴 道 手 术

- 瘘管手术,尿道憩室修补术,脂肪垫转位
- 尿道重建术,阴道尿道游离术
- 良性阴道壁病变(活检,囊肿,溃疡,实质性包块)

外 阴 手 术

- 前庭大腺囊肿和脓肿
- 外阴前庭综合征手术(外阴部疼痛)
- 广泛切除术伴/不伴皮肤移植,激光切除和气化切除(黄色阴影)
- 外阴切除术,外阴血肿
- 腹股沟或 Nuck 管良性病变
- 外阴其他良性病变手术(包括囊肿、汗腺瘤、阴唇融合、外阴病变引流,外阴血管瘤和静脉曲张,淋巴瘤,尖锐湿疣)
- 注射疗法(酒精/地塞米松/中胚层疗法)
- 会阴切开术

会 阴 手 术

- 会阴裂伤修补术
- 肛门手术
- 直肠阴道瘘修补术

1）外阴部血肿

外阴部血肿是由外伤、分娩损伤、强奸或静脉曲张破裂等原因导致的组织间隙积血,有一侧或两侧阴唇肿胀并伴有疼痛,且大部分情况可伴有阴道裂伤。发现外阴部血肿之后迅速增大或直径超过 10cm 以上,经冷敷或压迫等治疗不能好转者,则需进行手术引流。

2）外阴前庭疼痛（又称外阴前庭炎）

外阴前庭疼痛指局限于前庭部分的疼痛,在 2003 年国际学会上曾提出活检证实与炎症无关,故现不称外阴前庭炎而称外阴前庭疼痛。该疾患是女性性功能障碍中引起性交疼痛的代表性疾患,在轻微的刺激下,阴道后孔和前庭皮肤即可出现强烈的敏感反应,并持续疼痛或压痛可达数年,甚至难以使用卫生棉棒,且因性交痛不能进行正常的性生活。

其原因目前尚未确定,被认为有可能与发生学上的异常、尿液内草酸盐增加、遗传学或免疫学因素、激素(口服避孕药,闭经)、感染(乳头状病毒,念珠菌病)、炎症及神经病有关。

检查患者时,在前庭大腺、处女膜及会阴等处可发现局部炎症反应或斑点、溃疡等,行阴道镜检查时可发现有特征性的斑点和白色病变。需要鉴别诊断的有阴道痉挛、萎缩性阴道炎、增生型外阴营养不良、复发性外阴阴道炎及接触性皮炎等。

治疗上,为保持会阴部的清洁要求患者行坐浴及浸泡湿润,间断使用利多卡因凝胶局部麻醉或服用抗抑郁药及干扰素注射等,但如果经过这些治疗后 2～4 个月仍未好转时,行手术性切除(双侧前庭大腺切除,前庭皮肤切除,阴道前移)即有效,并有报道其治疗成功率可达 97%。但最近部分专家主张用降低手术创伤而预防并发症的微创手术。

手术治疗：

①局部切除

②全/改良前庭切除术

③会阴成形术:后阴唇系带部位仅切除外阴皮肤的方法

④前庭成形术

前庭成形术是通过切开疼痛部位,经掏槽样去除神经的手术。不必行阴道前移术,具有可以在局部麻醉下行门诊手术的优势。但由于没有切除疼痛部位、扩大阴道入口口径,其治疗效果不理想。

前庭切除术的种类：

①全前庭切除术:包括(或不包括)尿道周围的全前庭皮肤切除

②改良前庭切除术

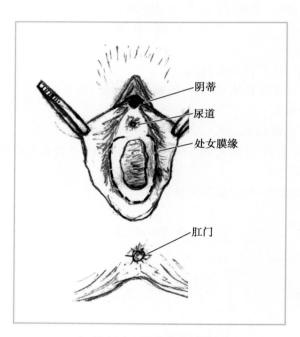

▲ 图 13-9　阴道前庭解剖图

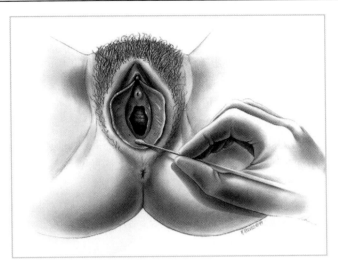

▲ 图 13-10　阴道前庭切除范围

用棉球以尿道为中心从斯基恩导管的开口部位至会阴部,明确疼痛部位和程度,并判断切除范围。

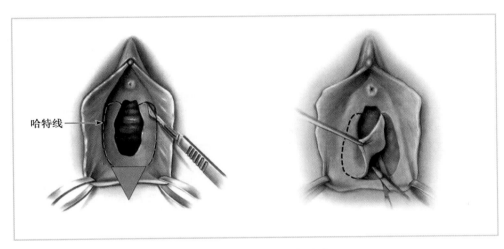

哈特线

▲ 图 13-11　切开前庭黏膜

用 15 号手术刀片顺着哈特线切开后,包括一部分阴道黏膜、处女膜及前庭部位以 2 ~ 5mm 厚度切开。此时,切除尿道周围时务必注意避免尿道损伤或尿道成角变形。

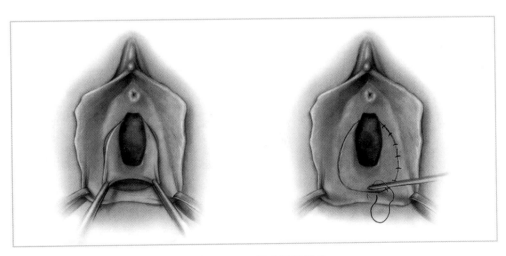

▲ 图 13-12　缝合缺损部位

把剩下的阴道黏膜从结缔组织中分离,用3-0或4-0可吸收线单纯双层连续缝合缺损部位(阴道前移)。

3)阴道囊肿

在所有年龄层中,每200人中有1人可出现此疾病,有先天性的Gartner囊肿和后天性的包涵囊肿。有特征性的多发囊肿和小囊肿时可考虑为气肿性阴道炎。大部分患者没有症状,但少数可以感到肿胀感或性交痛。若囊肿大于2cm、患者感到不适时可手术治疗。

阴道囊肿手术方法:①造口术;②囊肿切开或囊肿切除术。

Gartner囊肿特征性地出现于阴道侧壁,大者可扩展至阔韧带,术前必须通过各种影像学检查确认囊肿大小和周围结构,特别要明确囊肿与膀胱和尿道等泌尿系结构的关系。

4)阴道溃疡

大部分由感染引起的阴道溃疡都可经抗生素治疗好转,但溃疡大、对抗生素不敏感时须考虑行切除术。此时,静脉麻醉后,在溃疡和周围组织注入阴道成形术中使用的麻醉剂,再用激光进行剥离效果更佳。但由于溃疡面积过大,需要切除2cm以上的阴道黏膜时要考虑术后阴道腔狭窄的可能性,故需要准备行皮肤移植等手术。

5)外阴部/阴道肿瘤

阴道腔内肿瘤伴有疼痛的治疗原则是与其形状、大小无关,务必将切除组织做病检。大部分由子宫内膜异位症引起,此时其位置紧贴于阴道黏膜下并且组织界限不清,很难剥离,故切除时大量出血、损伤其周围组织如膀胱和直肠的可能性大,需特别注意。

6)前庭大腺囊肿

是妇产科门诊常见的疾病,淋菌是最常见的病原菌,可导致由其他病原菌引起的炎症性反应。

表13-1　前庭大腺脓肿病原体

有氧微生物	厌氧微生物
淋病奈瑟菌	脆弱类杆菌
金黄色葡萄球菌	产气荚膜杆菌
粪链球菌	消化链球菌属
大肠埃希菌	梭形杆菌属
绿脓杆菌	
沙眼衣原体	

前庭大腺急性感染时多数形成脓肿。排出脓液后,腺体的主分泌腺管被堵塞时会形成囊肿,可增大至3～5cm大小。

外阴肿物的鉴别诊断:

表13-2　囊性和实性外阴病变的鉴别诊断

病变	位置	性质
囊性病变		
前庭大腺囊肿	前庭	通常单侧
表皮内囊肿	大阴唇(常见)	触诊时无压痛,与外伤有关,毛囊皮脂腺阻塞
Skene导管囊肿	靠近尿道	无症状,若压迫可引起尿道阻塞和尿潴留
前庭黏膜囊肿	小阴唇,前庭,阴蒂	软,小于2cm,平滑表面,位置浅表,单发或多发,通常无症状
乳头状汗腺瘤	大阴唇和小阴唇之间	生长缓慢,小结节(2～3mm),产生于大汗腺
Nuck管囊肿	大阴唇,阴阜	软,可压缩,腹膜嵌顿于子宫圆韧带内,类似于腹股沟疝

病变	位置	性　质
实性病变		
脂肪瘤	大阴唇	缓慢成长,无蒂或带蒂
纤维瘤	大阴唇,会阴体	坚韧,无症状,可形成蒂,可形成黏液瘤样退行性变
软垂疣	大阴唇	肉样,大小多样,通常有蒂但也可无蒂,外观息肉样
血管角质瘤	多灶	罕见,血管化,孕期可加重,与法布里病有关
神经纤维瘤	多灶	息肉样外观,多样,与冯雷克林霍增氏病有关
鳞状细胞癌	多灶	在老年女性和 HPV 感染的年轻女性中与良性上皮病变有关

①Gartner 囊肿:是中肾管的残留物,往往以阴道壁的外侧前方形成为特征。小的 1~2cm,大的 5~6cm 左右,大部分无症状,不需要治疗。

②Skene 导管囊肿:位于尿道口的两侧,小,无症状。若囊肿增大阻塞尿道口时需要切开且排液。

③外阴部血肿:比较常见于前庭大腺的感染,急性期可伴有严重疼痛且可引起肿胀。偶尔形成脓肿,但若不形成脓肿且不能自愈的情况下,可能会在前庭大腺留瘢痕而导致狭窄,最终可形成含黏液的慢性囊肿。

治疗脓肿时可以单纯切开排脓,手术既容易又可快速治愈,但是容易复发,也会加深导管术和造口术的难度,所以不作为理想的治疗方法。插管引流、造口术或切除术为最佳治疗方案。

无症状的前庭大腺囊肿不需要治疗,其手术适应证如下:

a. 伴有症状(感染、疼痛、肿物压迫)或患者处于心理不安的状态。

b. 超过 40 岁的女性出现无症状的结节时会有恶变的可能,故必须行组织活检或去除腺结构。

c. 不管选择使用器具插入排脓或其他手术方法,在急性期因水肿和肿胀难于做手术。故术前要使用抗生素。

d. 造口术适用于慢性、易复发的囊肿,不适用于急性前庭大腺脓肿的早期治疗。

Word 导管手术方法

行局部麻醉后,用眼科镊夹囊肿或脓肿壁,用 11 号刀片切开长 5mm 的切口。如不夹住囊肿壁就切开容易使囊肿破裂,形成假道。切开的位置位于处女膜的外侧即阴道入口处。插入 Word 导管后用 2~3ml 生理盐水扩张球囊。Word 导管放置 4~6 周,Word 导管手术以后可行性交,需行坐浴 2~3 次/天。

急性前庭大腺脓肿
→Word 导管定位,切开和排脓(◎),造口术(○)

前庭大腺囊肿
→ Word 导管定位,切开和排脓,造口术(○),切除(◎)

复发、慢性前庭大腺脓肿/囊肿
→造口术(◎),切除(○)

手术全过程

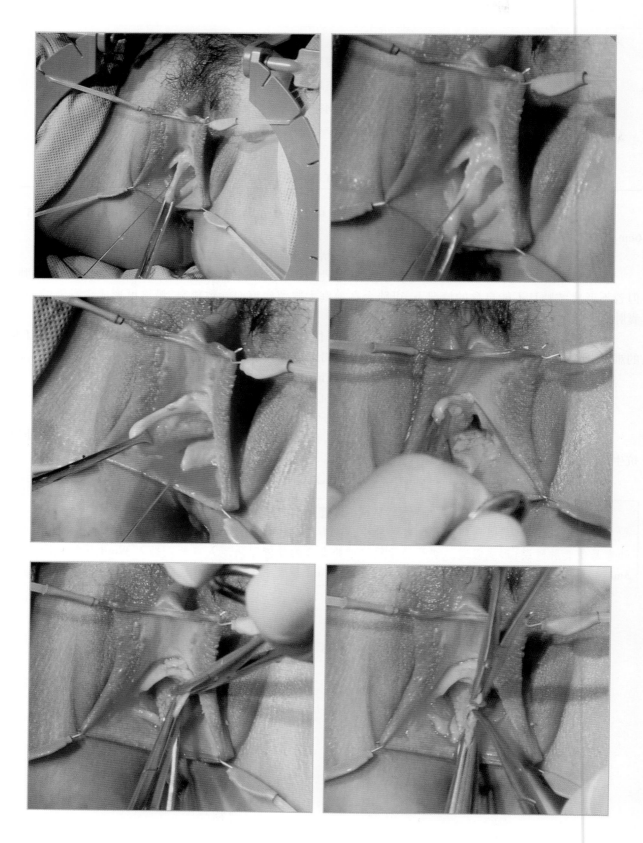

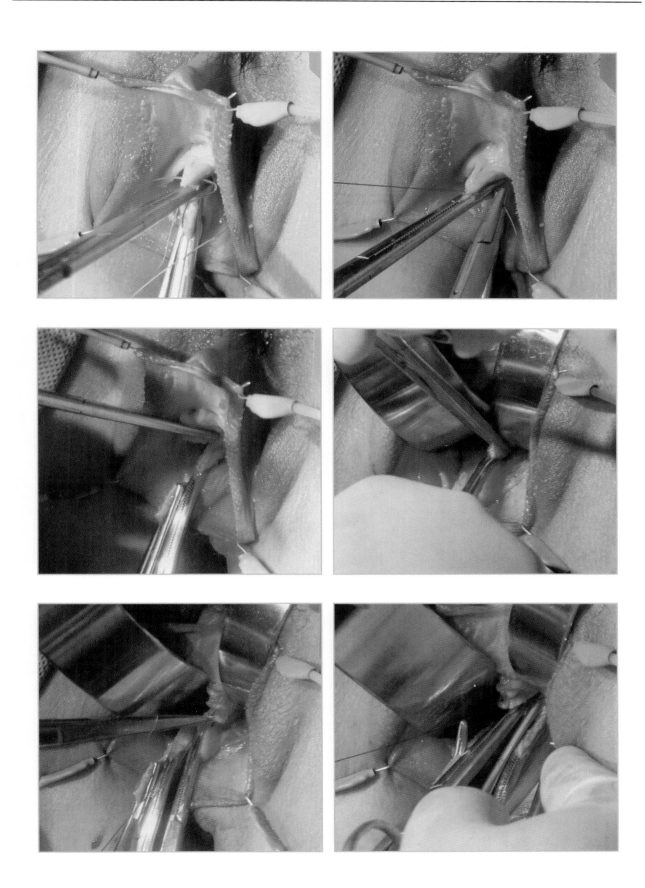

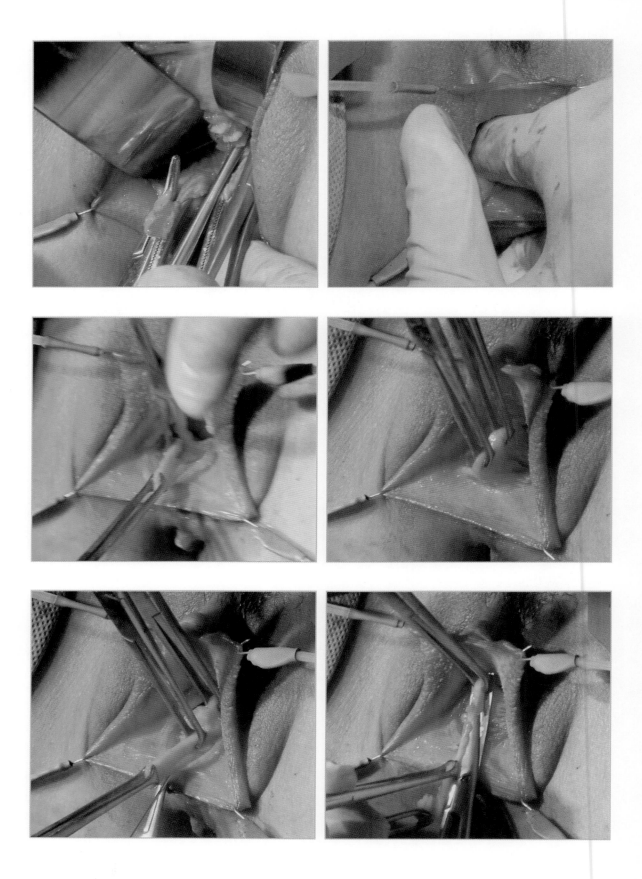

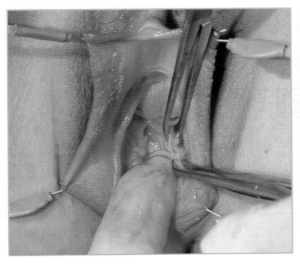
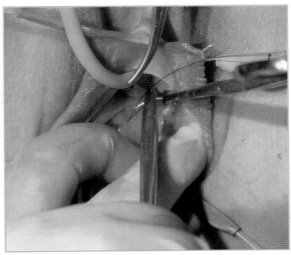
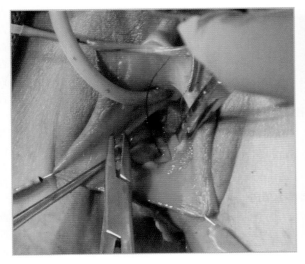
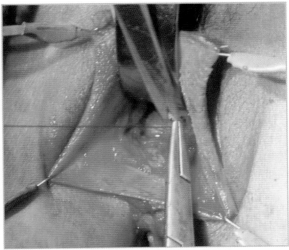
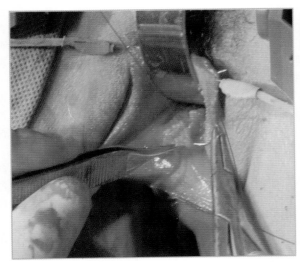
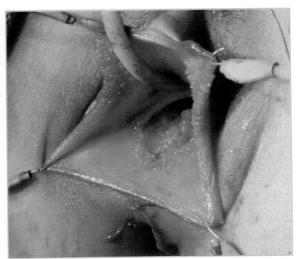

▲ 图 13-13

（沈映勋 译，刘阳 校）

附录 会阴整形医院相关病历

性生活质量问卷		

姓名/年龄：　　　　　　　　　　　日期：

请阅读下列内容,在您认为合理的选项上打上钩。

1）我对性没有兴趣或者较前明显减少了。	是	否
2）我对性生活感到压力。	是	否
3）我对性刺激没有任何反应。	是	否
4）我对性的一些色情的幻想明显减少了。	是	否
5）我有对性的不良阴影。	是	否
6）我觉得没有性生活更好。	是	否

1）~6）性欲障碍

7）我觉得给予充分性刺激以后阴道分泌物仍不多。	是	否
8）我在性生活过程中感到阴道干涩。	是	否
9）我在性生活过程中满足感较前明显较少了。	是	否
10）我性交时难以兴奋。	是	否

7）~10）性唤起障碍

11）我不知道性兴奋与性高潮的区别。	是	否
12）我达到性高潮时的强度较前减轻了。	是	否
13）我性交时有放气的声音。	是	否
14）我盆浴时感到水会进入阴道内。	是	否
15）我觉得通过性自慰得到的性高潮较性交得到的性高潮更好。	是	否
16）性交过程中,性伴侣的生殖器容易从阴道中脱出。	是	否
17）性伴侣性交3~4分钟就会射精。	是	否
18）我有感觉过阴蒂的性高潮,但从未感觉过阴道的性高潮。	是	否

11）~18）性高潮障碍

19）性交时因阴道太紧,男性生殖器难以插入。	是	否
20）如果阴道内有东西进入时感到疼痛。	是	否
21）性交时虽有疼痛,但觉得阴道分泌物够充分。	是	否

19）~21）性交疼痛障碍

22）与现在性伴侣性生活不幸福。	是	否
23）我担心我会得抑郁症。	是	否
24）我的性功能问题与心理因素有关。	是	否
25）我觉得现在性功能问题有明确的原因,如性伴侣/分娩/绝经/疾患。	是	否
26）我觉得我的性功能问题主要与性伴侣有关。	是	否
27）我觉得性伴侣在性功能方面不健康。	是	否

性伴侣年龄：　　　　性交次数/频率：　　　　射精时间：　　　　维持勃起状态：

我对性伴侣需要的：

性伴侣对性治疗的反应:积极/消极/不合作

通过医院治疗期待的治疗效果：

会阴整形手术后注意事项

1. 洗浴:手术当日即可。
   至少术后2周,最好4周以后才可以泡浴/桑拿。
2. 盆浴:手术第1天检查后可以盆浴。
   手术后先敷冰袋,后可用消毒液溶于开水坐盆浴,每日2~3次,尤其是大小便后一定要盆浴。
   尽可能用水流缓慢冲洗及用医院指定的洗剂进行清洗。
   创伤部位用软膏;若有渗出液,用粉末涂抹,保持干燥外阴。
3. 运动:术后4周禁止剧烈运动,若术前经常运动可以于术后2周在医师指导下酌情进行。
4. 工作:除手术当日以外,术后第1天即可恢复正常上班。
5. 饮食:术后没有特殊的饮食限制,充分摄入含纤维丰富的食物、酸奶、其他乳制品可帮助排便。
6. 性交:术后4~6周后,在医师指导下可以性交。术后应使用避孕套/润滑剂。
7. 物理治疗:术后2周起,康复治疗1个月效果最佳。
8. 拆线:外阴缝合线于术后3~4日拆线,阴道内可吸收线不用拆线。
9. 术后用药:①抗生素:至少使用1周
   ②止痛药:若有术后疼痛,可用止痛药
10. 术后复查:术后第1日、第4日、第1周、第2周、第4周、术后第一次性交后、术后第3~6个月。
若术后有下列症状,就诊于门诊或联系医院:
①出现手术部位的剧烈疼痛、出血、水肿
②发热或寒战
③排便障碍(大小便不畅)
④手术部位出现多量渗出液伴恶臭味

注意:术后缝合线吸收过程中,阴道分泌物可能增多或有异味。

会阴整形手术知情同意书

患者( )从医疗方( )已知晓了如下手术后并发症及其他恢复过程的充分说明,而充分了解了本手术,于是同意手术。若发生了不可避免的术后并发症,约定主动与医疗方协调,充分商量事后诊疗方案。

手术名称:

恢复过程

术后4~6周才可以阴道性交。但是术后一定时间(3个月左右)内可能出现手术部位疼痛、感觉异常、分泌物变化等。尤其是以性功能改善为目的的阴道整形手术后,有一定程度不能达到期待的满意度,必须充分理解以上情况后再决定是否手术。有时手术效果出现比较慢,需要经过充分的时间后才能判断疗效。
手术后的效果客观判断困难时,以医疗方的判断优先。根据患者的主观判断进行手术效果的评价可引起医疗纠纷,患者如不同意此项条款,即不予手术。

手术并发症

1. 患者不满意:外观上/性感上不满足;再手术的可能性。
   术前充分的沟通达成协议,医疗方实施符合患者的要求,术前患者应正确表达自己的意愿。
   如是患者自愿再手术,再手术费用需要自己支付。
2. 切口问题
   缝合部位有延迟缝合、创伤感染、瘢痕形成的可能性
3. 出血
   为了预防创伤部位过多出血有输血的可能性,医疗方有事前充分检查的义务,应该准备相关的医疗装备及药品。
4. 术后疼痛
   消炎镇痛药使用的问题
5. 麻醉剂/其他药品的副作用
   手术麻醉剂或者术后抗生素,镇痛药可引起特异反应。如果患者有既往病史,应该事前告知。
6. 其他并发症
   本院作为会阴整形研究组织,会使用患者的手术照片(非公开的)作为医学教育材料或者医学论文与教材之用,而且手术中会有医师进行观摩。

日期: 姓名: 签字:

会阴整形手术记录

病案号：　　　　　姓名/年龄：

术前诊断：

1.

2.

3.

手术日期及时间：

手术名称：

1.

2.

3.

术后诊断：

术者/助手：

术中所见：

麻醉：全身/区域（　　/　　）药名：

静脉：丙泊酚（　　）ml

局部：Tumescent；2% 利多卡因（ml）+生理盐水（ml）+肾上腺素（mg）

输液量/尿量：　　　　　　　　EBL/TF：

术后注意事项/复查：

手术日期：　　术者签字：

（李智宣　译，王建六　校）

参考文献

Women's Sexual Function and Dysfunction, Goldstein, Meston Taylor & Francis, 2005

Atlas of Pelvic Anatomy and Gynecologic Surgery, 2nd edition, Michael S. Baggish, MD/Mickey M. Karram, MD, W. B. SAUNDERS COMPANY

Gray's Anatomy, 39th edition, Standring, Churchill, 2005

Novak's Gynecology, 13th edition, BEREK, LWW, 2003

The CIBA COLLECTION Essentials Frank H. Netter, M. D

人体局部解剖学. 第 2 版, 韩国解剖学会, 2005

人体解剖实习指南, 韩国解剖学会, 2005

Our Sexuality, 9th edition, ROBERT OKS/THOMSOM/crooks/Bauer, Wadsworth, 2004

Principles and practice of sex therapy, 3rd edition, Sandra R. Leiblum, GUILFORD

Human sexuality, guang-ho lee, worldscience, 2001

Good Sex and Good Life, Song-mook Hong, HWB

泌尿妇科学, yu-duk Choi, Goreo 医学 2004

Atlas of Transvaginal Surgery, 2nd edition, ShlomoRaz, M. D., W. B. SAUNDERS COMPANY

Vaginal Surgery Michel Cosson, Daniel Dargent Taylor & Francis, 2005

韩国女性会阴整形研究会, 2006 春季研修讲座课件

Sophie Marceau 女性医院主办的尿失禁研修讲座课件, 2006

Vaginal Rejuvenation Apesos, Jackson, Milkos & Moore, Nuway

排尿障碍与尿失禁, 韩国排尿障碍及尿失禁学会, iljogak 2003

妇产科手术学, 第 2 版, Gyeong-bong Cha, Daesinseowon, 2006

新临床女性医学的性医学: human sexuality, Dal-su Kim, MD World 2005 修订版

Benign disease of Vulva and Vagina, 5th edition, Kaufman, Mosby, 2005

Congenital Malformation of the FEMALE GENITAL TRACT: Diagnosis and management Gidwani, Lippincott, 1999

Female Pelvic Health and Reconstructive surgery Carlin, Marcel, 2003

Female Pelvic Reconstructive Surgery, 2nd edition, Stanton, springer, 2003

Fitness for pelvic floor Carriere, Thieme, 2003

Funamentals of human sexuality McAnuity, Burnette, Allyn, 2002

Male and Female sexual dysfunction Seftel, Mosby, 2005

Structural Fat Grafting Coleman, QMP, 2004

Telinde's Operative Gynecology, 9th edition, Rock, Lippincott, 2003

The Female pelvis; anatomy and exercise Calais-Germain/Eastland, 2003

Atlas of Liposuction Wilkinson, Saunder, 2005

Safe Liposuction and Fat transfer Narins, Marcel, 2003

Tumescent technique Klein, Mosby, 2000

UROGYNECOLOGY Lentz, Arnold, 2000

Urogynecology and reconstructive pelvic surgery, Walter, Mosby, 1999

Pelvic Floor Disorder Bourcier, Saunders, 2004

妇产科疾病的最新指南,Gyeong-bong Cha,Daesinseowon,2006

Understanding human sexuality,8th edition,Hyde,Delanmater,Mc-grawhill,2002

性功能障碍,Seong-man Gwon,Ji-hoon Kim,Hakjjisa,2000

Procedures in cosmetic dermatology series:hair restoration Stough,Saunders,2005

头皮毛发的诊断及治疗,毛发移植术及脱毛症的诊断,Bok-ki Min,人体医学,2005

Alfred E. Bent,Donald R. Ostergard,Geoffrey W. Cundiff,Steven E. Swift. Ostergard's Urogynecology and Pelvic Floor Dysfunction 5th:P69-76,P115-140

Stuart L Stanton,Ash K Monga. Clinical Urogynecology 2nd:2000 P61-194

Mark D. Walters,Mickey M. Karram. Urogynecology and Reconstructive Pelvic Surgery 2nd:1999 P45-134

Shlomo Raz. Raz Female Urology 2nd:1996 P87-166

Lin HH,Sheu BC,Lo MC,Huang SC. Comparison of treatment outcomes for imipramine for female genuine stress incontinence. Br J Obstet Gynaecol 1999;106:1089-92

Norton PA,Zinner NR,Yalcin I,Bump RC;Duloxetin Urinary Incontinence Study Group. Duloxetin versus placebo in the treatment of stress urinary incontinence. Am J Obset Gynecol 2002;187:40-8

女性尿失禁的保守治疗:韩国排尿障碍及尿失禁学会,P92-106

06